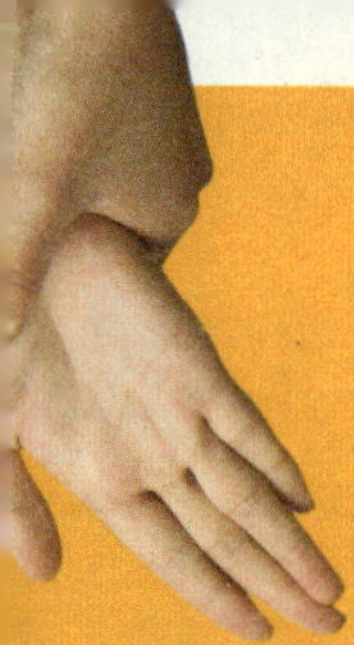

五大现代病，你中枪了么？

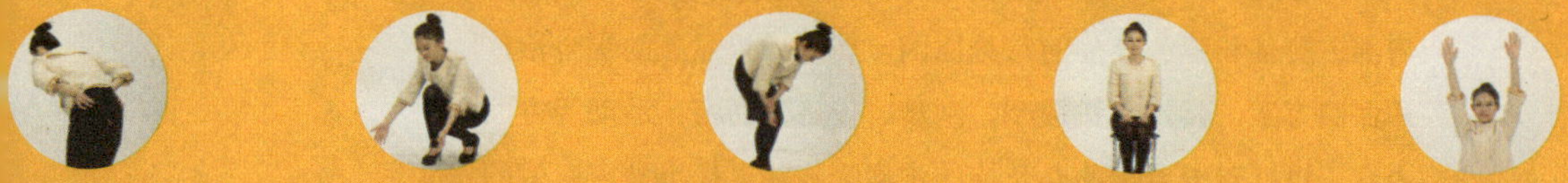

电脑颈：每天使用电脑超过 4 小时，颈部僵硬
老人肩：肩部上举时疼痛，肩部怕冷
沙发腰：在沙发或汽车座椅上久坐
办公臀：经常坐着，屁股越坐越大
水肿腿：久坐久站，腿部时常水肿

U0877445

为健康学习，赶走颈肩腰腿痛！

颈肩腰腿痛养护全书

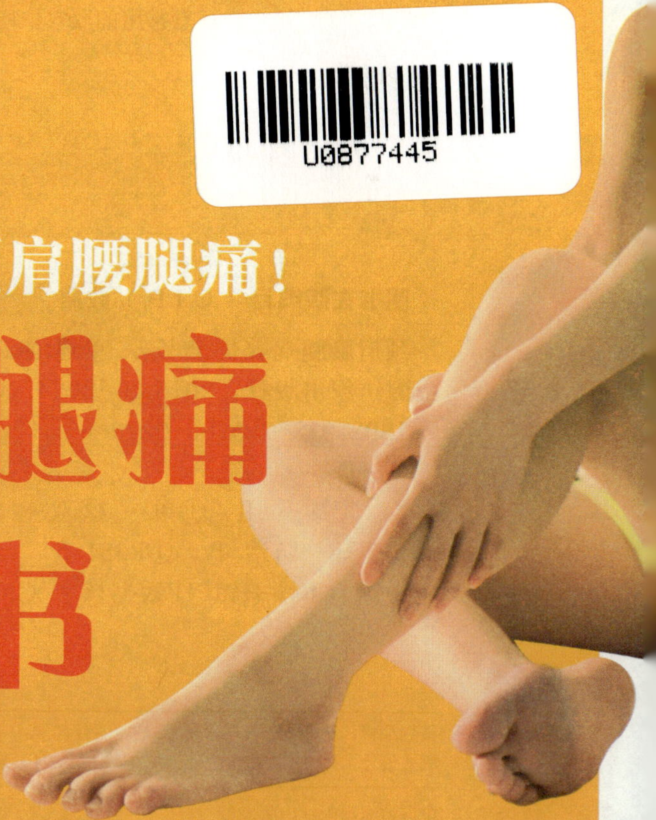

单述刚 双福◎主编

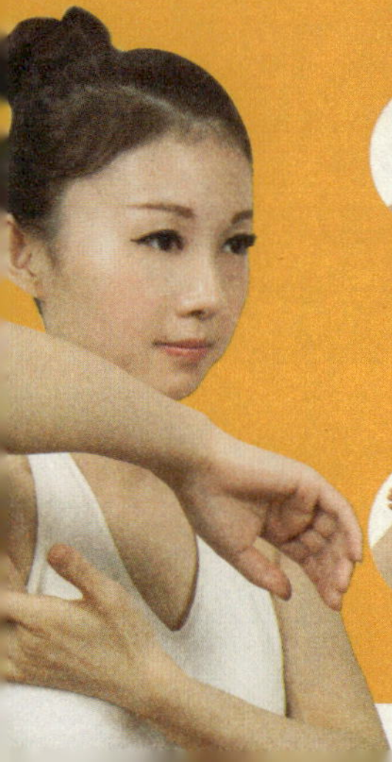

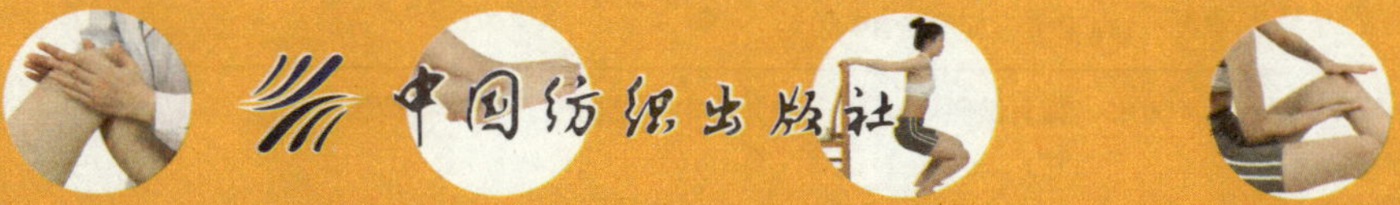

中国纺织出版社

内 容 简 介

本书在继承中国传统医学的基础上，吸收现代科学理论，结合作者多年的临床经验，针对生活中常见的颈肩腰腿痛症状，以普通读者为主要对象，以家庭使用为核心，介绍颈部、肩部、腰部和腿部疼痛的常见原因，精选效果显著的综合治疗和保健方案，具体包括按摩、刮痧、拔罐、药浴、运动等方面内容。更针对中老年、办公族的颈肩腰腿痛，提出独家有效的保健练习操。附录中还有常用的取穴技巧和按摩手法，方便读者速查使用。

图书在版编目（CIP）数据

颈肩腰腿痛养护全书 / 单述刚，双福主编．— 北京：中国纺织出版社，2015.8（2024.10重印）

ISBN 978-7-5180-0279-5

Ⅰ.①颈… Ⅱ.①单… ②双… Ⅲ.①颈肩痛—防治 ②腰腿痛—防治 Ⅳ.①R681.5

中国版本图书馆CIP数据核字（2014）第147891号

策划编辑：樊雅莉　　责任印制：王艳丽

版式设计：双福 SF文化·出品 www.shuangfu.cn　　封面设计：蚁读时光

中国纺织出版社出版发行

地址：北京市朝阳区百子湾东里A407号楼　邮政编码：100124

销售电话：010—67004422　传真：010—87155801

http: //www.c-textilep.com

E-mail: faxing@c-textilep.com

中国纺织出版社天猫旗舰店

官方微博 http://weibo.com/2119887771

金世嘉元（唐山）印务有限公司印刷　各地新华书店经销

2015年8月第1版　2024年10月第2次印刷

开本：710×1000　1/12　印张：12

字数：134千字　定价：49.80元

序言

颈肩腰腿痛是一组以颈部、肩部、腰背部疼痛为主要症状的症候群，是最常见的疾病之一。颈肩腰腿痛除了给患者带来身体上的痛苦之外，还对患者的日常生活、活动能力和工作产生严重影响。随着工作现代化进程的深入，人们的工作习惯也发生了改变，伏案工作的人越来越多，颈肩腰腿痛的发病率也随之升高，而且趋于年轻化。很多颈肩腰腿痛患者发病是由于不良的工作姿势造成的，所以，了解颈肩腰腿痛的发病机制、纠正不良的工作姿势，掌握简单可行的治疗和保健方法，是防治颈肩腰腿痛的重要手段。

单述刚主任医师长期从事颈肩腰腿痛的治疗保健工作，有丰富的临床经验，他编著的《颈肩腰腿痛养护全书》一书从颈肩腰腿痛的基本常识、发病原因、临床表现、治疗、预防保健等几方面，深入浅出、较为系统地介绍了颈肩腰腿痛的防治方法，并配有大量的图片，简洁实用，不受设备、条件限制，可指导广大患者自我保健。

恭贺本书顺利出版，为众多的颈肩腰腿痛患者解除病痛。

山东大学齐鲁医院康复中心

岳寿伟

博士生导师

主任医师，从事康复医学专业近30年

山东省康复医学会会长

中华医学会物理医学与康复学分会候任主任委员

目录 Contents

第 1 章　临床医生告诉你“颈肩腰腿痛”是怎么回事

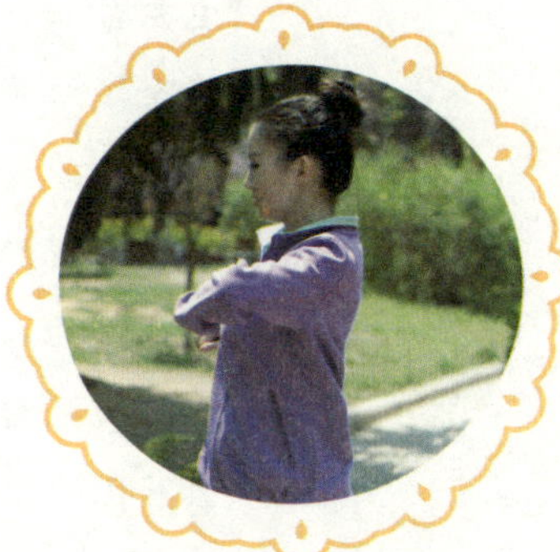

第 2 章　呵护颈部，让低头族、上班族不“颈”张

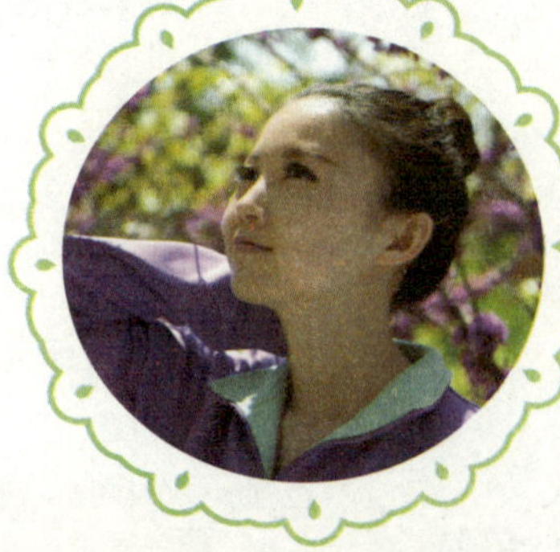

第 3 章　照料肩部，告别“不举”烦恼

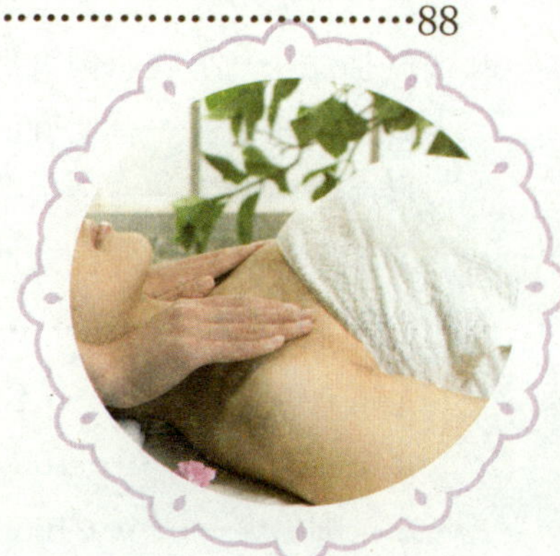

第 4 章　保护腰部，拒绝久坐后遗症

第 5 章　照料双腿，缓解腿部不适

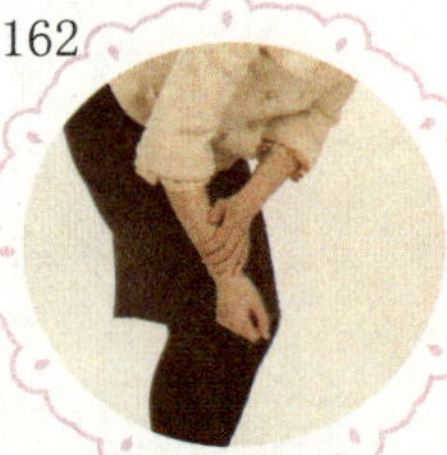

特别指导：常见“颈肩腰腿痛”人群保健运动操

现代社会，每3个人中间，就有1个人受颈肩腰腿痛折磨。

第1章 临床医生告诉你“颈肩腰腿痛”是怎么回事

◎我怎么开始颈肩腰腿痛了

◎生活中哪些不良姿势容易引起颈肩腰腿疼痛

◎饮食上注意就能缓解颈肩腰腿疼痛吗

◎据说能缓解颈肩腰腿疼痛的方法

◎我的“颈肩腰腿痛”需要去医院吗

◎独家特别指导：5分钟缓解身体酸痛操

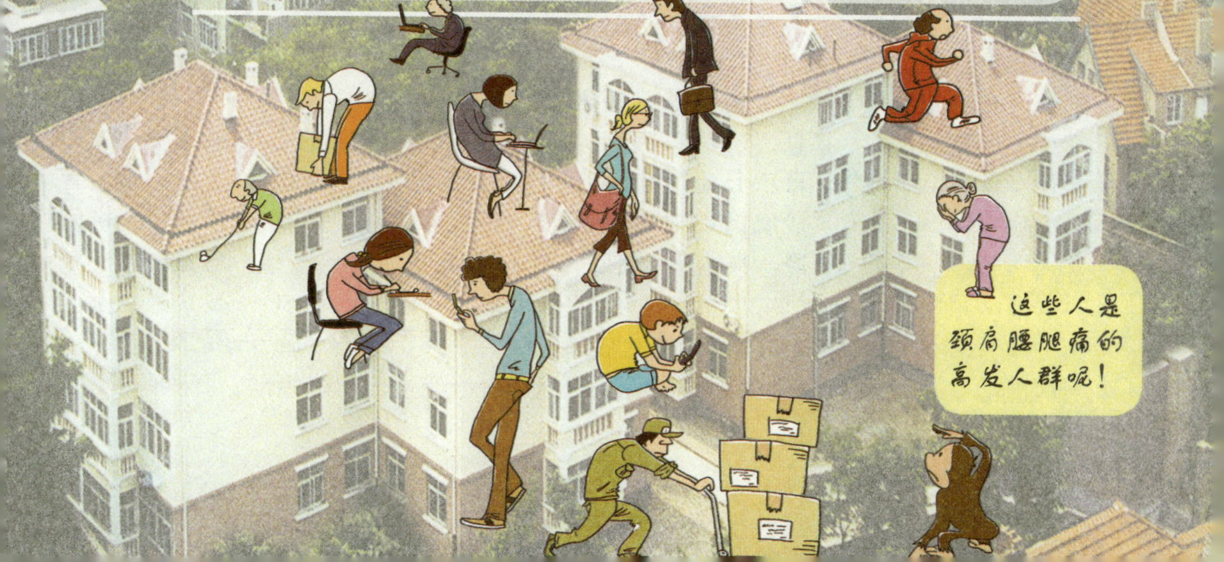

我怎么开始颈肩腰腿痛了

要想知道自己为什么开始颈肩腰腿痛，先问问自己是不是属于下面的某一类人群？

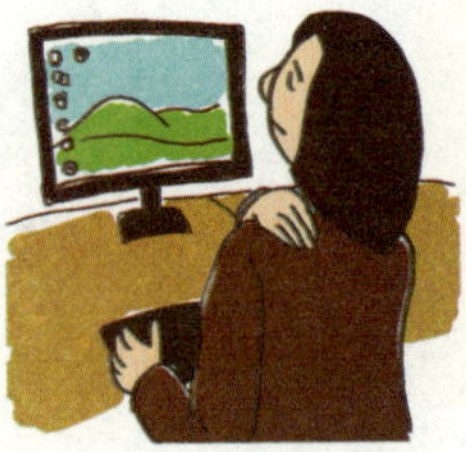

电脑办公族： 长久坐在电脑前，一坐就是几个小时，中间很少休息。

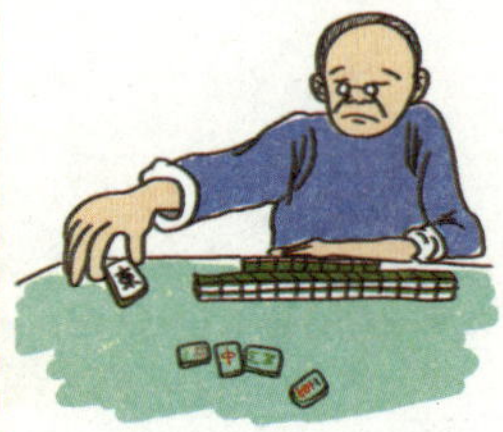

麻将族： 一打麻将就是大半天，有时都会忘记上厕所。

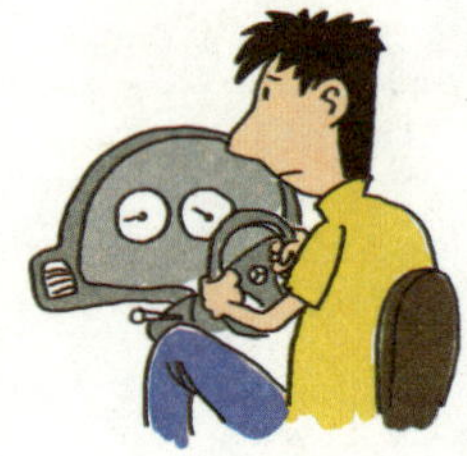

驾车族： 职业是司机，经常每天几个小时甚至十几个小时都坐在驾驶室里。

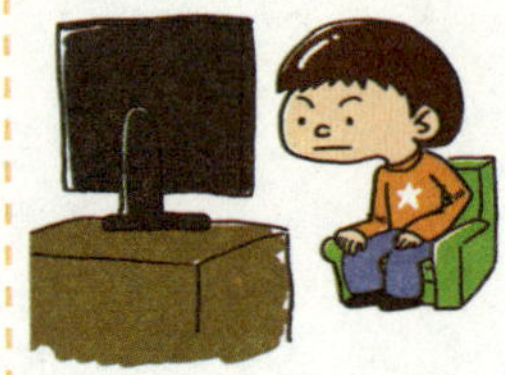

电视族： 喜欢看电视，特别是躺着看电视，一看好长时间。

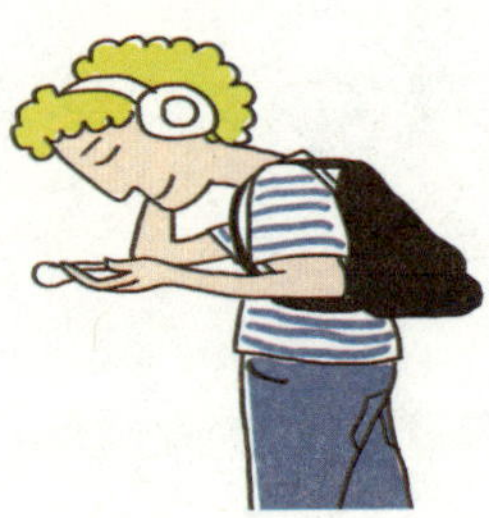

低头族： 一有空闲就玩手机或平板电脑等电子产品。

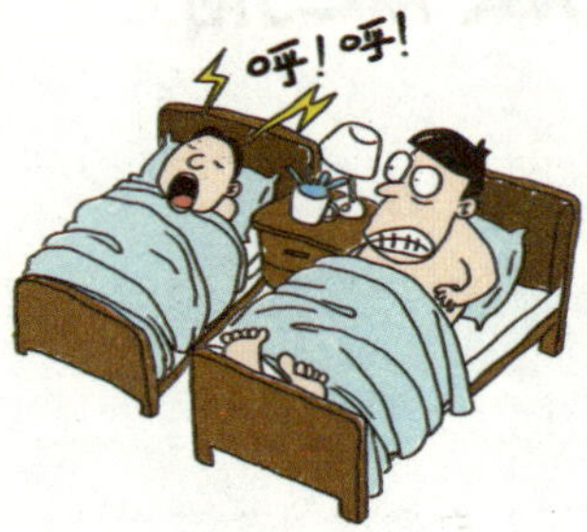

高枕族： 喜欢用高枕头，有时候靠着看书或电子产品，然后就躺在上面睡着了。

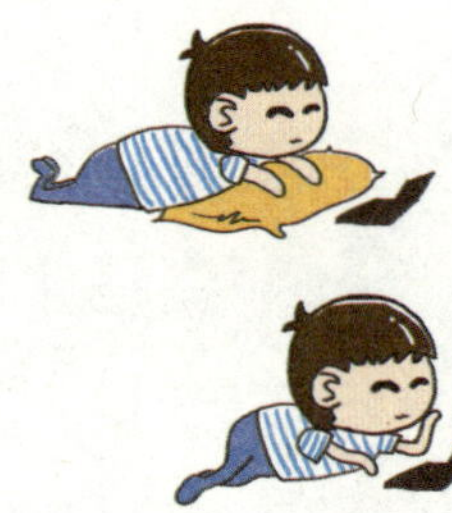

趴着族： 很喜欢趴着看书或看电脑，会换各种姿势，一看就是很久。

无论你属于上面哪一类人，都要小心，颈肩腰腿痛可能已经对你“虎视眈眈”了！因为这些不良习惯会产生下面的后果：

长时间保持一种姿势，使身体局部肌肉疲劳 ⇨ 肌肉得不到休息、治疗和锻炼，日积月累，继而造成肌肉韧带张力下降，身体开始僵硬 ⇨ 持续下去，引起颈肩腰腿痛、项肌痉挛，甚至出现头晕目眩 ⇨ 累及骨骼造成生理弯曲改变，发生骨质增生、椎间盘突出等

这样看来，虽然颈肩腰腿痛使人难受，但它也有积极的一面——它提示你身体出问题了，一定要做适当的调整，不可再继续进行伤害自己的活动，同时保护受伤的部位或让它休息。

生活中哪些不良姿势容易引起颈肩腰腿疼痛

生活中，很多人的坐、立、卧、行姿势不正确，再加上软床、软座、桌椅高低不匹配、睡枕不合生理等多种不利因素，最终导致身体出现颈肩腰腿痛的症状，有的甚至引发头晕、头痛、眼睛干涩、视力减弱等不适症状。下面列举一些常见的不良姿势，并介绍正确的姿势，以供读者进行自我纠正。

》坐

坐时脊柱尽可能符合生理弧度、力学原理，以头颈不觉吃力、双腿适当放松为度；坐时上身挺直，小腹内收，下颌微收，双下肢并拢，双手放在膝盖上。

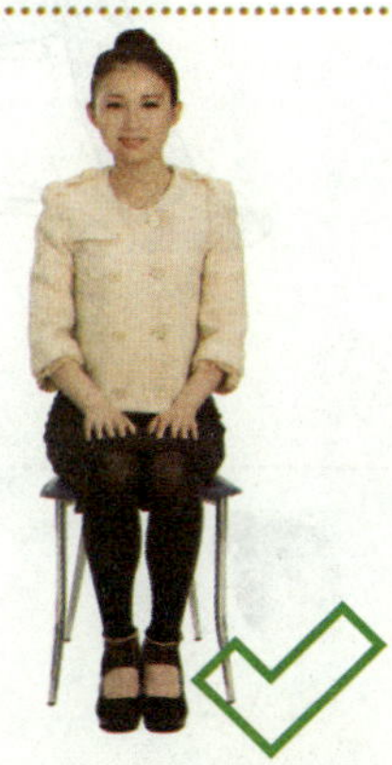

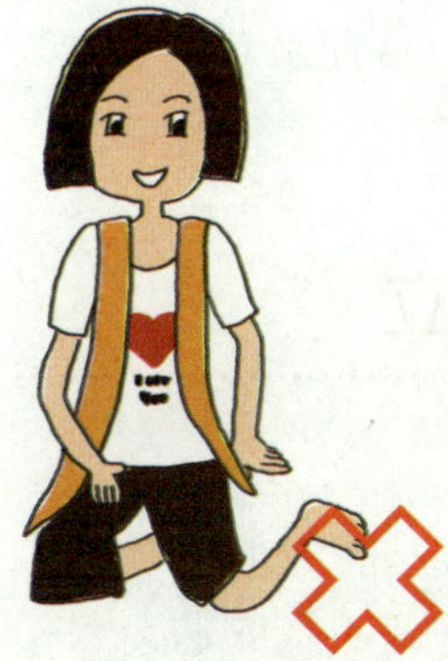

》使用电脑时

选择一把靠背略向后仰的椅子（最好选择高度、靠背高度和倾斜度均可调节的椅子），坐姿要端正，上臂自然放直，前臂与上臂垂直或略向上 10°～20°，腕部与前臂保持同一水平，大腿应与椅面成水平，小腿与大腿成 90°。将电脑屏幕中心位置安装在与操作者胸部同一水平线上，眼睛与屏幕的距离应在 40～50 厘米。

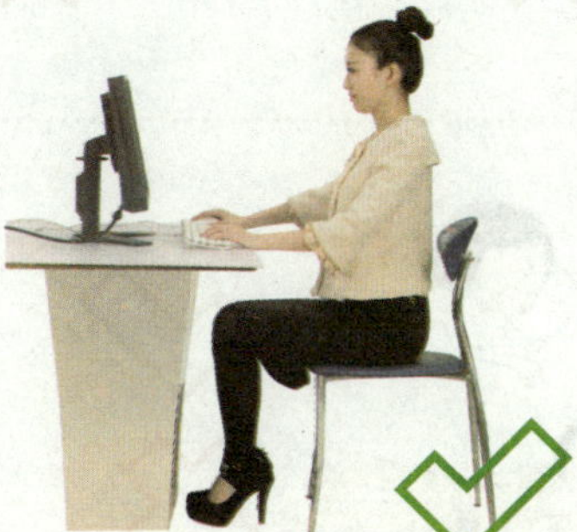

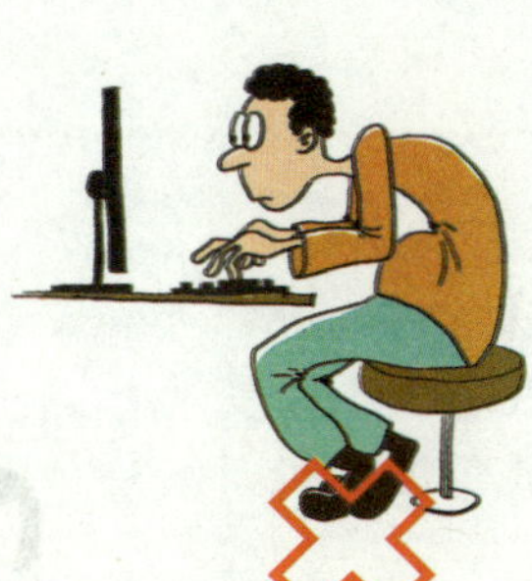

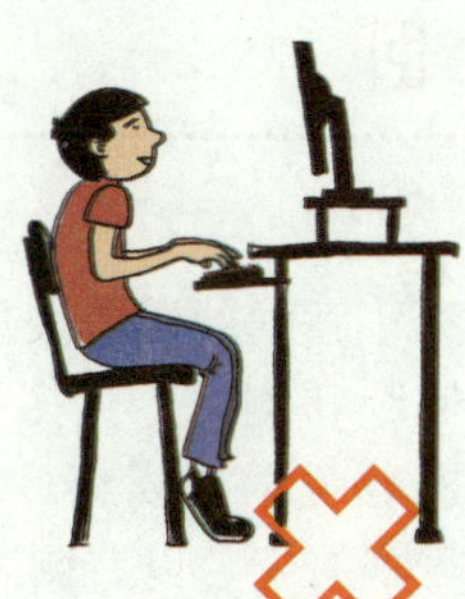

写字时

上身坐正，两肩齐平；头正，稍向前倾；直背，挺胸，胸口离桌沿一拳左右；两脚平放在地上与肩同宽；左右两臂平放在桌面上，左手按纸，右手执笔。眼睛与纸面的距离应保持在 30 厘米左右。

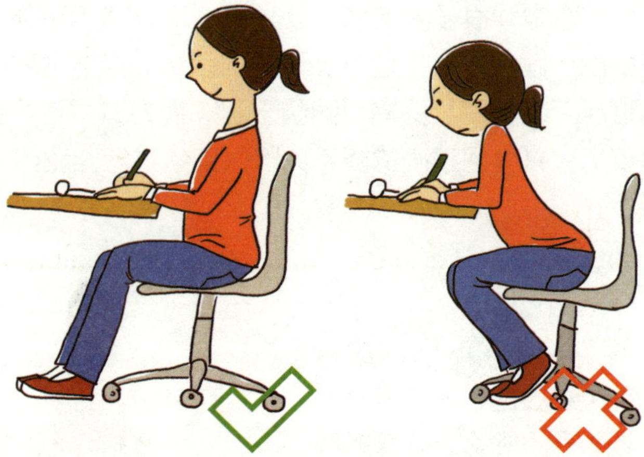

立

正确的站姿应该是收腹挺胸，双肩撑开并稍向后展，要求腰背和颈部形成一条自然的曲线。

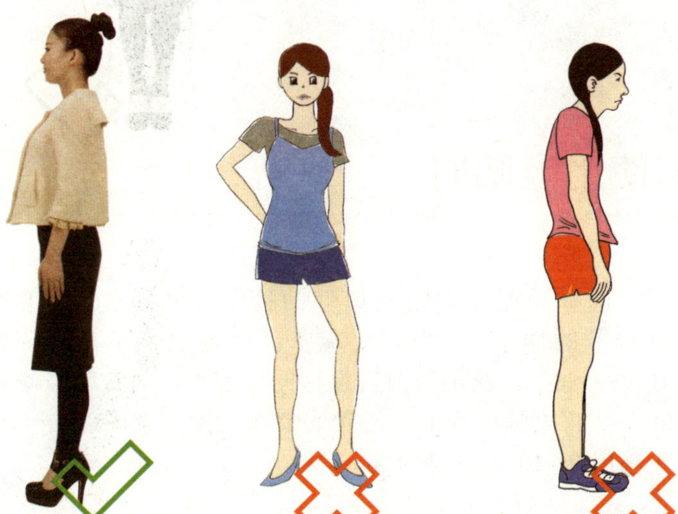

卧

睡眠的姿势大体上有 3 种，即俯卧、仰卧和侧卧。大多数人睡眠时在不断变换着睡觉的姿势。从医学的角度来说，睡眠的姿势以右侧卧最好。

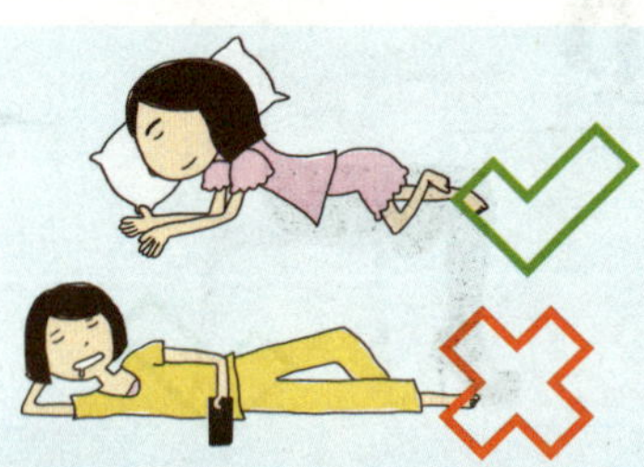

另外，选择软硬合适的床垫也很重要。下面一张图让你读懂床垫对脊椎的重要性。

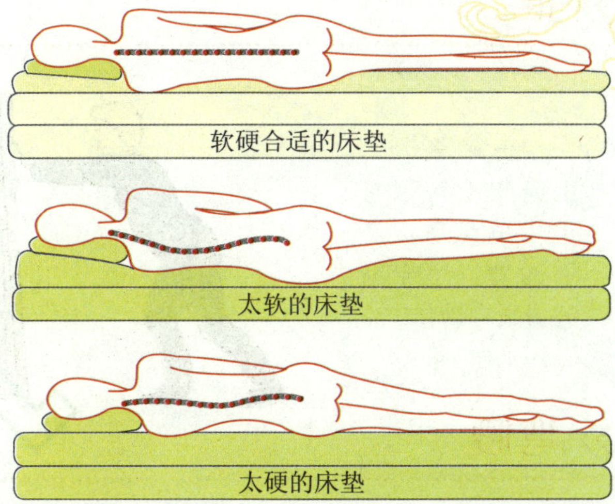

行

正确的走路姿势为全身挺直、上身挺拔、挺胸抬头、收腹直腰、腿部伸直、腰部放松；起步时，身体微向前倾，重心落于前脚掌；脚尖微向外或向正前方伸出，步幅适中；双肩平稳，双臂自然下垂，以身体为中心前后摆动，手臂与身体的夹角一般在10°～15°，手要微微向前摆动，大幅度向后摆动；头要抬起，目光平视前方；全身协调，匀速直行。

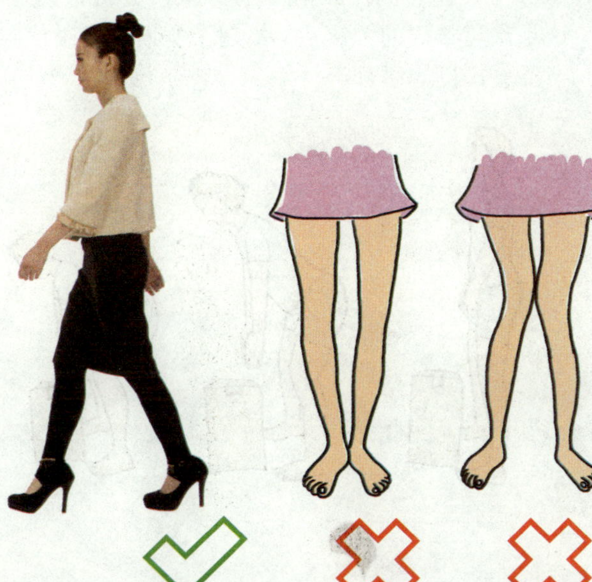

高跟鞋能让女人立刻“长高”，身材更显修长、苗条。穿着高跟鞋走路时，因身体曲线更加明显，可以使女性看上去更加婀娜多姿、妩媚动人。但穿高跟鞋行走时，应注意步幅要小，脚跟先着地，落脚要在一条直线上。行进时要挺胸、收腹，保持踝、膝、髋关节的挺直，避免用屈膝的方法来保持平衡，那样行姿不但不挺拔，反而因屈膝、撅臀而显得笨拙、不雅。

职业女性在工作场合，2～4 厘米的鞋跟最舒适，并且最有风度。

》推

正确姿势：上身挺直，保持正中的位置，不要驼背，用全身的力量向前推。

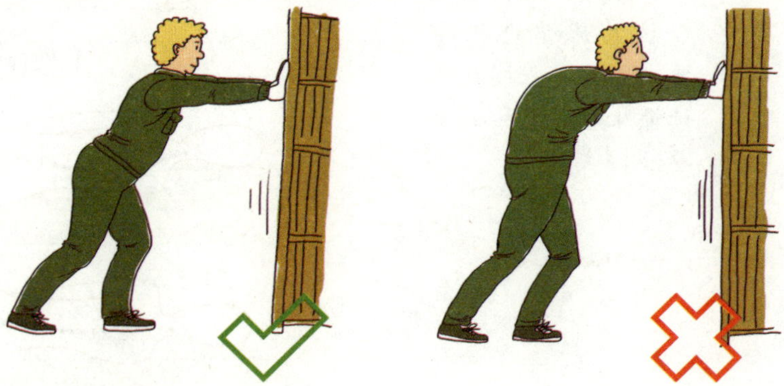

》弯腰

正确姿势：弯腰动作会对腰部造成很大压力，所以一定要注意姿势的正确性。弯腰时应注意抬高臀部，上身大幅度前倾，以下半身的力量来进行。可用臀部与大腿后侧控制前倾的力量，并分散对腰部的压力，不要用背肌的力量，这是预防腰痛的关键点。抬起上身时，慢慢使向后突出的骨盆回到最初的位置，不要直接挺起腰部。

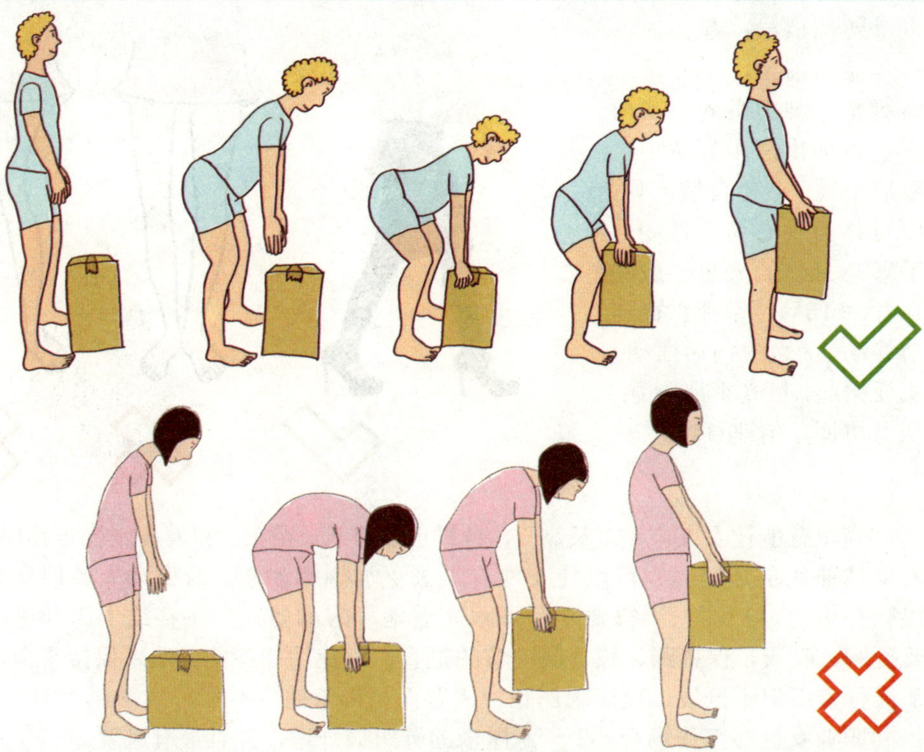

饮食上注意就能缓解颈肩腰腿疼痛吗

通过饮食就想完全治愈或缓解颈肩腰腿疼痛，这是不现实的。许多药物都不能治愈这类疼痛，更不用提完全通过饮食来治愈了。不过由于某些原因不能得到营养平衡的膳食，可以通过饮食来调整，有利病情缓解。另外，部分颈肩腰腿痛患者（如风湿性关节炎等）可从禁食某些食物中获益。以下为临床营养师提供给颈肩腰腿痛患者的饮食注意。

颈部疼痛：如颈椎病等

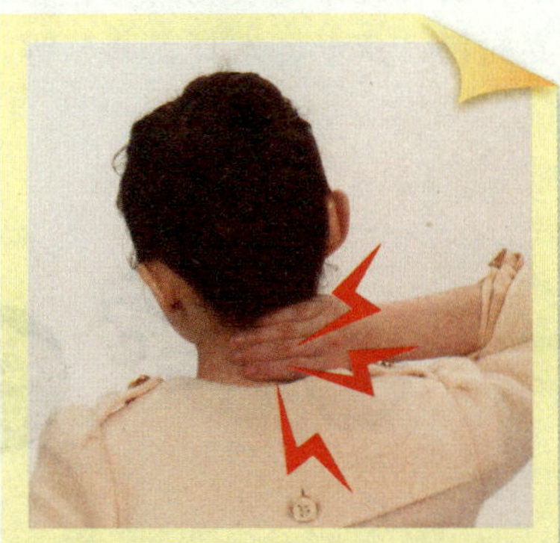

适宜食物

- 清淡易消化的食物，如小白菜、萝卜、海带、紫菜、小米粥等。
- 富含钙、镁及胶原蛋白的食物，如猪蹄、鸡爪、豆腐等。
- 含硒、锌和钙较多的食物，如豆浆、蘑菇、猪肝、羊肝、胡萝卜、鱼肉、蛋类等。
- 新鲜的蔬菜水果，如菠菜、豆芽、海带、木耳、红枣、葡萄、木瓜等。

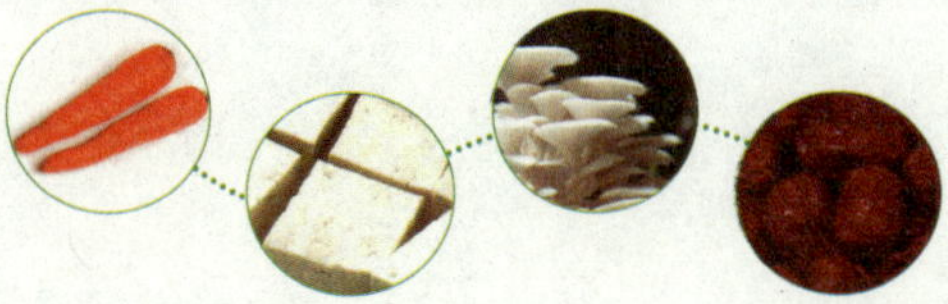

不宜食物

- 寒凉生冷的食物，如冬瓜、绿豆、芹菜、西瓜、黄瓜、冰淇淋、冰镇水果等。
- 油腻的食物，如肥肉、动物油、火腿、猪骨、牛骨、羊骨、肉骨汤等。
- 辛辣刺激的食物，如辣椒、芥末、咖喱、白酒、咖啡、浓茶等。

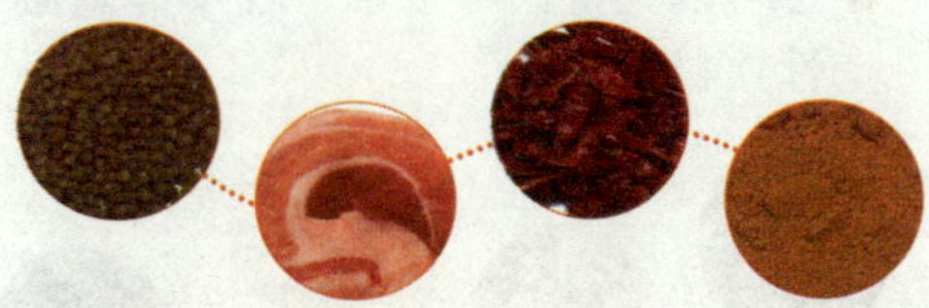

肩部疼痛：如肩周炎等

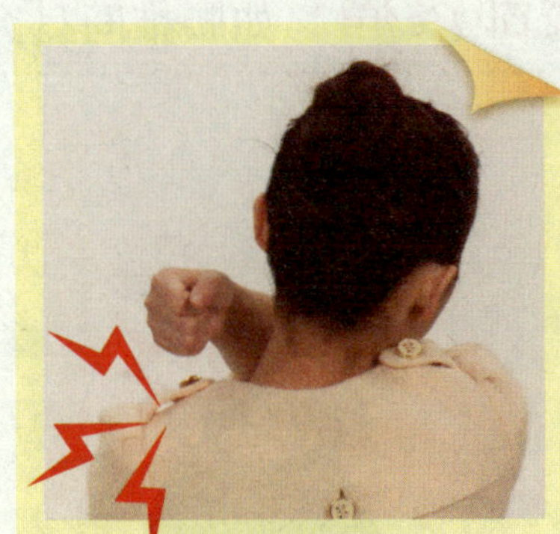

适宜食物

- 补气养血、温经散寒的食物，如羊

肉、牛肉、鹿肉、韭菜、核桃仁、辣椒、姜等。

- 调理气血、舒筋活络的食物，如核桃、玉米、山楂、木瓜等。
- 富含钙质的食物，如牛奶、蛋类、豆类、木耳等。

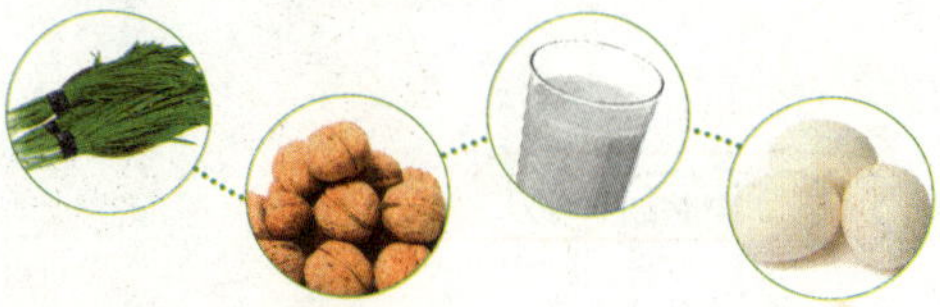

不宜食物

- 生冷寒凉的食物，如冬瓜、苦瓜、绿豆、冷饮等。
- 肥腻的食物，如肥肉、动物油、动物内脏、奶油、油炸食品等。
- 不可以大量饮用浓茶、咖啡等刺激性饮料。

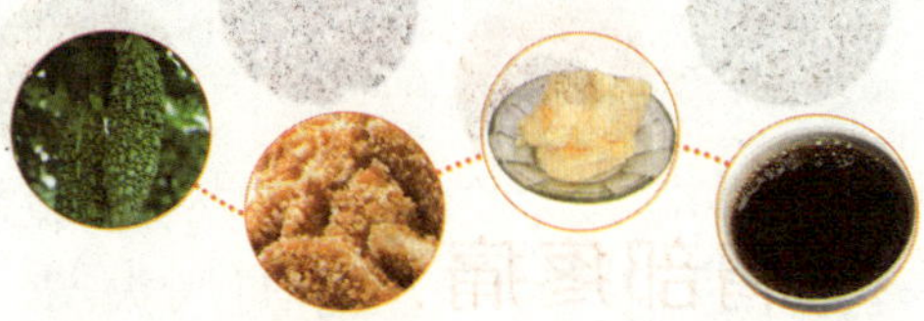

》腰部疼痛：如腰椎间盘突出等

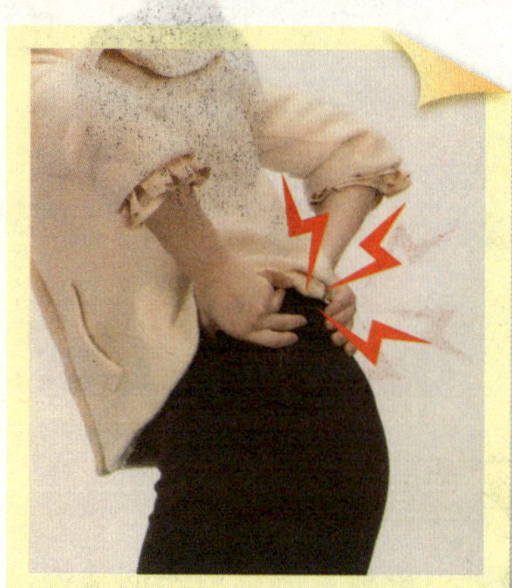

适宜食物

- 蛋白质含量丰富的食物，如豆浆、豆腐、牛奶、瘦肉等。
- 富含钙、镁、锌的食物，如海带、蛋清、西蓝花、柠檬、草莓、玉米、花生等。
- 富含维生素的食物，如白菜、番茄、菠菜、黄瓜、苦瓜、柠檬等。
- 富含膳食纤维的食物，如粗粮、全麦面包、燕麦、木耳、蘑菇等。

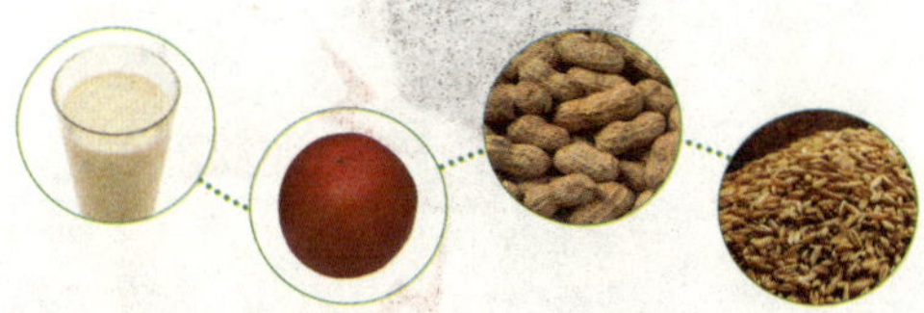

不宜食物

- 坚硬、油炸、脂肪含量高的食物，如牛排、薯条、油条、动物内脏、蛋黄、猪油、肥肉等。
- 辛辣刺激的食物，如咖啡、白酒、辣椒、蒜、生姜、韭菜等。

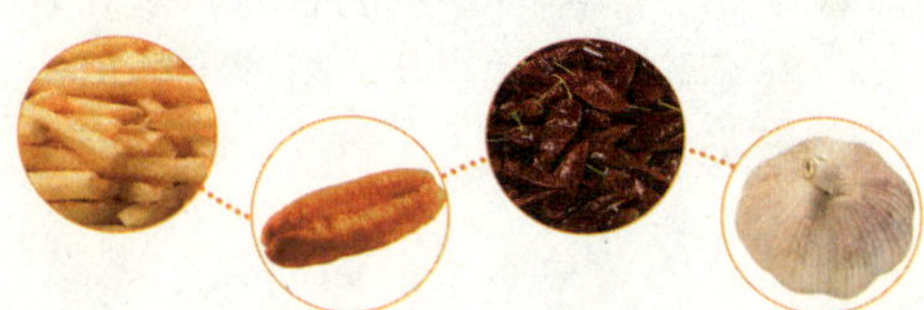

腿部疼痛：
如类风湿性关节炎等

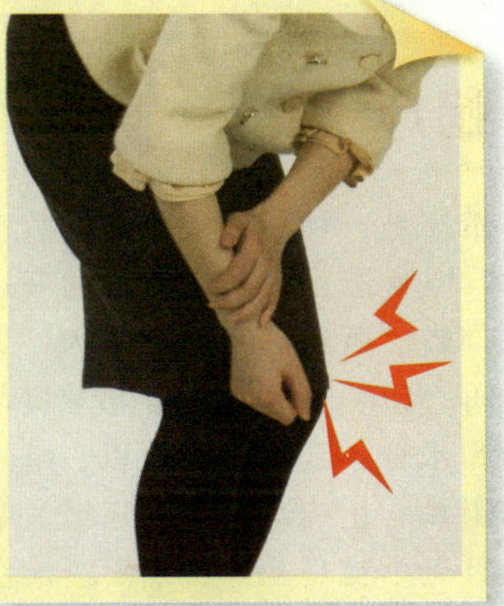

适宜食物

- 富含组氨酸、精氨酸、核酸、胶原蛋白的食物，如牛肉、猪蹄、鸡爪、土豆、动物血、豆腐、豆浆、鸡肉等。
- 富含抗氧化物的食物，如菠萝、香蕉、草莓、番茄、葡萄、木瓜、甜瓜、土豆、芒果、圆白菜等。
- 含硫的食物，如鸡蛋、大葱、蒜等。
- 含钙和维生素的食物，如豆制品、油菜、菠菜、芹菜、土豆、韭菜、黄瓜、南瓜、苦瓜、冬瓜、番茄、石榴、橙子、柠檬、西瓜等。

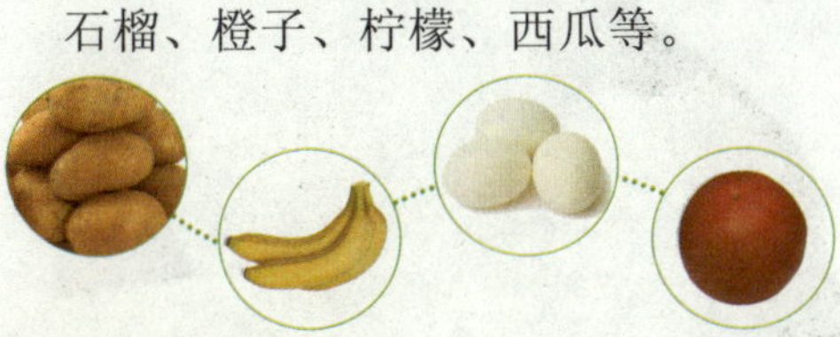

不宜食物

- 高脂肪、高胆固醇的食物，如鱿鱼、鱼子、蛋黄、肥肉、动物油、油炸食品。
- 含酪氨酸、苯丙氨酸和色氨酸的食物，如奶酪、奶糖、牛奶、羊奶、巧克力、咖啡等。
- 海味食品，如海带、紫菜、贝类、海鱼、螃蟹等。
- 刺激性食物，如白酒、咖啡、浓茶等。

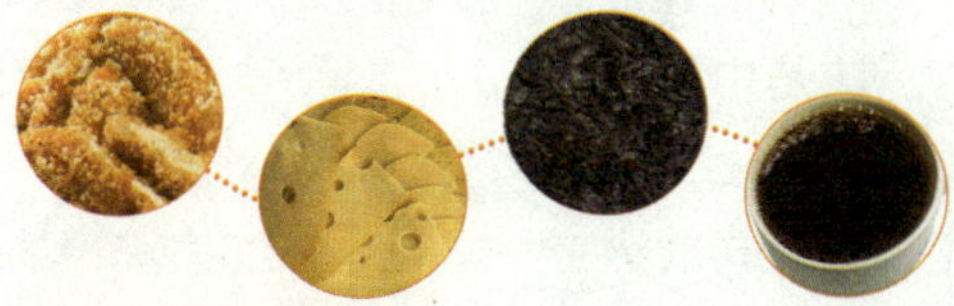

Tips

减去多余的体重

多余的体重不仅会使你的形象“减分”，而且还能加重颈肩腰腿痛的部分病症，如关节炎等，所以超重的颈肩腰腿痛患者需要减肥。但减肥要循序渐进，不能一味地节食，这对身体没有什么好处。按照下面的健康饮食计划进行减肥，虽然见效慢，但效果持久。

◎多吃白肉（如鱼肉、鸡肉），少吃红肉（如牛肉、羊肉、猪肉）。

◎将含脂肪和糖的食物摄入量减少到最低限度。

◎尽可能选择全麦的主食，如全麦馒头、全麦面包、糙米。

◎避免油炸，选择蒸、煮、炖等方式烹饪食物。

据说能缓解颈肩腰腿疼痛的方法

》拔罐

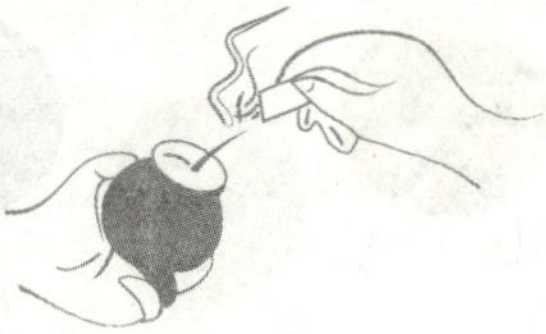

拔罐疗法是中医外治法之一。从老式的火罐到方便的真空抽气罐，拔罐疗法越来越受到大众的信任和喜爱。

俗话说“针灸拔罐，病去一半”，由此可见拔罐的治疗效果非同小可。拔罐可以疏通经络、行气活血，也可以调节脏腑功能、散寒祛湿，是一种效果不错的物理性外治疗法。拔罐具有简单易学、方便实用、费用低廉的诸多好处，十分适合家庭用来缓解颈肩腰腿痛。

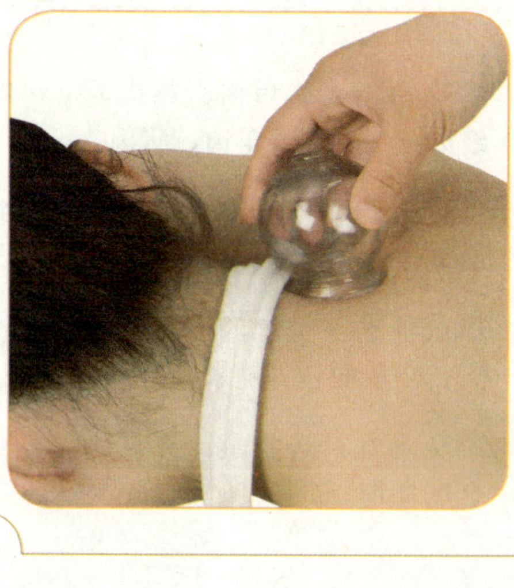

》蜡疗

蜡疗是一种利用加热的蜡敷在患部，或将患部浸入蜡液中的理疗方法。蜡疗所用的蜡热容量大、导热率低，能阻止热的传导，散热慢，气体和水分不易消失，所以，蜡的热作用具有止痛、消炎和延缓关节老化且无不良反应等特点。蜡疗在我国有着悠久的历史，明代李时珍在《本草纲目》中曾有记载：“……用蜡二斤，于悉罗中熔，捏作一兜鍪，势可合脑大小，搭头致额，其病立止也。于破伤风湿、暴风身冷、脚上冻疮……均有奇效。”一般家庭可以利用蜡疗的热作用来缓解颈肩腰腿痛。

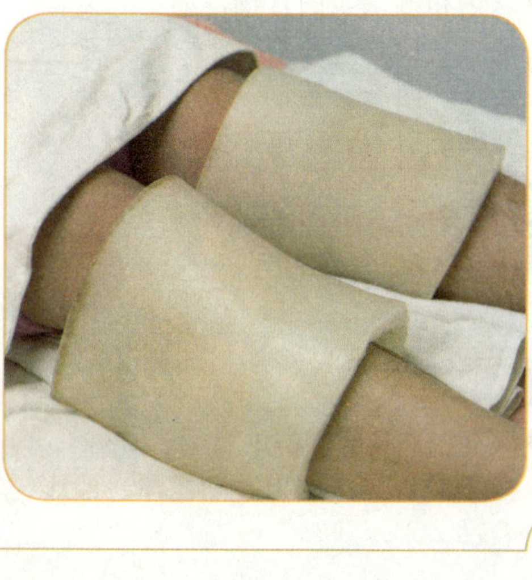

刮痧

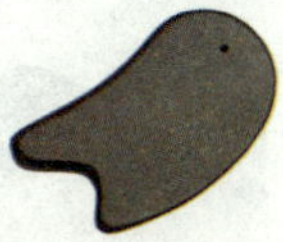

刮痧疗法是以中医脏腑经络学说为理论指导，应用刮板，在人体表面特定穴位及部位进行刮拭，造成皮肤表面瘀血点、瘀血斑或点状出血。刮痧是通过刺激体表络脉，改善人体气血流通状态，从而达到扶正祛邪、排泄瘀毒、退热解惊、开窍益神、驱除疾病效果的一种中医外治疗法，适合家庭用来缓解颈肩腰腿痛。

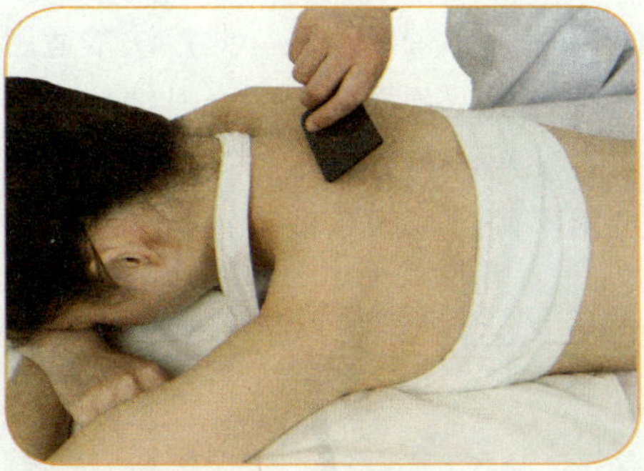

按摩棒按摩

当肌肉因疲劳而酸痛或紧绷时，在家或办公室可采用简便的按摩棒对颈肩背进行按摩，以放松紧张的肌肉。按摩棒有电动的，也有手动的，只要使用方法正确，均能起到缓解颈肩腰腿痛的效果。

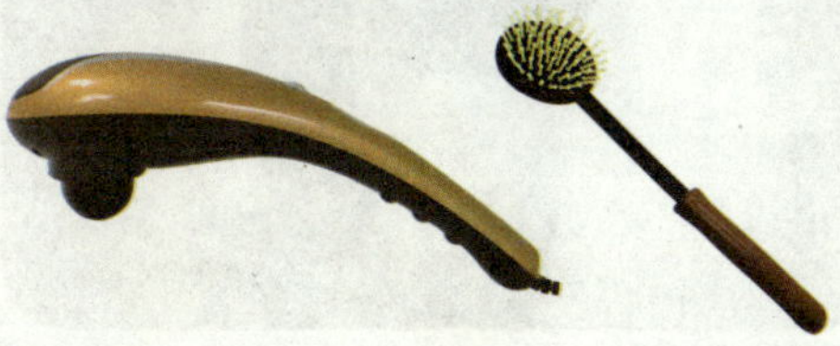

艾灸

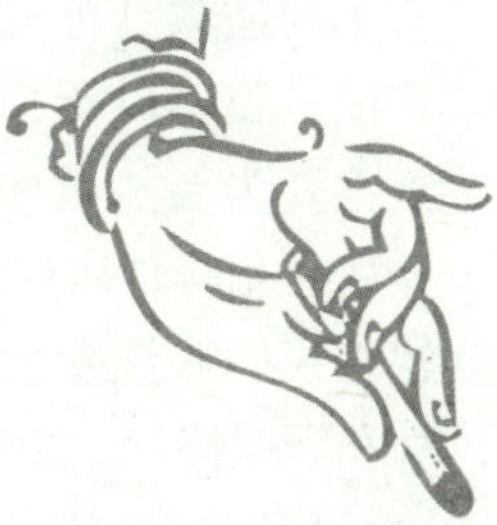

艾灸疗法是以艾为主要用具，在人体表面特定穴位上进行熏，以达到通经活络、行气活血、祛湿逐寒、消肿散结的目的。对于艾灸，古人常赞："家有此方，可不求医，凡人览之，可得其用。"艾灸简单、有效，是一种保健疗法，也可以调治疾病，尤其是对于风、寒等邪气引起的颈肩腰腿痛，艾灸的疗效很不错，而且只要严格按照教程进行，对人体一般不会产生不良反应，十分适合家庭使用。

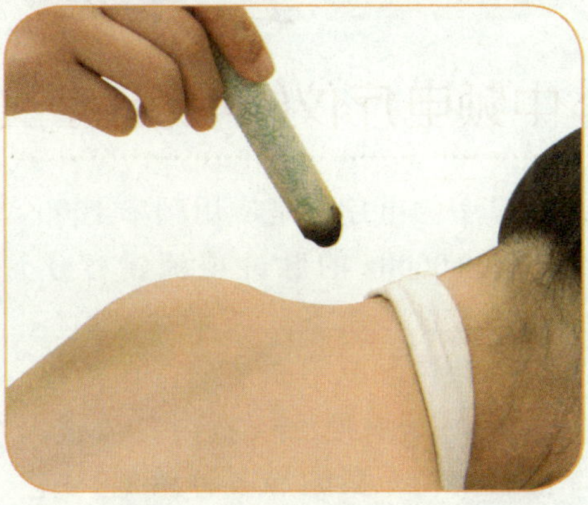

红外线照射

红外线照射法是利用红外线灯的不同波长红外线的辐射，照射体表或穴位，以治疗疾病的方法。由于主要为温热效应，特别适合多种炎症（尤其是病程较长的慢性炎症）软组织肿胀性疾病，肌肉痉挛性疾病和一些慢性、虚寒性疾病，频谱、“神灯”治疗仪是家庭缓解颈肩腰腿痛常用的“利器”。

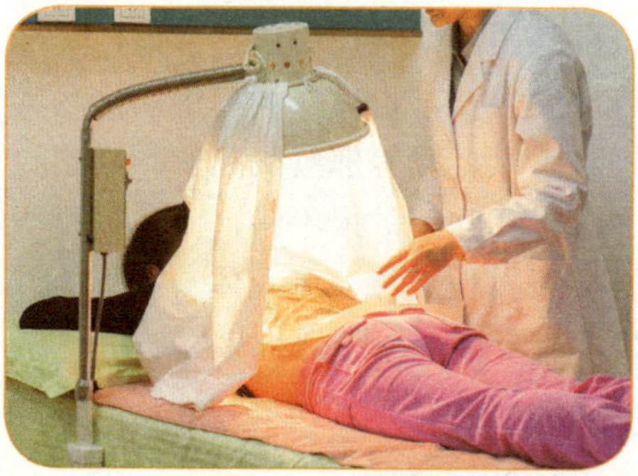

中频电疗仪(中频治疗仪)

中频电疗仪是应用频率 1000 ～ 100 000Hz 的脉冲电流治疗疾病的方法，由于其波形、波幅、频率和调制度不断变化，在治疗过程中，会有推、拿、按、挤压、拔、敲、滚动、振颤等多种感觉。临床常用的有干扰电疗法、调制中频电疗法和等幅正弦中频（音频）电疗法 3 种，以及家用电脑中频治疗仪，具有镇痛明显、不良反应小、疗效持久、促进血液循环的作用，适合治疗颈肩腰腿痛。

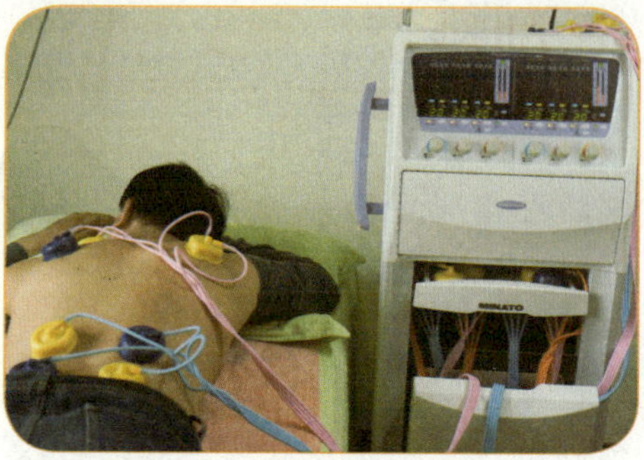

颈椎牵引疗法

颈椎牵引疗法对颈椎病是较为有效且应用广泛的一种治疗方法，通常采用枕颌布带牵引法。此疗法常适用于神经根型颈椎病，适合早期颈肩痛患者使用。另外，根据病情和条件可选用不同类型的颈椎牵引器。

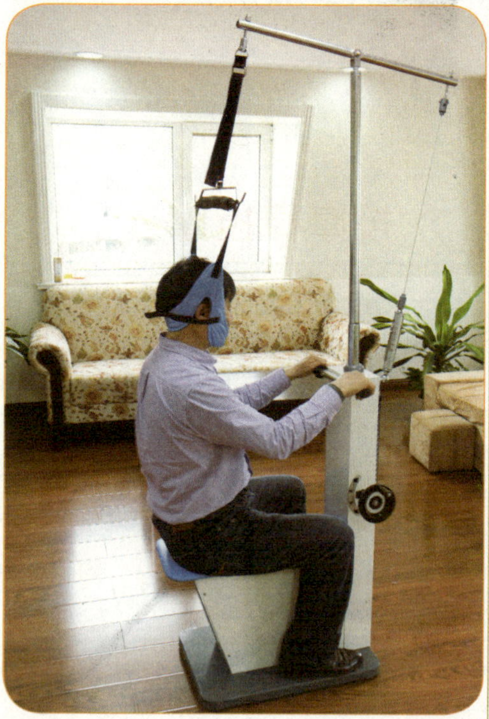

微波疗法

微波疗法是应用波长为 1 毫米～1 米（300～30 000 兆赫）的特高频电磁波作用于人体以治疗疾病的方法。微波具有镇痛、消炎作用，常用于治疗肌肉、关节及关节周围非化脓性炎症和损伤，对肌炎、腱鞘炎、肌腱周围炎、滑囊炎、肩周炎、肌肉劳损等效果显著，适合治疗颈肩腰腿痛。

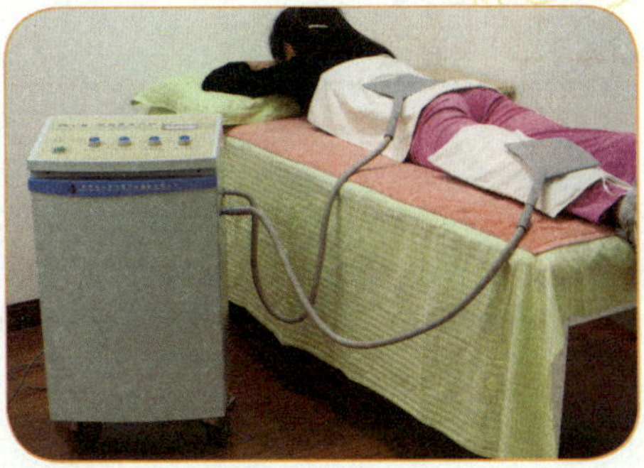

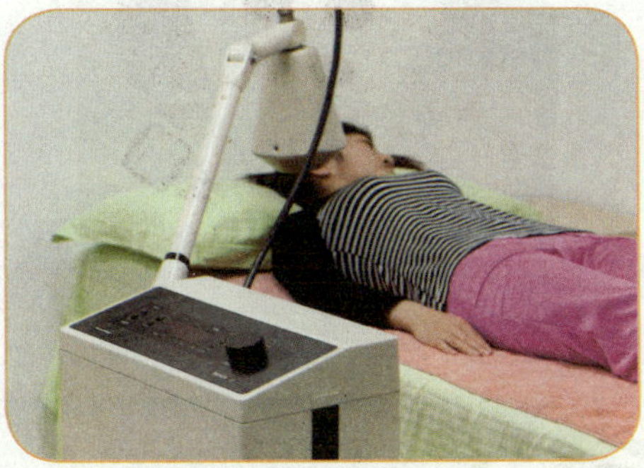

超短波疗法

使用波长为 1～10 米超短波治疗仪应用于人体，以达到治疗目的方法，称为超短波疗法。超短波疗法广泛应用于一切炎症、疼痛、各种创伤伤口及溃疡，是医院康复科的常用疗法之一，适合用于治疗颈肩腰腿痛。

中药熏蒸

中药熏蒸是以热、药、蒸汽治疗疾病的综合疗法。这种方法用于临床在先秦就有记载，后世不乏其术。到清代，中药熏蒸趋于成熟。中药熏蒸在临床上具有直达病灶、对胃肠道无不良反应、绿色纯天然的优点。

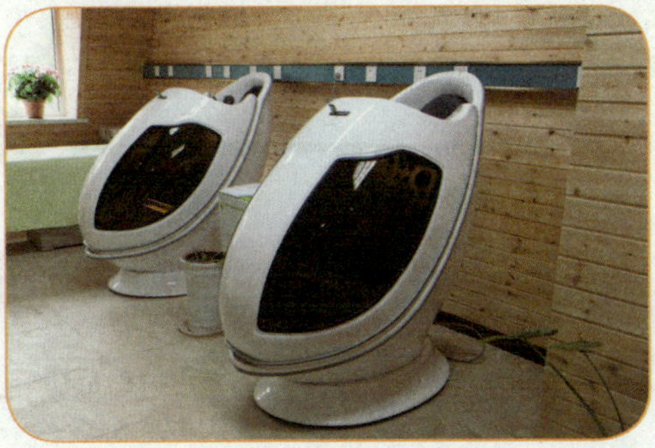

磁疗

磁疗是使用磁疗仪产生磁场，作用于人体，以治疗疾病的方法。磁场通过影响人体电流分布、电荷微粒的运动、肌膜系统的通透性和生物高分子的磁矩取向等，产生镇痛、消肿、促进血液及淋巴循环等作用，适合用于治疗颈肩腰腿痛。

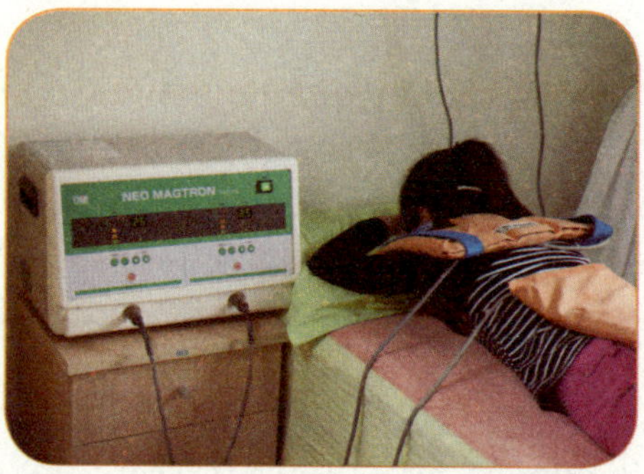

家用袖珍型低频按摩仪治疗

家用袖珍型低频按摩仪是利用低频脉冲电流，产生兴奋神经肌肉组织、促进局部血液循环、镇痛作用。低频按摩仪充分体现了中国传统医学的精髓，运用轻打、振动、按摩等治疗功能，通经络，行气血，强身健体，对常见痛症效果较好，是家庭理疗的好帮手。

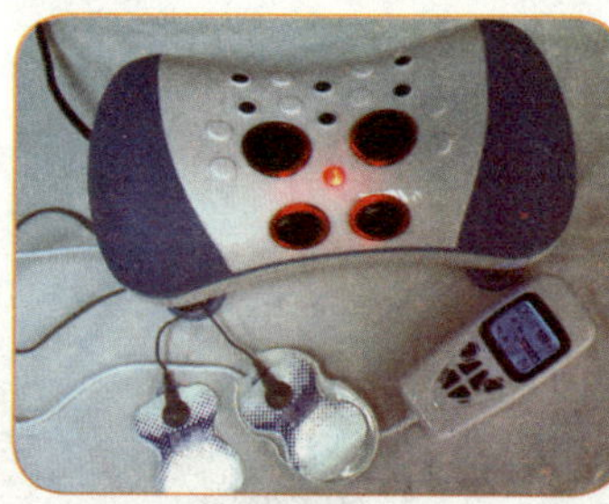

我的“颈肩腰腿痛”需要去医院吗

到目前为止，医学尚不能保证治愈所有的疼痛，但即使医生无法使你的疼痛消失，也会给你关于这个问题的满意解释。所以，疼痛发作时，最好去医院请医生处理。

本书对常见的颈肩腰腿痛病症和保健方法进行科普解说，并介绍最常用的保健方法（包括部分医生的处方），读者可通过下面的疼痛判断表格进行考量，根据自己的情况进行大概了解后，再考虑是否要去医院。

疼痛判断

□ 头、颈、肩、腰、腿是否有发沉、疼痛等异常感觉，并伴有相应的压痛点。

□ 疼痛是否向周围部位放射。

□ 颈项部是否有僵硬的感觉，活动受限，颈部活动有弹响声。

□ 是否会经常有手麻、触电样感觉。

□ 是否经常感觉头晕、头痛、视物旋转。

□ 是否经常耳鸣。

□ 是否经常感觉起床、转头或转身时头晕、恶心。

□ 是否感觉心跳过快、心前区疼痛。

□ 仰卧于床上，将下肢抬高到90°，观察腰、臀部疼痛是否受到限制。

□ 是否有一侧腰部疼痛，经臀部向大腿后方放射，直到小腿和足部。

□ 腿部是否偶有麻木感。

□ 俯卧位，用手摁压后腰部、腰椎正中及两侧，检查是否有明显的压痛。

□ 仰卧位，然后坐起，观察下肢是否因疼痛而使膝关节屈曲。

□ 是否经常感觉下肢无力、步态笨拙、颤抖。

□ 是否经常感觉恶心、呕吐、多汗、无汗、心动过缓或过速、呼吸节律不匀。

□ 是否曾有过上肢肌力突然减退，持物落地的状况。

□ 是否排尿、排便障碍，胃肠功能紊乱。

如有上面10条以上的症状，建议你还是去看医生吧。注意提前准备好下面几个问题，这样可以让医生更有效地帮助你。

疼痛的起因是什么？

所有的颈肩腰腿痛的产生，总有一个原因，记住尽可能将原因清楚地告诉医生，这有助于医生做出准确的判断。但不要夸大原因，否则，医生会为了确认结果的正确性而让你做全面而细致的检查，这是很浪费时间和金钱的。

我可以做哪些检查？

检查是医生判断结果的重要依据，但没有人愿意没完没了地做检查，更不愿意做无用的检查（当然，你想通过这个方式做体检的例外），所以一定要医生清楚地确认具体做哪些检查。

我现在的治疗方案要多久才能有效果？

当检查结束，医生给出了治疗方案，这时不要急匆匆地去取药或离开，一定要问问医生，我的治疗方案要多久才能有效果？这样才能让自己心里更加有数，避免治疗的盲目感。

我在饮食上、生活上有什么要注意的？

饮食、生活上的习惯，会在一定程度影响治疗效果。医生有时会因为较忙，忘记对你进行嘱咐，这时，你一定要主动问。如果医生说得过快，可以用笔或随身携带的录音机给记录下来。

有不同形式的治疗方法么？

如果你已经采用医生提供的方案治疗了一段时间，或经历了失败的外科手术，复诊时，这个问题就显得尤为重要。新的方法源源不断，你不问，没有人会想要告诉你。如果有，就要考虑这一方法目前是否被普遍接受了，能不能用于自己的治疗。

我可否求助于愿意提供帮助的其他人？

也许你跋山涉水地去了一所知名的医院进行求医，但治疗的效果却不好。这个问题，可以让你的思路更广些。好的医生会将自己了解的更专业的信息介绍给你，虽然有点波折，但能帮助你治疗。

贴心提示

你和医生的关系

虽然到医院进行漫长的挂号、叫号后，只有短短几分钟的诊疗时间，有时实在很想不做那些烦人又痛苦的检查，但利于疾病康复的办法是做任何能帮助自己的事情，包括下面与医生积极配合的3条建议。

◎面对医生和专业人士要诚实、清晰、明确地说明病情。尽量使医生对自己的状况有充分了解，知道什么会使自己的疼痛缓解，什么会加剧疼痛。

◎尽量配合医生和专业人士进行检测和诊疗，听从他们的建议。

◎当你对某些事物还不太理解时，先遵照医嘱执行。

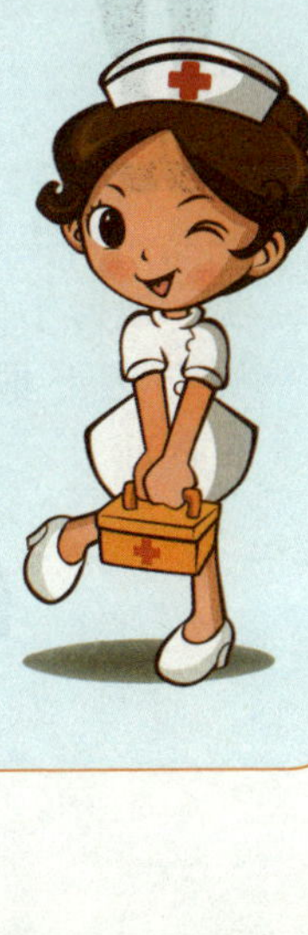

独家特别指导

5分钟缓解身体酸痛操

笔者结合多年临床，总结出一套适合大众的5分钟缓解身体酸痛操，能有效缓解身体紧绷僵硬。

注意 此套保健操采用自然呼吸法，以气引力，顺其自然，柔和均匀，毫不勉强，并随活动量的大小而加深加快。

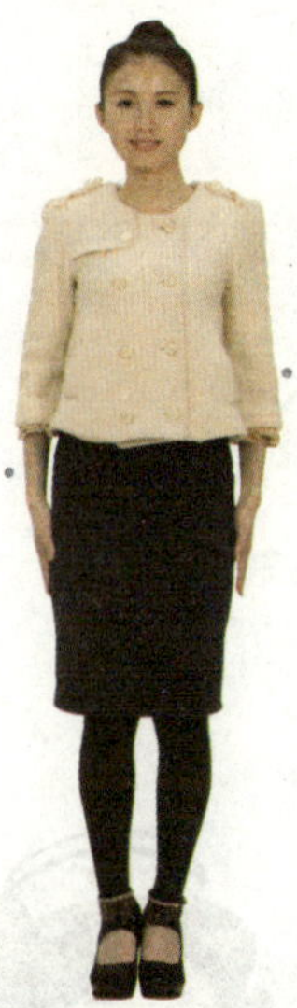

1 站立，双膝并拢，双臂于体侧自然下垂，目视前方。

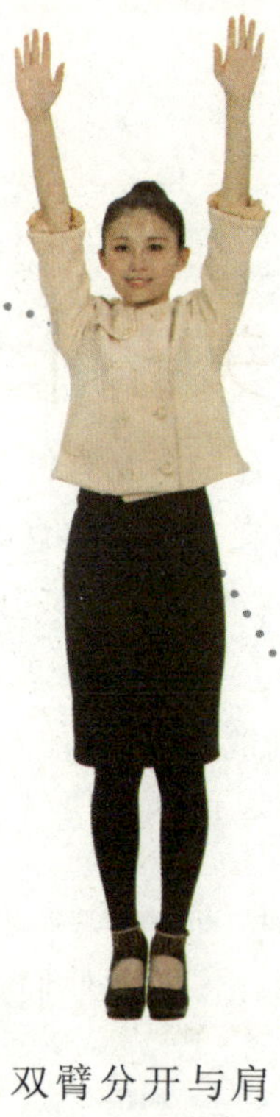

2 双臂分开与肩同宽，上举至头顶，最大限度伸展上肢。

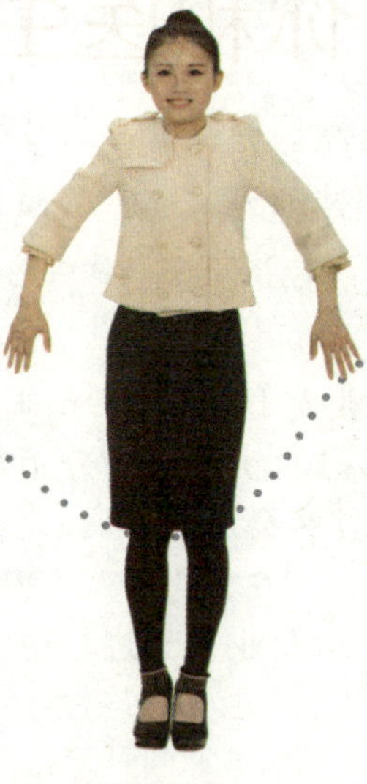

3 双臂向下，同时双肩上耸，以上步骤 2 ～步骤 3 重复 3 次。

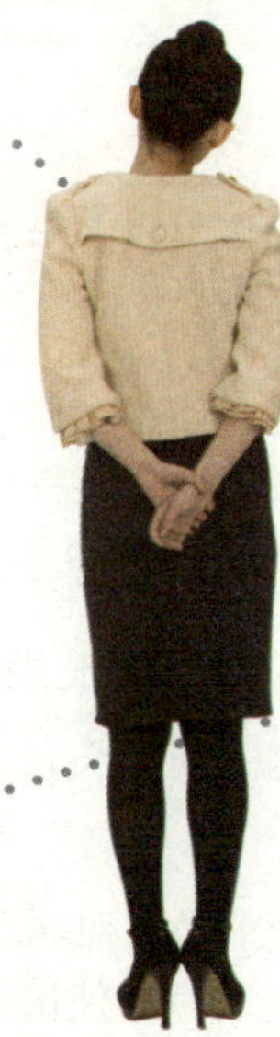

4 双手于体后自然互握，颈部先向右，再向左，动作幅度不要过大，每侧重复 3 次。

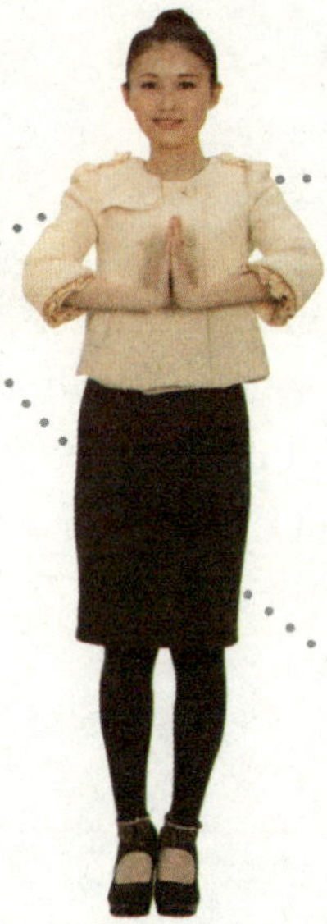

5 双手于体前合十，指尖向上，双臂与地面平行，双臂互用力。

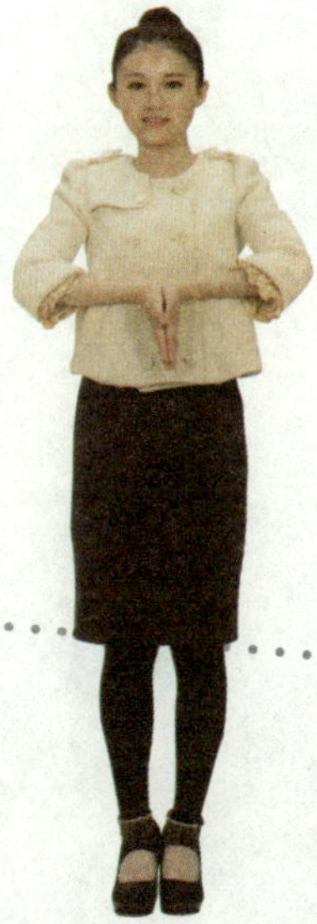

6 指尖向下，以上步骤5～步骤6重复3次。

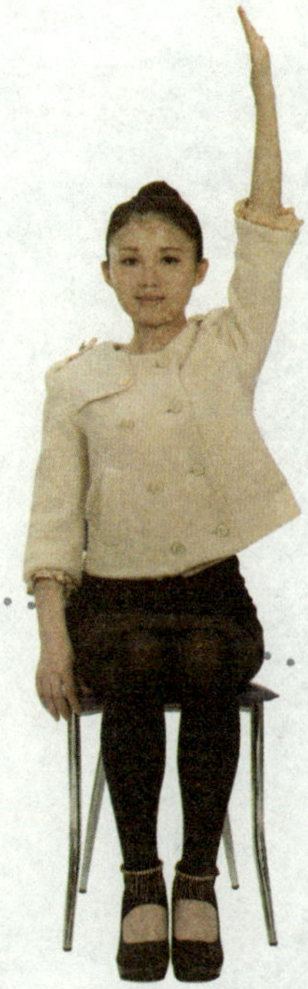

7 坐立，双腿于椅前并拢，左臂上举，放下，换右臂上举，重复3次。

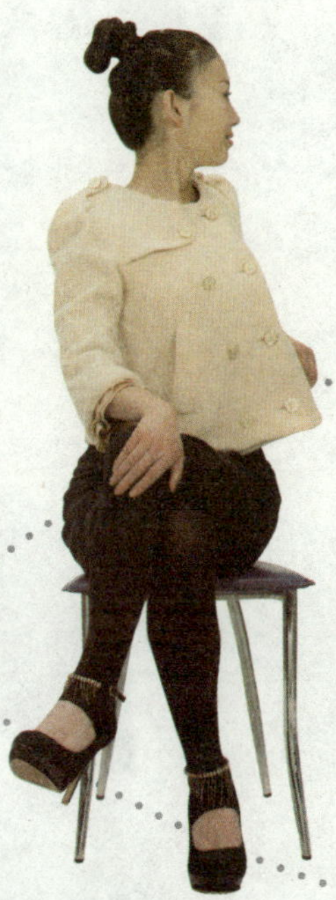

8 左腿搭放在右腿上，右手放在左膝上，身体努力向左方扭转，左手扶住椅背，保持10秒。换另一侧做同样练习。

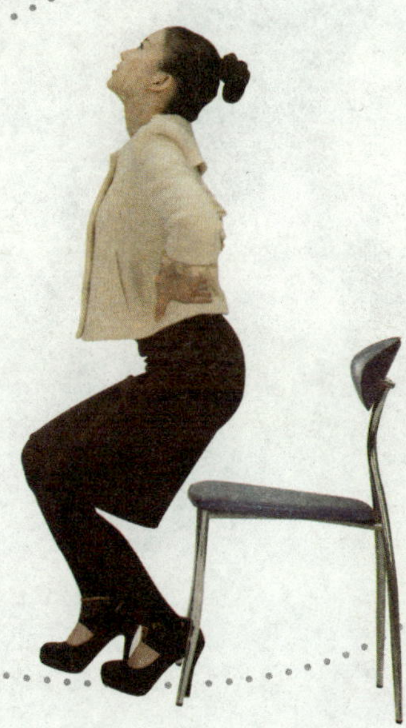

9 半蹲于椅子上方，双手叉腰，头部后仰，胸前挺，保持5秒钟。坐在椅子上，重复3次，最后全身放松。

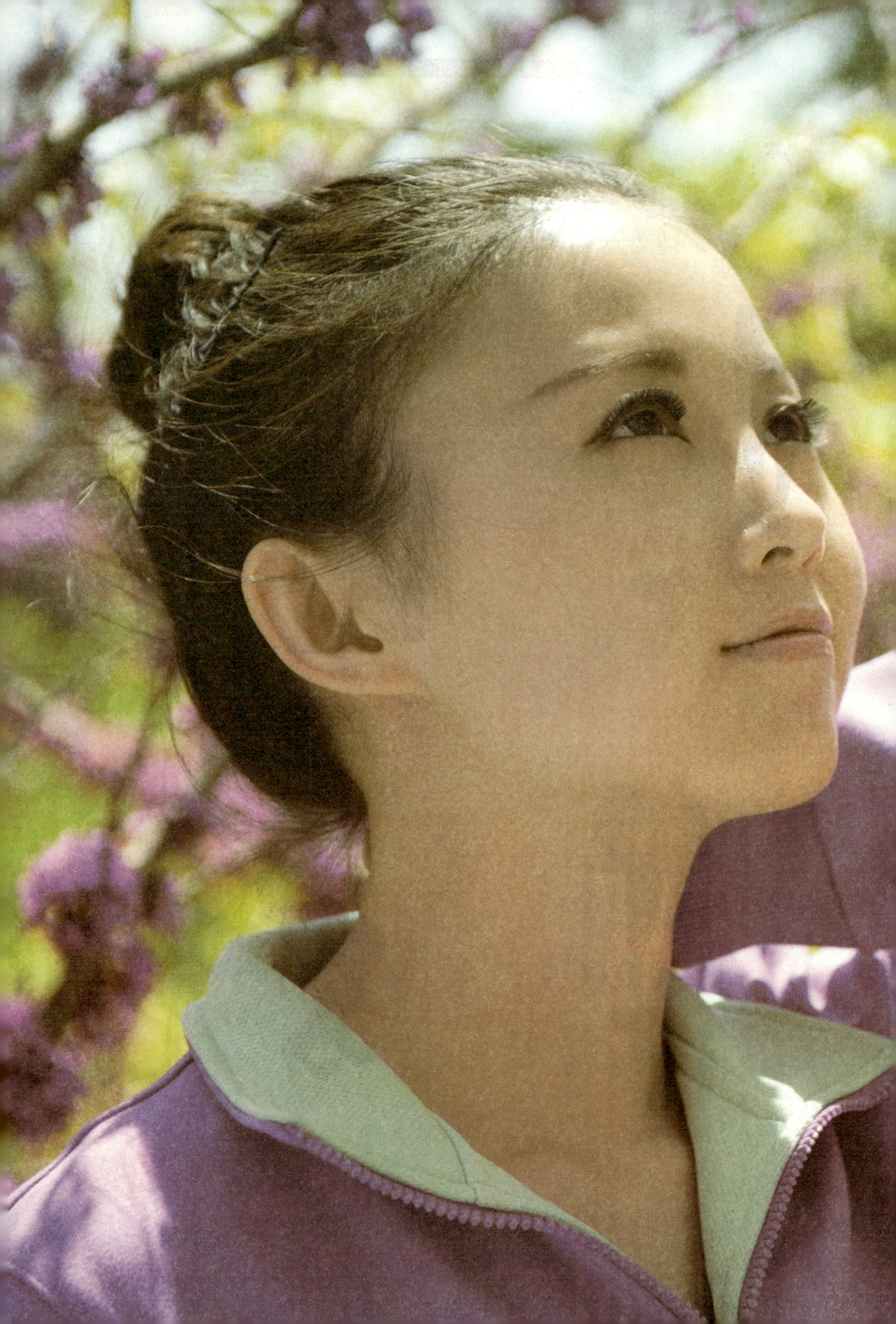

第2章

呵护颈部，让低头族、上班族不“颈”张

◎先从了解颈部开始

◎颈部疼痛也许是这些原因引起的

◎颈部常见病症养护

◎超简单颈部保健操

先从了解颈部开始

呵护颈部，先从了解颈部开始。颈部主要由两部分构成：颈椎（骨骼）+颈肌（肌肉），下面从颈椎开始图示解析。

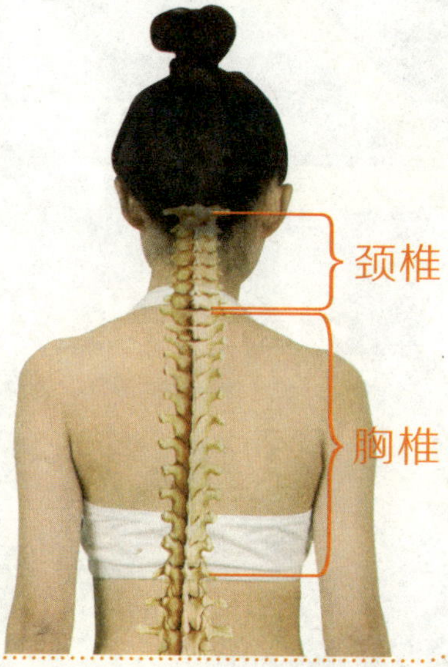

颈椎是脊柱椎骨中体积最小，但灵活性最大、活动频率最高、负重较大的节段。从侧面看，颈椎呈轻度前凸，是由7块颈椎骨组成。除第一颈椎和第二颈椎外，其他颈椎之间都夹有一个椎间盘，加上第七颈椎和第一胸椎之间的椎间盘，颈椎共有6个椎间盘。

椎间盘是位于人体脊柱的两个椎体之间，纤维外环像年轮蛋糕般层层环绕，中心则有名为髓核的凝胶状的盘状物。随着髓核的弹性作用，上下的椎骨可以自由活动。另外，椎间盘也起着弹性垫的作用，当脊柱突然受力时，能通过力的传导与自身变形缓冲压力，起到保护身体重要器官的作用。

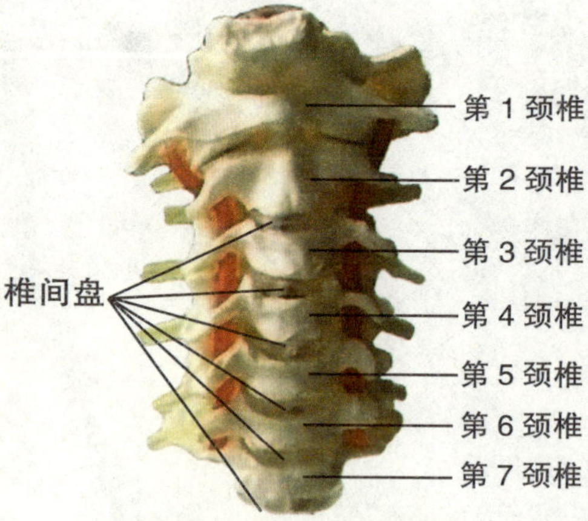

每个颈椎都由椎体和椎弓两部分组成。椎体呈椭圆形的柱状体，与椎体相连的是椎弓，二者共同形成椎孔。所有的椎孔相连就构成了椎管，脊髓就容纳其中。

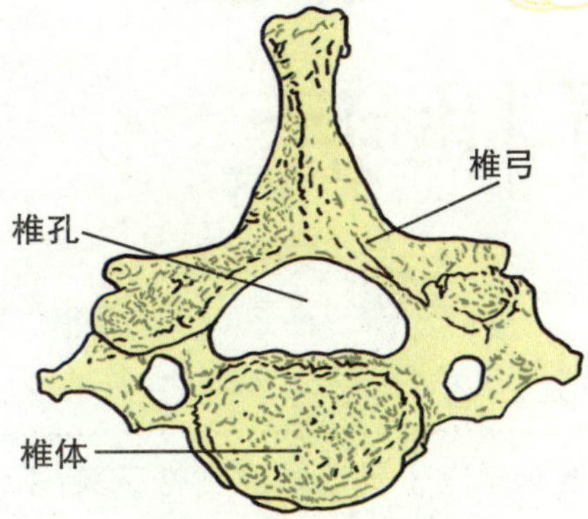

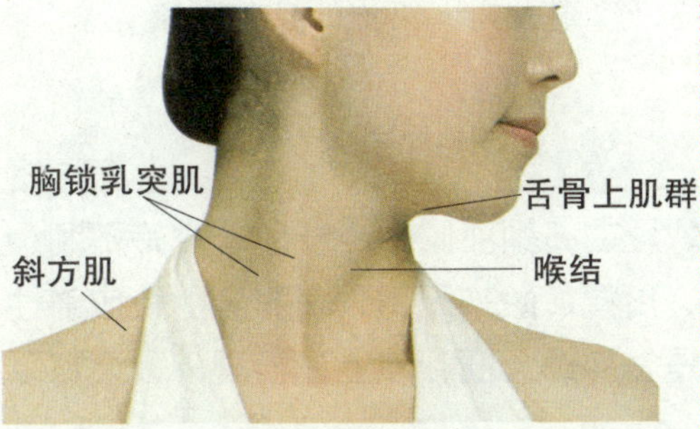

颈部肌肉群，主要由胸锁乳突肌、斜方肌、舌骨上肌群、喉结、颈部后面和侧面的肌肉组成。其中，作用最大的是胸锁乳突肌和斜方肌，常见的颈部肌肉疼痛也主要集中在这些肌肉处。

颈部疼痛也许是这些原因引起的

颈部疼痛的原因很多，常见的大致可分为以下两类。

第一类：颈部姿势长期不正确导致的疼痛

由于长时间低头伏案工作、使用电脑、高枕睡眠、开车时间过长等使颈椎发生退行性变、劳损，到一定程度后就会造成颈椎骨质增生以及颈椎间盘突出，压迫到颈部神经、肌肉、韧带等就会产生颈部疼痛。

第二类：颈部肌肉损伤导致的疼痛

由于颈部反复的急慢性损伤，会引起颈部肌肉创伤性无菌炎症及疼痛，如颈肌纤维肌炎等。另外，落枕、颈部外伤等都可造成颈部疼痛。

颈椎病

——上肢酸软乏力，颈部僵硬、发酸

》概述

颈椎病是由于颈椎间盘变性或突出、颈椎间隙变窄、关节囊松弛、内平衡失调以及骨质增生，刺激或压迫邻近的颈脊神经根、颈脊髓、椎动脉、脊前动脉和颈交感神经等组织而出现的一系列临床症状。颈椎病以45～55岁年龄段的人多发，但近年来发病年龄日趋年轻化，不少为20岁左右的年轻人。颈椎病发展缓慢，病程较长，影响日常工作、学习和生活，严重者可丧失工作、生活能力。

》表现

早期仅感颈部活动不适，伴有上肢酸软乏力，颈部僵硬、发酸、旋转不利，而后逐渐感觉颈肩部酸痛，伴有上肢发麻、疼痛、酸软无力，有时向上肢放射性串麻、疼痛，或向肩胛内侧放射。颈椎病是一种综合征，除上述表现外，还有以下不适。

猝倒：常在站立或走路时因突然扭头，身体失去支持力而猝倒，倒地后可很快清醒站起，此类患者可伴有头晕、头痛、恶心、呕吐、出汗等症状。这是由于颈椎增生性改变压迫椎动脉引起基底动脉供血障碍，导致一时性脑供血严重不足所致。

高血压：颈椎病可引起血压增高或降低，但以血压增高常见，称为“颈性高血压”。

吞咽障碍：吞咽时有梗阻感、食管异物感，少数有恶心、呕吐、声音嘶哑、干咳、胸闷等。

视力障碍：表现为视力下降，眼胀痛、怕光、流泪、瞳孔不等大，甚至视野缩小、视力锐减。

颈心综合征：表现为心前区疼痛、胸闷、早搏等心律失常及心电图ST段改变，易误诊为冠心病。

因此，当出现上面类似症状，经多方面治疗而效果不显时，切莫忘了去医院检查一下颈椎。

类型

根据颈部重要组织所受压迫与刺激的不同，颈椎病常见的类型有以下5种。

颈型：症见颈部僵硬、不舒服、疼痛，以及活动不灵活，是最常见的一种类型。

神经根型：症见手指或手臂麻木、疼痛，手掌握力减弱，有时连拿杯子都觉得没力气，病情严重时，因整夜疼痛而难以入睡。

脊髓型：症见肢体麻木、无力，多在中年以后发病，男性较为多见。

椎动脉型：症见偏头痛、头晕。每次眩晕发作都和颈项转动有关。

交感型：出现头晕、眼花、耳鸣、手麻、心动过速、心前区疼痛等一系列交感神经症状。

家庭对症调养

特效穴位

百会、太阳、风池、大椎、肩井、天宗、手三里、曲池、内关、外关、合谷

重点区域

头部、颈部、上肢

按摩法

按摩是治疗颈椎病的一种常用方法。通过按摩可缓解局部肌肉痉挛，改善局部血液循环，加强颈部肌肉的力量，增加颈椎的稳定性，达到减轻症状的目的，适用于大多数的颈椎病患者。

1 拿捏颈肌

将右（左）手上举置于颈后，拇指放置于同侧颈外侧，其余四指放在颈肌对侧。双手用力对合，将颈肌向上提起后放松，沿风池穴向下拿捏至大椎穴，共拿捏20～30次。

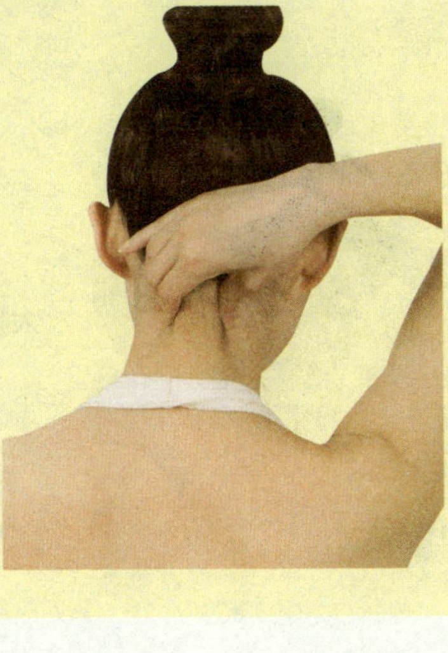

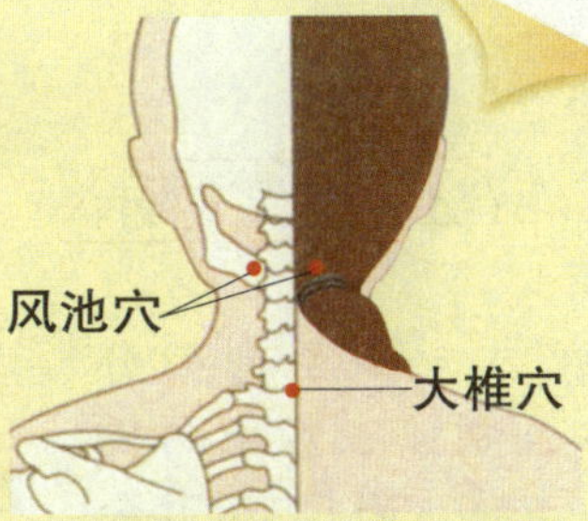

风池穴：位于后颈部，后头骨下，两条大筋外缘凹陷处，与耳垂齐平处，左右各一穴。

大椎穴：第7颈椎棘突下凹陷中。

2 拔伸颈部

稍低头，双手用力向前上方提拔颈部 10 ～ 20 次。

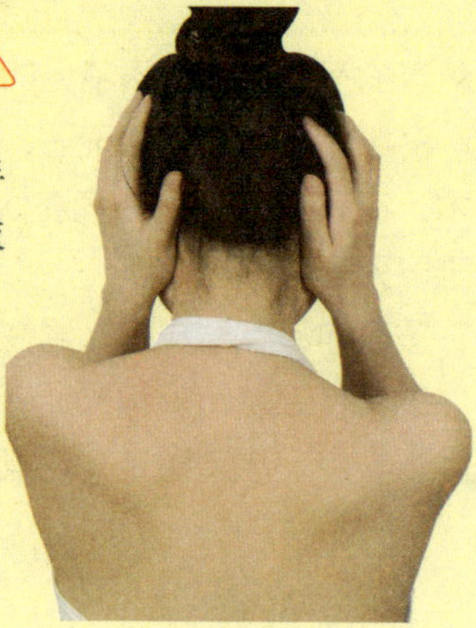

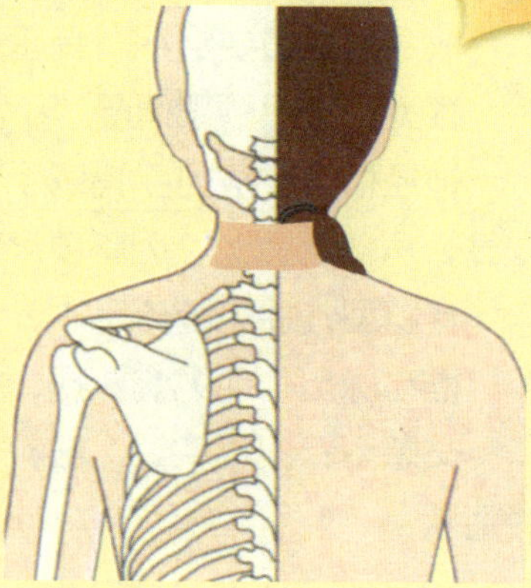

3 按揉百会

用中指或食指指端按于头顶最高处正中的百会穴，用力由轻到重按揉 20 ～ 30 次。

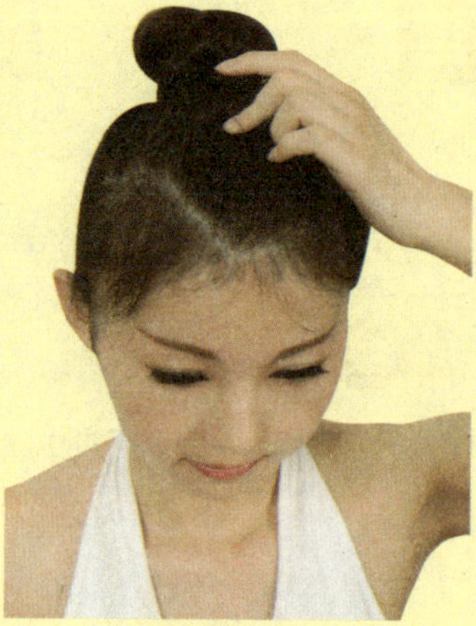

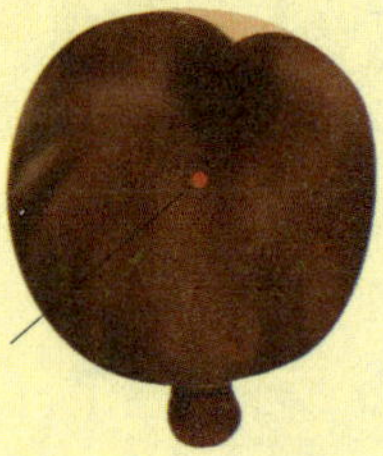

位于人体的头部，头顶正中心，两耳角直上连线中点。

4 对按太阳

双手拇指分别放在额部两侧的太阳穴处，其余四指分开，放在两侧头部，双手同时用力做按揉动作 20 ～ 30 次。

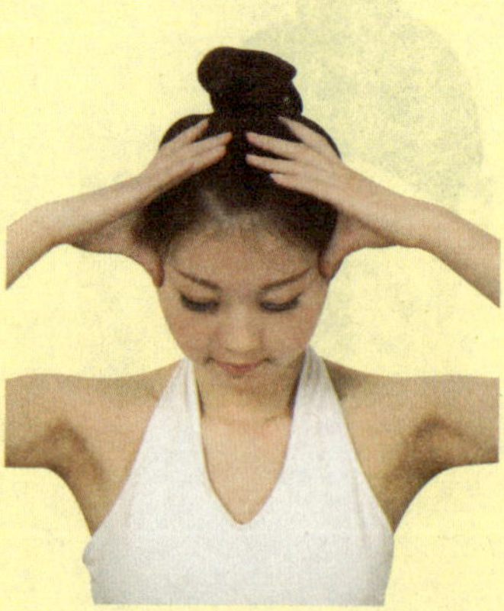

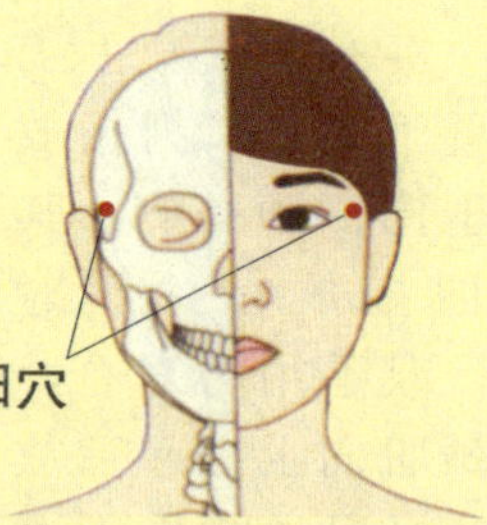

在耳廓前面，前额两侧，外眼角延长线的上方，左右各一穴。

5 按揉风池

将两手拇指指腹放在两侧风池穴处，由轻渐重点压，然后用揉法做顺时针方向轻揉，直至穴位局部感觉酸胀舒适为度。共按揉20～30次。

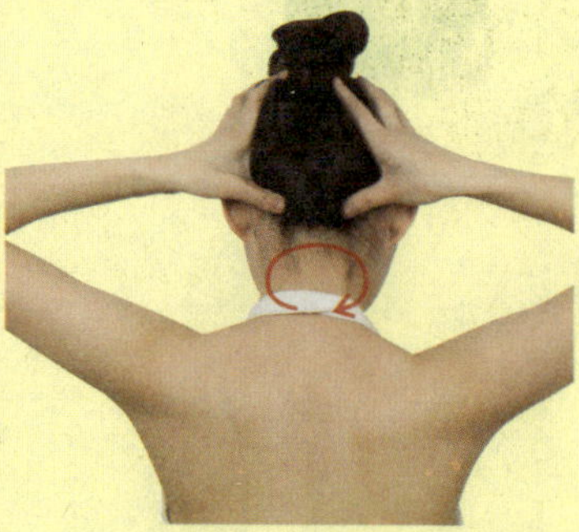

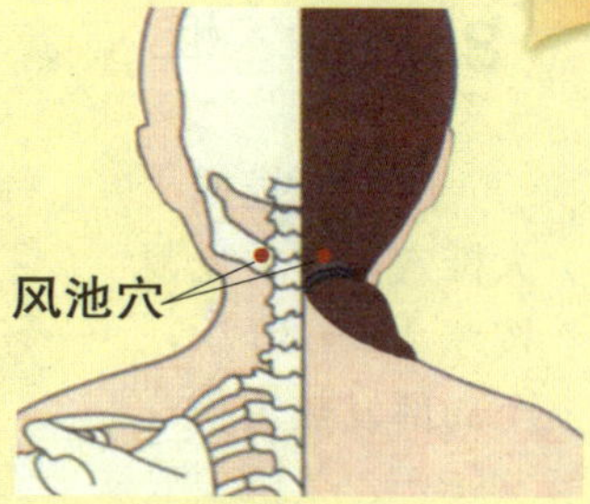

位于项部，枕骨之下，两条大筋外缘陷窝中，与耳垂齐平处，左右各一穴。

6 拿揉肩井

用一手拇指和其他4指拿揉对侧肩井穴，由轻而重地边拿边提捏肌肉，同时揉按肩井穴。拿揉次数和时间，以肩、颈部肌肉放松为度。

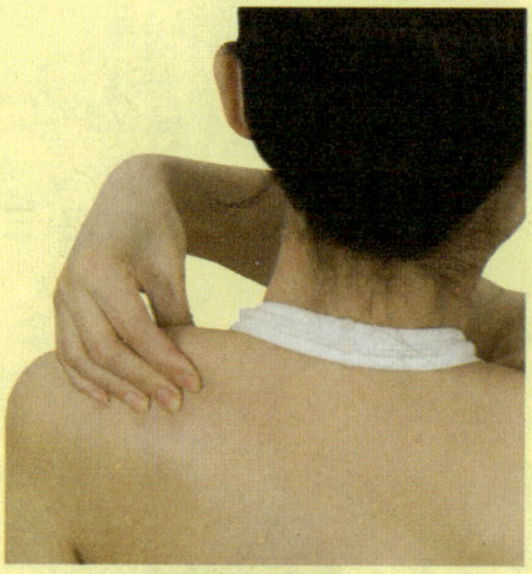

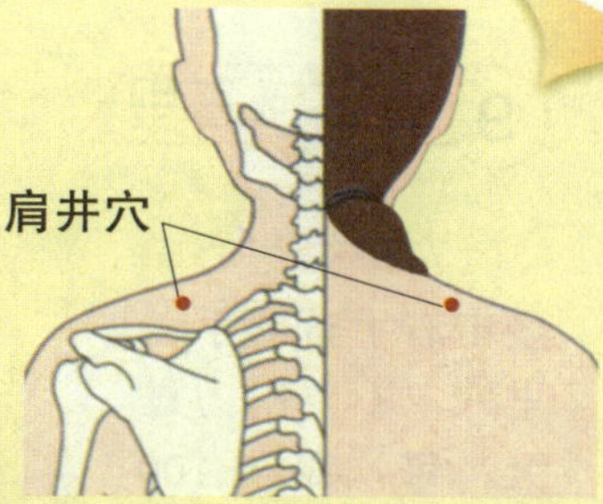

在肩上，大椎穴与肩峰端连线的中点，肩部最高处，左右各一穴。

7 按揉天宗

他人用中指（也可以自己借助工具）在患侧天宗穴上用力按揉2分钟，以肩背有酸胀感、上肢有发软无力感为度。

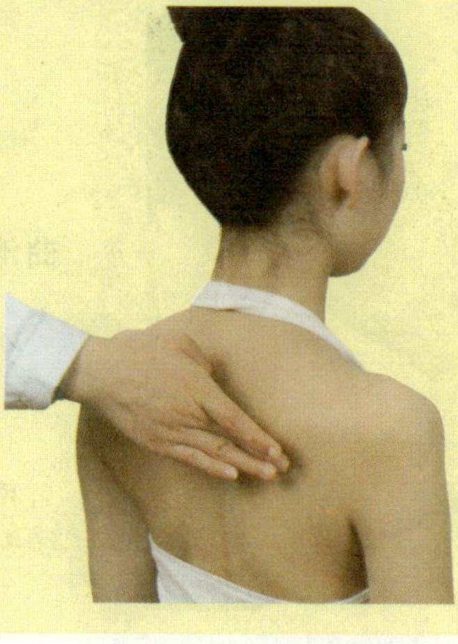

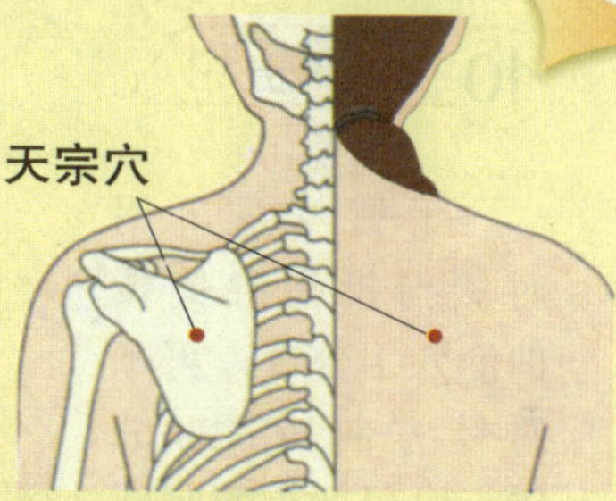

在肩胛部，大致在肩胛骨的正中，冈下窝中央凹陷处，与第4胸椎相平，左右各一穴。

8 按摩大椎

四指并拢放于大椎穴，用力反复按摩20～30次，至局部发热为佳。

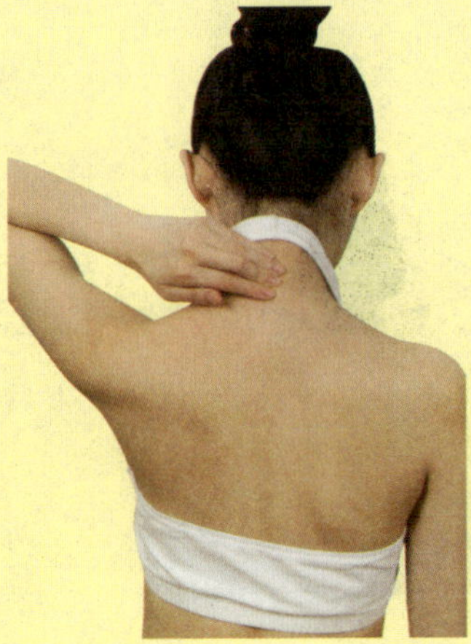

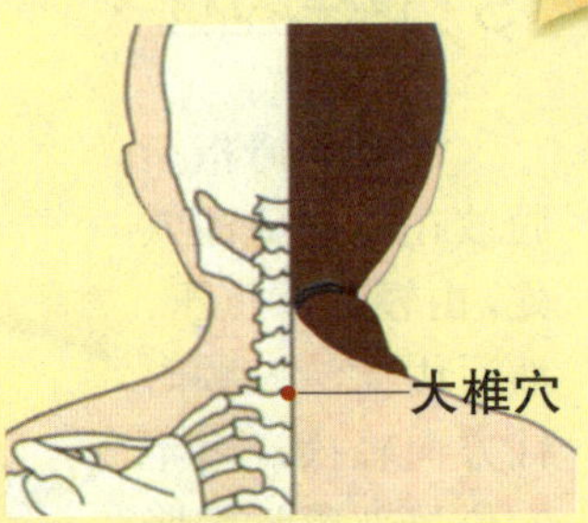

第7颈椎棘突下凹陷中。

9 敲击手三里

左手握空心拳敲击右手臂的手三里穴，不要用力过大。每次敲击100下左右，敲击中可有意识地做深呼吸。然后敲击左侧手三里。

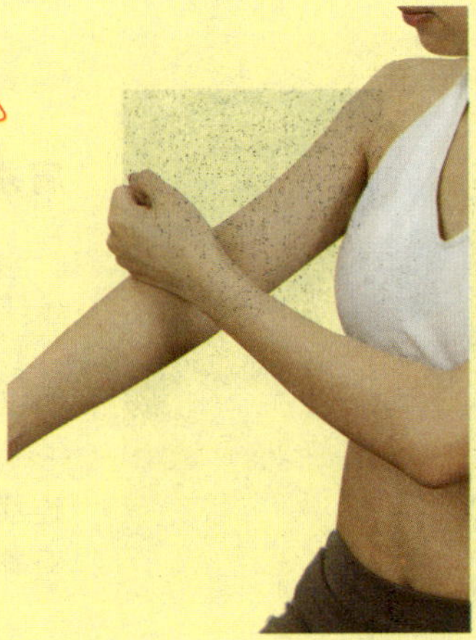

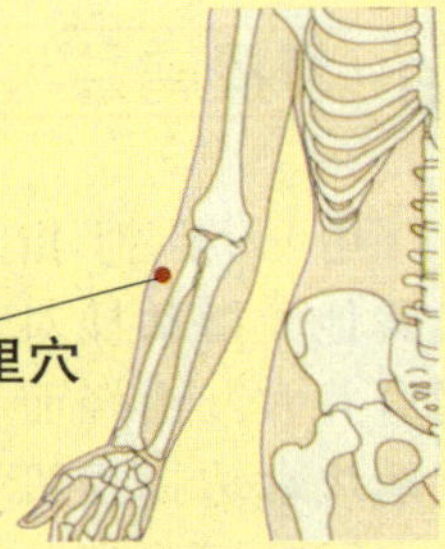

在前臂背面桡侧，当阳溪与曲池连线上，肘横纹下2寸，左右各一穴。

10 按揉曲池

手臂半屈，用对侧拇指指尖掐按曲池穴1分钟，再顺时针方向按揉2分钟，以局部有酸胀感为度。

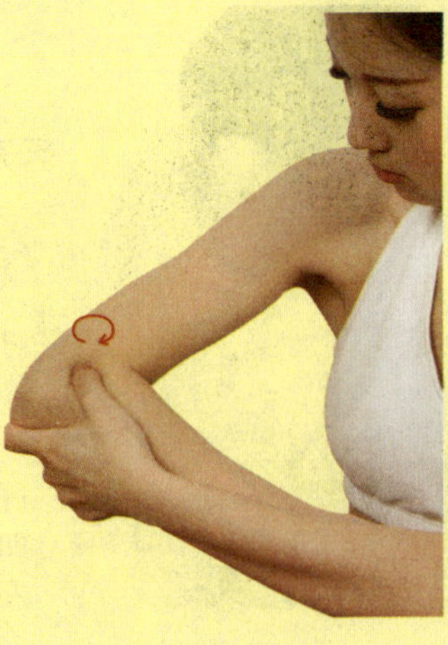

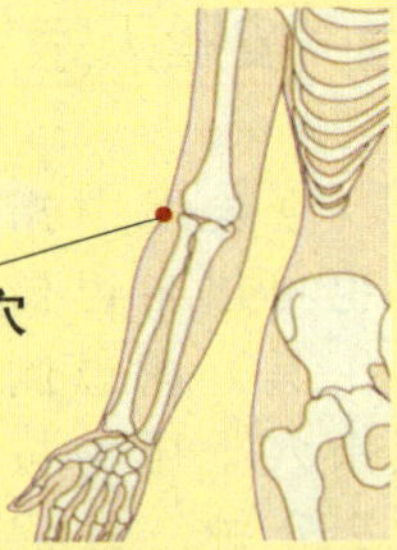

肘横纹外侧端，屈肘，当尺泽穴与肱骨外上髁连线中点，左右各一穴。

11 对按内、外关

前臂半屈，用一手的拇指尖按于另一手的外关穴，其食指或中指则按于内关穴，内外对按 20～30 次，以局部有酸胀感为度。

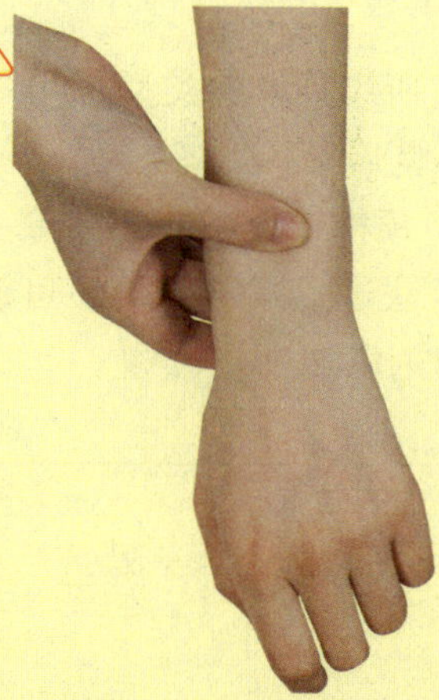

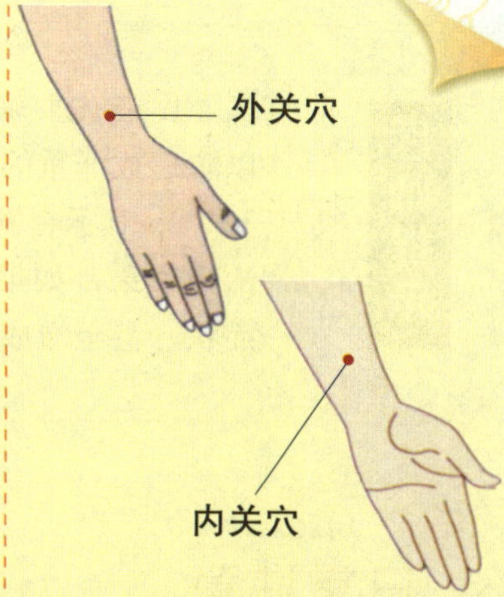

内关穴：在前臂掌侧，当曲泽与大陵的连线上，腕横纹上 2 寸，掌长肌腱与桡侧腕屈肌腱之间，左右各一穴。

外关穴：在前臂背侧，当阳池与肘尖的连线上，腕背横纹上 2 寸，尺骨与桡骨之间，左右各一穴。

12 掐揉合谷

一手拇指按于对侧合谷穴，其食指按于掌面相应部位，由轻渐重地掐揉 10～20 次。

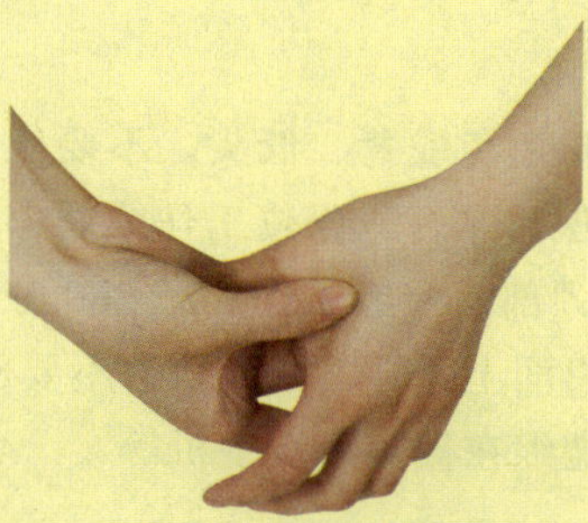

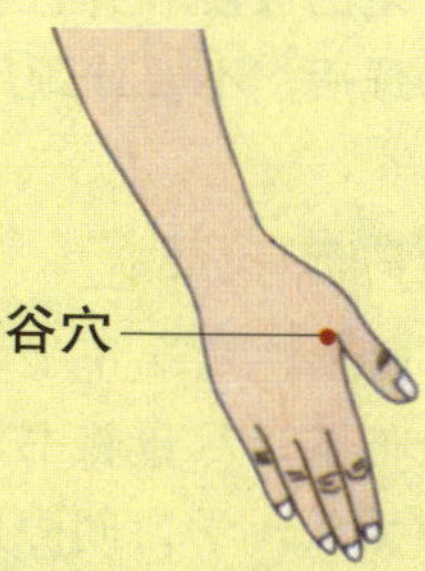

在手背，第 1、第 2 掌骨间，当第 2 掌骨桡侧的中点处，左右各一穴。

13 梳摩头顶

双手五指微曲分别放在头顶两侧，稍加压力从前发际沿头顶至脑后做“梳头”状动作 20～30 次。

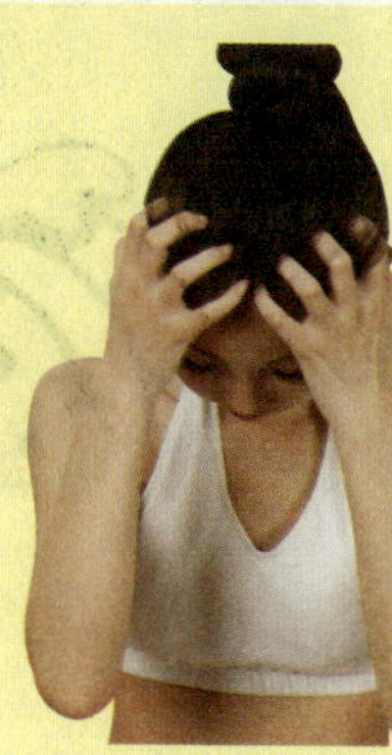

缓解头痛、颈椎痛、眼睛疲劳等

医师提示

1. 首先要确定所患颈椎病类型，再决定能否进行按摩治疗，以防造成严重的不良后果。

2. 对于脊髓型颈椎病，不宜用按摩手法治疗。不仅达不到治疗效果，如果手法过重或不当，还可加重该型颈椎病原有的症状，甚至造成即刻瘫痪。

日常注意

选择合适的枕头

合适的枕头对预防和治疗颈椎病有重要意义。一般仰卧者枕高一拳，侧卧者枕高一拳半，约 10 厘米左右为宜。枕芯以木棉、荞麦皮为好，装填量要适当，以保持一定的硬度和弹性。弹性过大的枕头容易造成颈部肌肉的疲劳和损伤。枕头应置于颈后，不要让颈部悬空，这样可以使颈肩部肌肉放松。

采取正确的体位

平时要注意端正坐姿，尽量避免驼背、低头，不要伏在桌子上写字；看书不要过分低头，尽量将书和眼睛保持平行，坐位工作或看书、写字、使用电脑等时间不宜太长，学习间隙应活动颈部，一般工作 50 ～ 60 分钟做 1 ～ 2 分钟的头颈部活动或改变姿势。不要趴在桌面上睡觉。回家后也不要放任自己做“懒骨头”，更不要侧卧在沙发上看电视、蜷缩在被窝里玩手机等。

适宜的运动

适合预防颈椎病的运动有游泳、颈肩保健操等，游泳以蛙泳最佳。很多人平时工作时头部多往前探，应该工作 1 小时后站起来活动一下。另外，要注意颈肩部保暖，避免受凉。

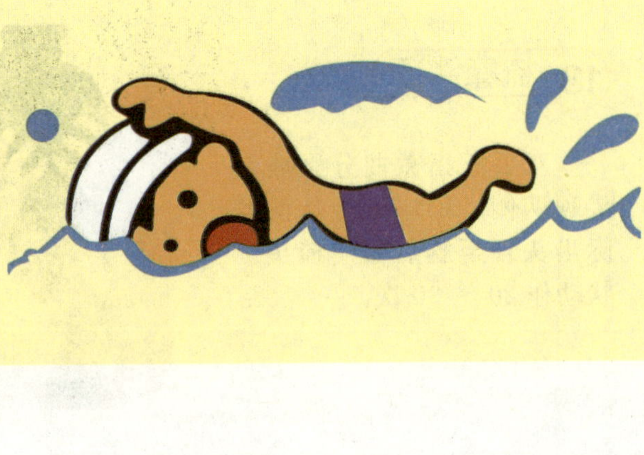

落枕

——颈后部疼痛不适、颈项活动不利、肌肉触痛

概述

落枕多因睡眠姿势不当或枕头不合适，导致颈部肌肉损伤；或局部受凉，感受风寒后引起。经常性落枕极易引发颈椎病，因此，在第一次发生落枕后，要及时治疗，纠正不良的姿势和生活习惯，坚持合理锻炼。

表现

落枕一般表现为起床后感觉颈后部、上背部疼痛不适，以一侧为多见。颈项活动不利，颈部肌肉触痛、痉挛、僵硬，触之有“条索感”。

家庭对症调养

特效穴位

风池、肩井、落枕、阿是、大椎、风门、肩井、肩外俞

重点区域

肩部、颈部

按摩法

1 按揉阿是

用手指对颈部阿是穴（压痛点），由轻到重按揉 5 分钟。

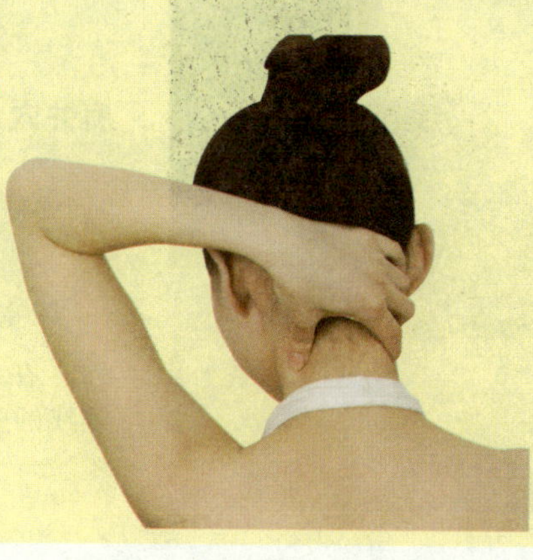

阿是穴

指以压痛点或其他病理反应点作为治疗的穴位。

2 拍打肩颈

用一手的小鱼际对肩颈部从上到下，从下到上快速击打2分钟左右。可左右手交替进行。

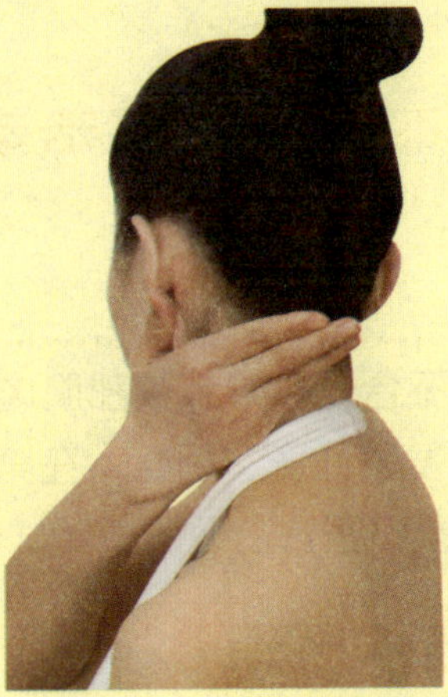

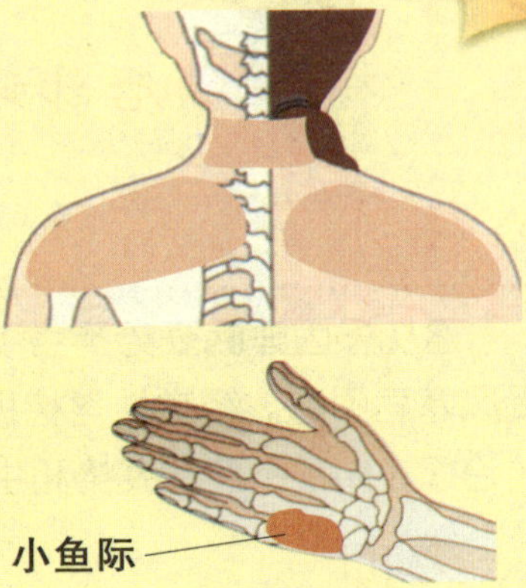

3 拿揉风池

用拇指和食指拿捏左右风池穴1～2分钟。

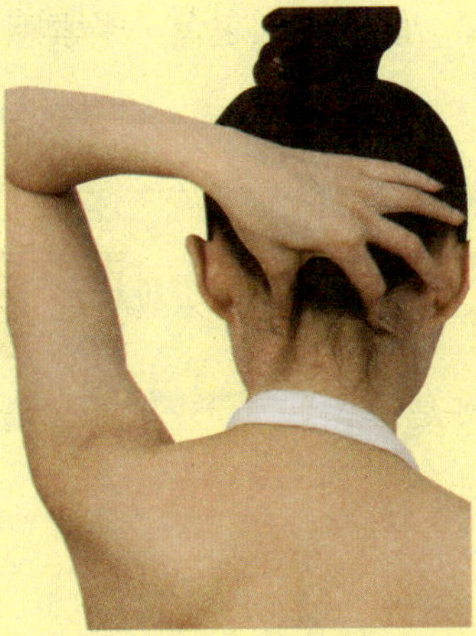

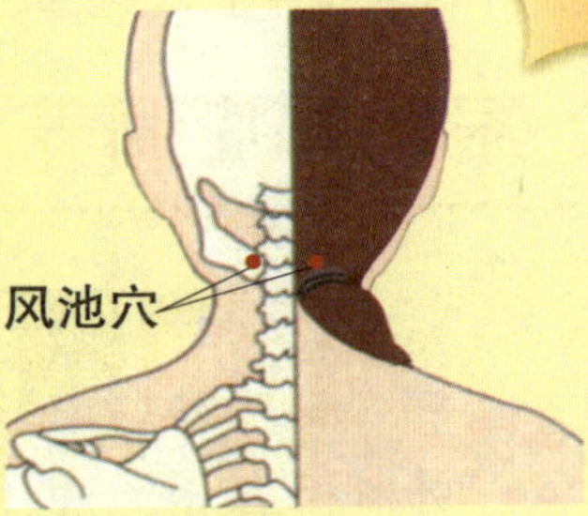

位于项部，枕骨之下，与风府相平，胸锁乳突肌与斜方肌上端之间的凹陷处，左右各一穴。

4 拿捏肩井

用手指拿捏对侧肩井穴1～2分钟。

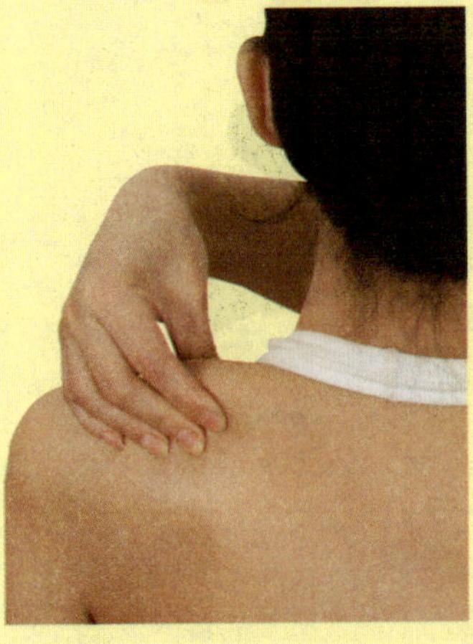

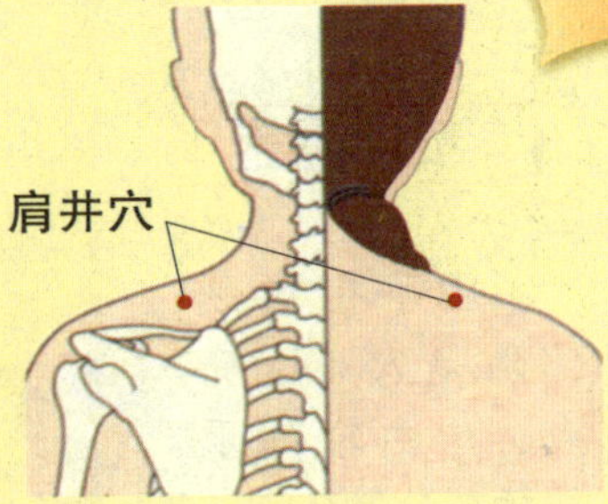

在肩上，大椎穴与肩峰端连线的中点，左右各一穴。

5 点按落枕

以拇指或食指点按落枕穴，待局部有酸胀感时再持续2～3分钟。

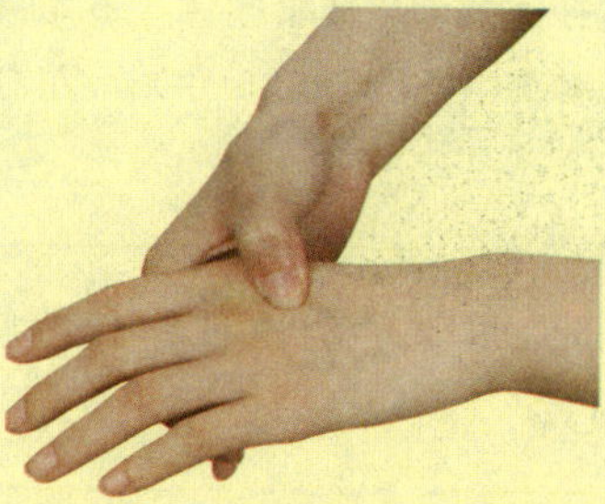

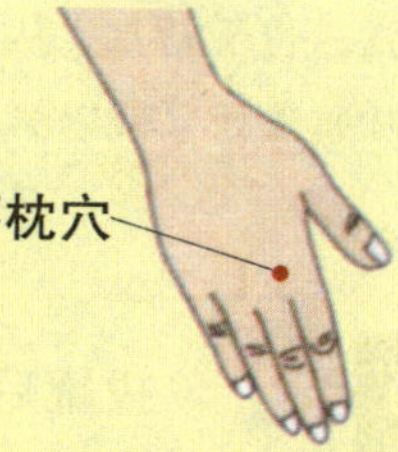

手背，第2、第3掌骨间，指掌关节后约0.5寸，左右各一穴。

6 活动头颈

进行头颈部前屈、后仰、左右侧屈及旋转活动。注意应缓慢进行，切不可用力过猛。

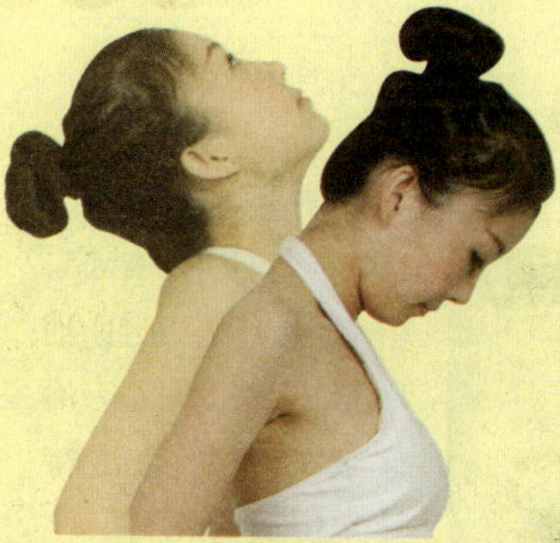

拔罐法

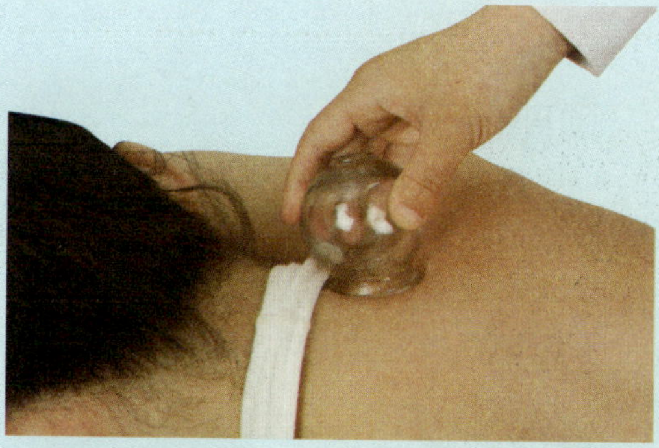

在阿是、大椎、风门、肩井、肩外俞穴上依次拔罐，留罐10～15分钟，一天1～2次。

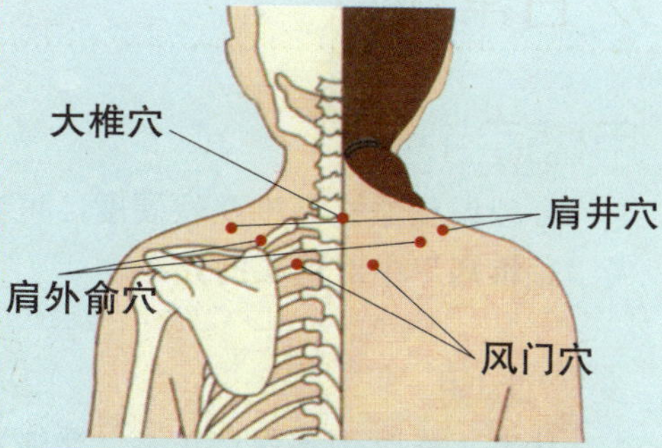

（阿是、肩井穴位解析同前）

大椎穴：第7颈椎棘突下凹陷中。

肩外俞穴：在背部，当第1胸椎棘突下，旁开3寸，左右各一穴。

风门穴：位于背部，从大椎穴往下数的第 2 个凹洼（第 2 胸椎与第 3 胸椎间）的中心，左右各约 2 厘米处（或以第 2 胸椎棘突下，旁开 1.5 寸），左右各一穴。

医师提示 拔罐后，局部皮肤往往会出现紫红色瘀血斑，几天后会慢慢消除，不必担心。

其他疗法

仪器辅助

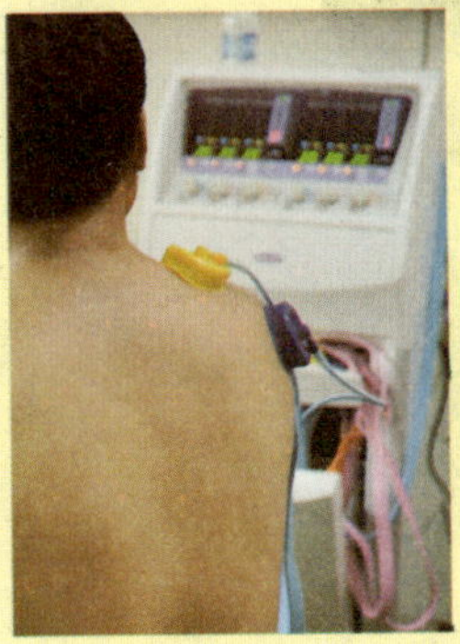

使用红外线、TDP 神灯照射、蜡疗、中频电疗、家用袖珍低频按摩仪（治疗仪）针对上述特效穴位进行治疗。

外敷疗法

可用扶他林软膏、红花油按揉颈部疼痛处，每天 2～3 次，手法不要过重。

采用热水袋、热毛巾局部热敷，能有效缓解疼痛症状。

也可用伤湿止痛膏外贴颈部疼痛处。

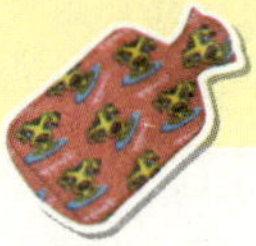

》日常注意

用枕适当

合理调整睡枕高度及软硬度，可参考“颈椎病”中对枕头的介绍。

姿势正确

伏案工作时颈部保持正直，微微前倾，不要扭转、倾斜；工作时间超过 1 小时，应该休息几分钟，做些颈部运动或按摩；不宜头靠在床头或沙发扶手上看书、看电视。

颈部保暖

秋冬季节，最好穿高领衣服；夜间睡眠时应注意防止颈肩部受凉；炎热季节，空调温度不能太低，不要用电风扇和空调直接对着颈部吹。

颈部锻炼

每天抽出一定的时间进行锻炼，尤其注意加强颈肩部肌肉的锻炼，爬山、游泳等运动，对预防落枕的效果较好。

颈源性高血压

——颈部疼痛、血压升高、头晕

》概述

颈源性高血压是指因颈椎劳损、骨质增生、退行性病变、椎体不稳等颈椎病变，引发颈交感神经节或椎动脉血管舒缩功能紊乱，从而使血压升高。其特点是血压升高和降低与颈椎病发作症状同步。

》表现

典型表现为血压升高，除此之外，有的还有颈部疼痛、头痛或头晕等颈椎病症状，也有颈部症状不明显的，此类容易被误诊为原发性高血压。因此，有颈部不适、头晕、头痛等症状，吃降压药效果不好的高血压患者，应先查查颈椎，拍颈椎X片或CT就能发现病变，以排除颈源性高血压的可能。

》家庭对症调养

如果确实是颈椎病变造成的血压波动，一般不用服药物降压，而是在血压监测的同时，积极治疗颈椎。一般来说，颈椎不适得以缓解后，高血压的症状也会逐步得到缓解。

特效穴位

风池、风府、肩井、肩中俞、天宗、曲池、合谷

重点区域

颈部、肩部

按摩法

1 放松颈肌

按揉颈部正中及两侧，反复数次放松颈部关节及周围软组织。

缓解颈肌僵硬

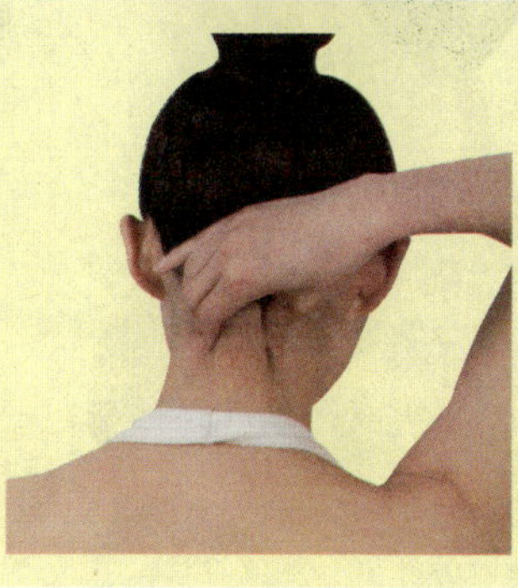

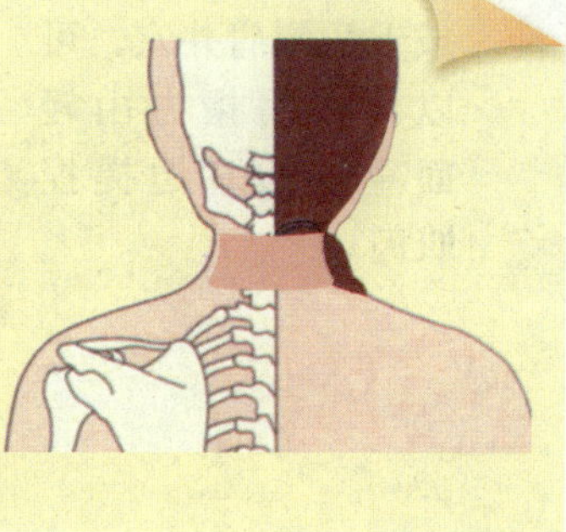

2 拿捏风池

可用双手拇指同时按揉颈部两侧的风池穴，重复20～30次。

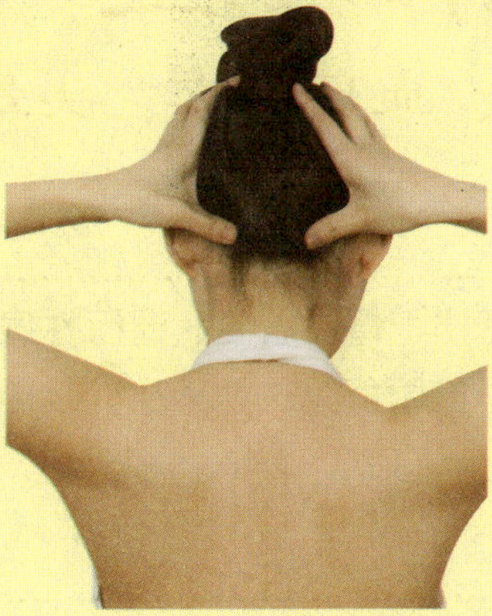

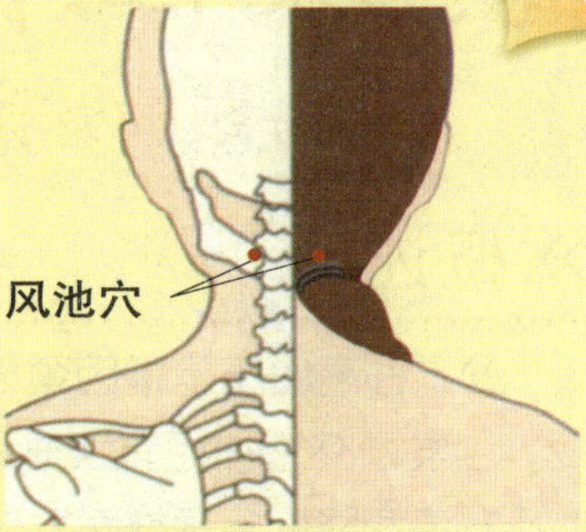

位于项部，枕骨之下，两条大筋外缘陷窝中，与耳垂齐平处，左右各一穴。

3 按揉风府

用拇指按揉风府穴，重复1～2分钟。

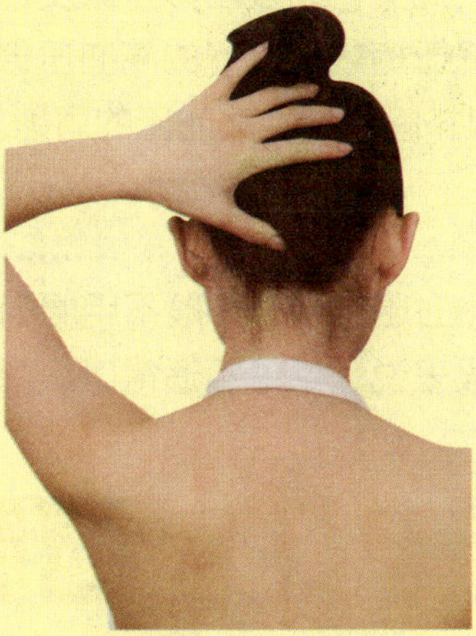

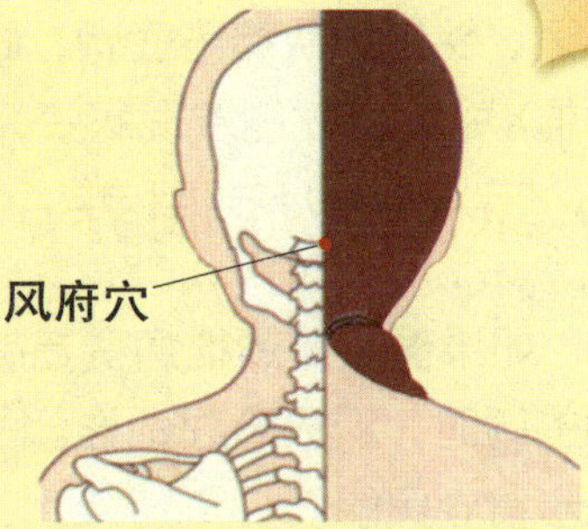

后发际正中直上1寸，枕外隆凸直下凹陷中。

4 点揉肩井

双手中指分别按于两侧肩井穴，可以同时用指力由轻而重地边拿边提捏肌肉。

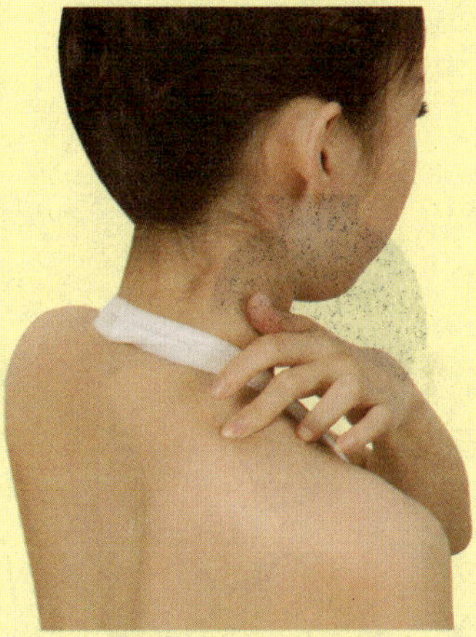

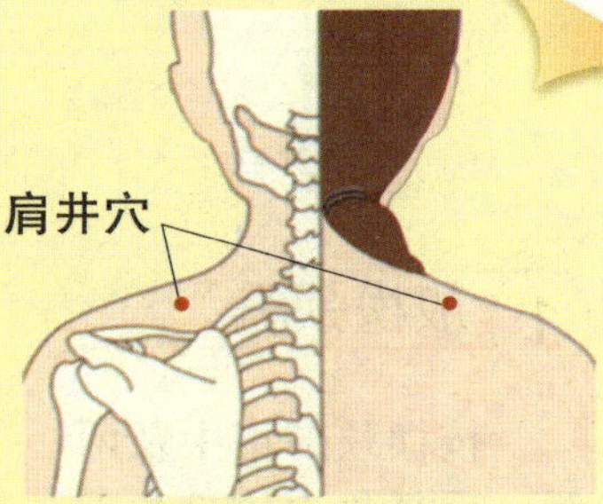

在肩上，大椎穴与肩峰端连线的中点，左右各一穴。

5 按揉肩中俞

请他人（也可用工具辅助）按揉两侧肩中俞穴，重复1～2分钟。

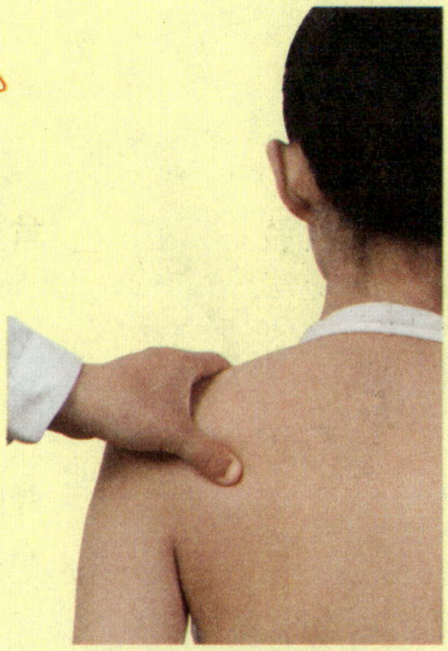

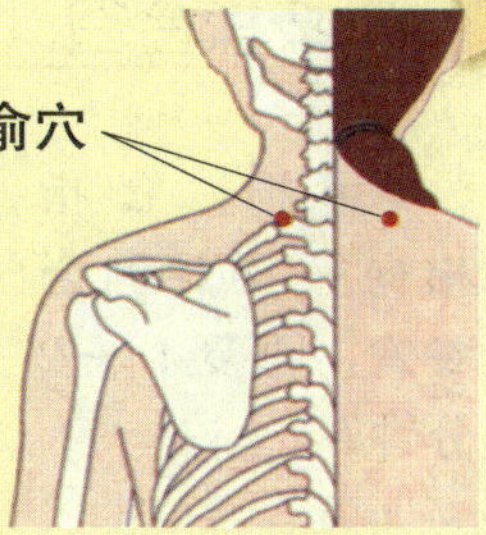

在背部，当第7颈椎棘突下，后正中线旁开2寸，左右各一穴。

6 按揉天宗

请他人（也可用工具辅助）按揉两侧天宗穴，重复1～2分钟。

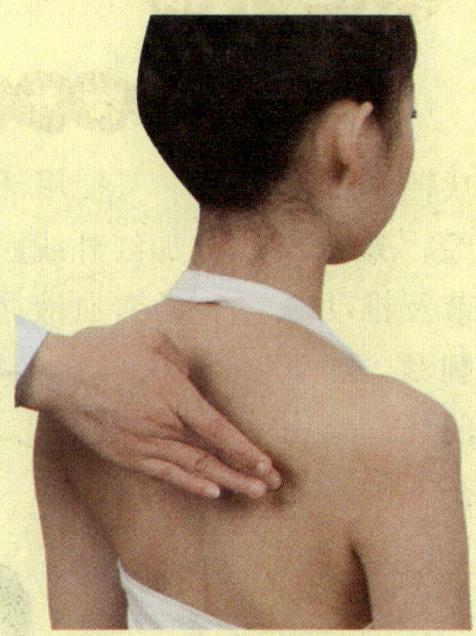

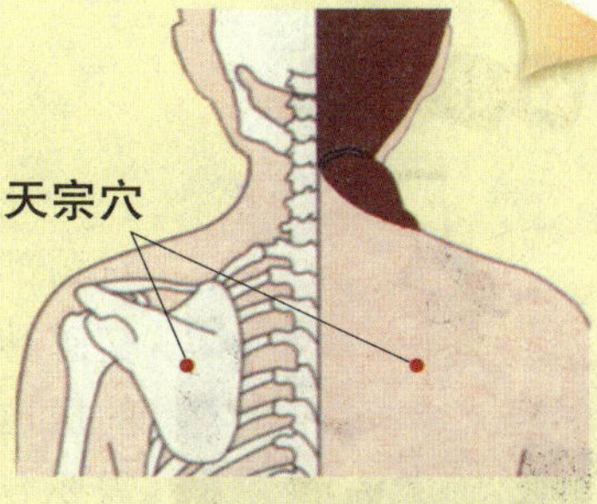

在肩胛部，大致在肩胛骨的正中，冈下窝中央凹陷处，与第4胸椎相平，左右各一穴。

7 按揉曲池

用拇指分别按揉对侧曲池穴，重复1～2分钟。

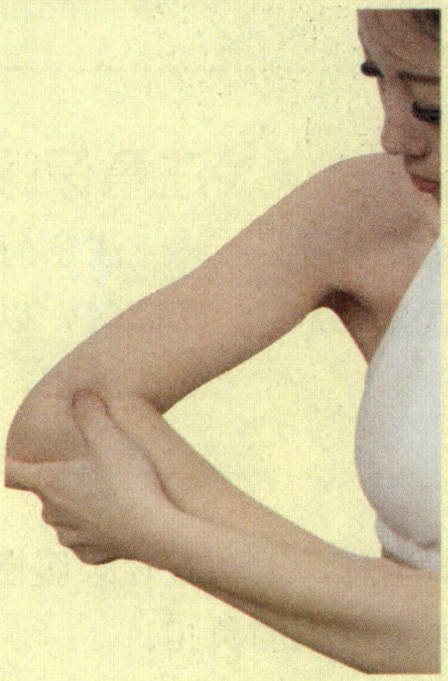

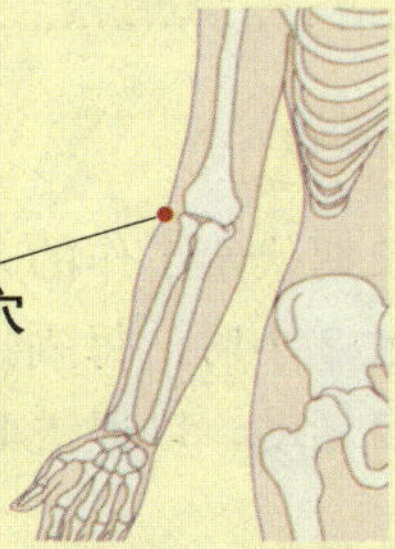

肘横纹外侧端，屈肘，当尺泽穴与肱骨外上髁连线中点，左右各一穴。

8 按揉合谷

用拇、食指相向按揉对侧合谷穴，重复1～2分钟。

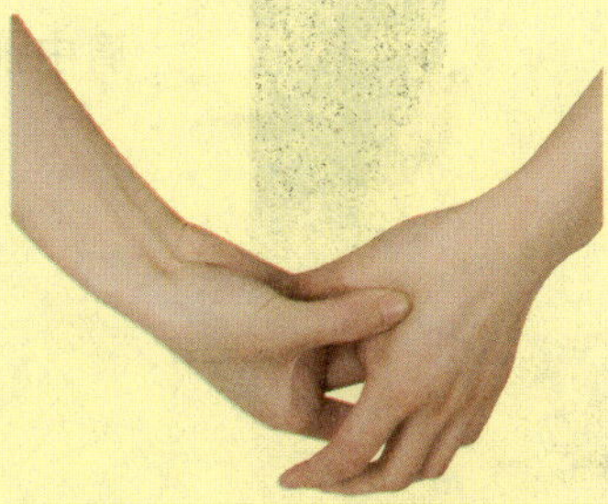

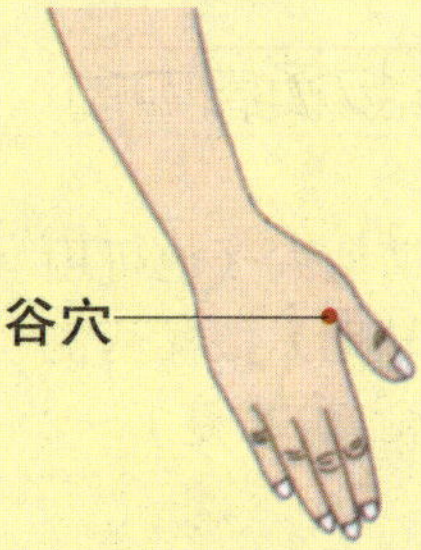

在手背，第1、第2掌骨间，当第2掌骨桡侧的中点处，左右各一穴。

其他疗法

颈部牵引

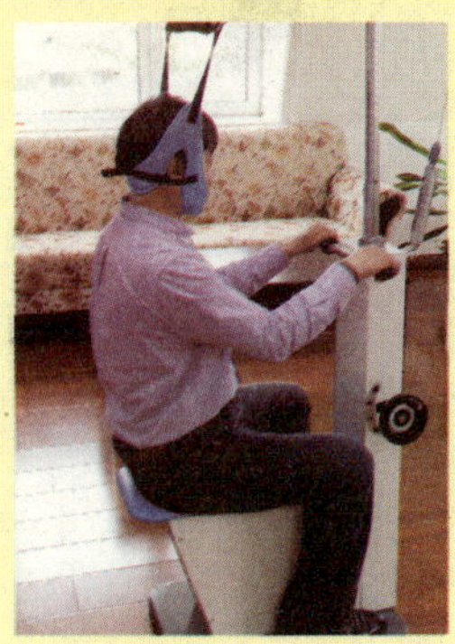

可以减轻颈椎病对颈部神经、脊髓、交感神经节及椎动脉的压迫与刺激。注意需要专业的颈部牵引器具，并在医师指导下进行。

药物外敷＋红外线照射

使用活血化瘀的药物颈部外敷加红外线照射，可以达到解痉止痛、改善血液循环之功效。

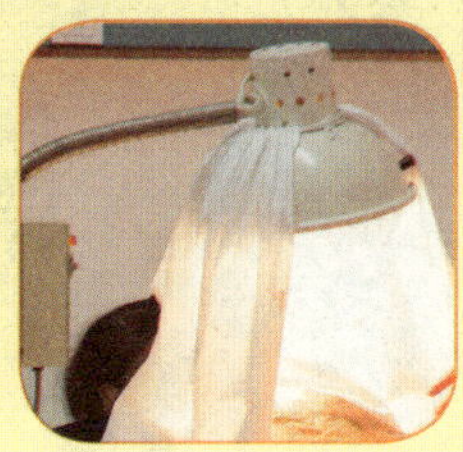

» 日常注意

休息制动

长期伏案工作的人低头伏案工作不能超过2小时，每隔一段时间就要站起来全身活动，以促进血液循环。

注意保暖

注意肩颈部位及后背的保暖、防止受凉等，以防颈椎组织劳损，平日采用低枕睡眠。

适当运动

在颈椎病急性发作期宜局部休息，运动宜轻柔缓慢，幅度要适当控制。平时不要随意剧烈摇甩头部，以避免加重颈椎的负担。

颈源性眩晕

——眩晕发作与颈部转动有关，伴有头枕部疼痛

》概述

颈源性眩晕是临床最常见的一种眩晕症，是由于颈椎错位或椎间盘突出压迫椎动脉使椎动脉管腔变细、血流量减少引起脑供血不足而继发的眩晕症。本病易发生于长期伏案工作者及长时间持续低头手工操作者。

》表现

眩晕反复发作与颈部转动有明显关系，如身体躺下或起来、翻转、左顾右盼、长时间低头等都可引起眩晕发作。一般持续时间较短，数秒至数分钟不等，也有持续较长时间者。多数患者同时伴有头顶痛、后脑及枕部疼痛、肩背部疼痛、手臂疼痛或麻木无力，严重者恶心、呕吐，不敢睁眼，天旋地转甚至猝倒。

》家庭对症调养

特效穴位

风池、风府、肩内俞、肩井、天宗、缺盆、太阳、百会

重点区域

头部、颈部、肩部

按摩法

1 放松颈背部

可以采用㨰法（详细手法解说参见附录P182），充分放松颈部、背部的肌肉。

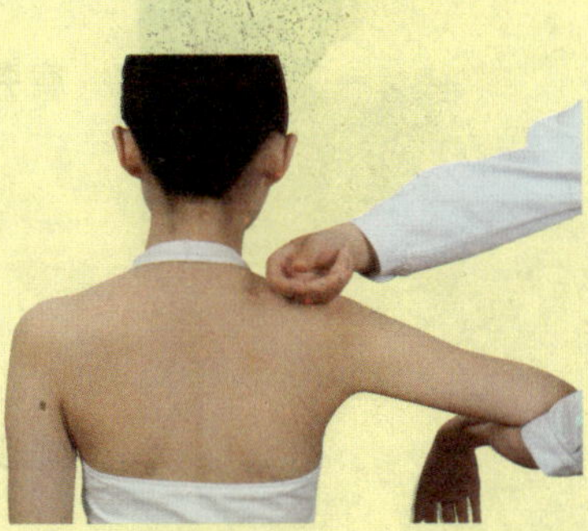

提示：㨰法可以最大程度放松颈肩部，缓解肌肉紧张。

2 按揉风池

将两手拇指指腹放在两侧风池穴处，由轻渐重点压，然后用揉法做顺时针方向轻揉，直至穴位局部感觉酸胀舒适为度。按揉20～30次。

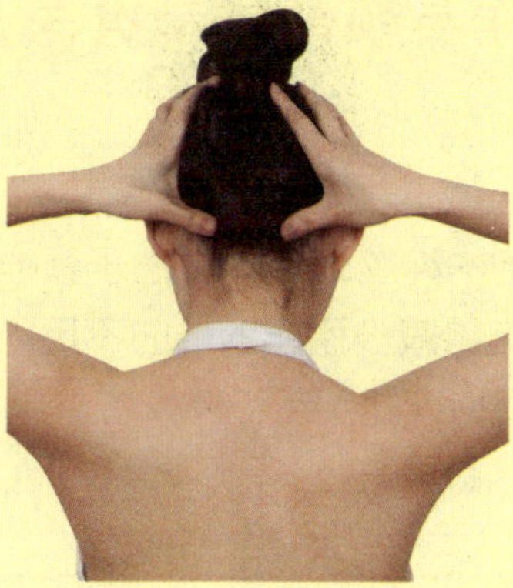

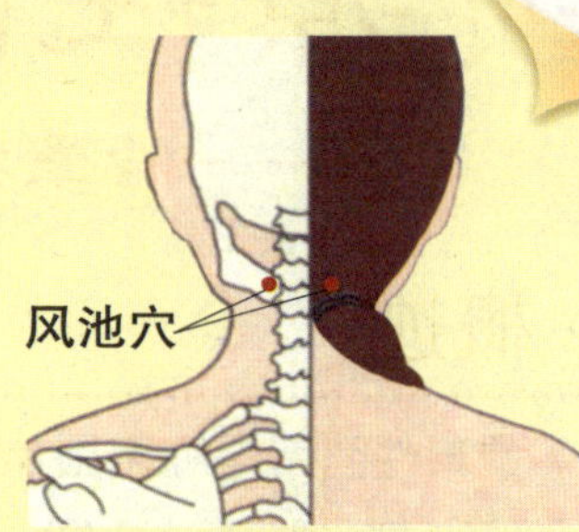

位于项部，枕骨之下，两条大筋外缘陷窝中，与耳垂齐平处，左右各一穴。

3 点揉风府

用拇指点揉风府穴，重复1～2分钟。

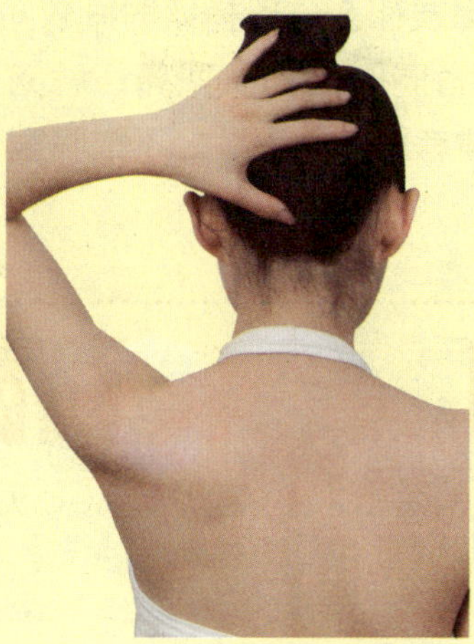

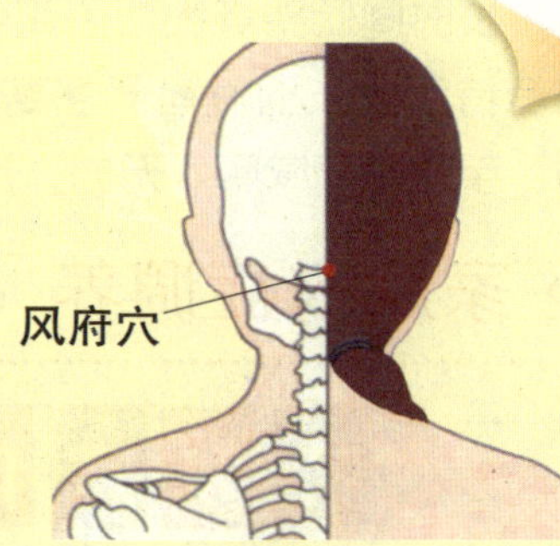

后发际正中直上1寸，枕外隆凸直下凹陷中。

4 拿揉肩井

双手指用指力由轻而重地边拿边提捏肩部肌肉，重点按揉肩井穴，拿揉次数和时间，以肩、颈部肌肉放松为度。

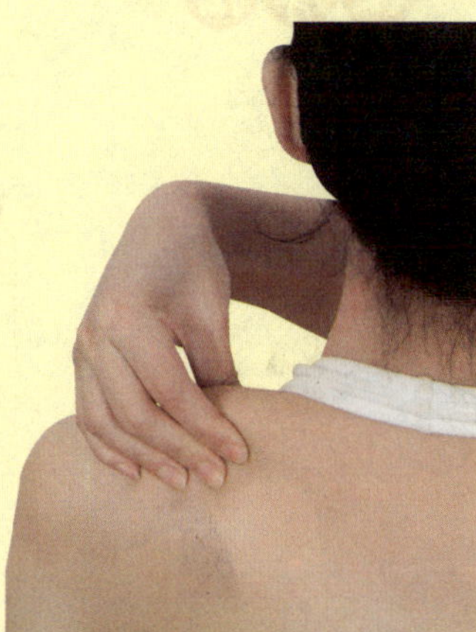

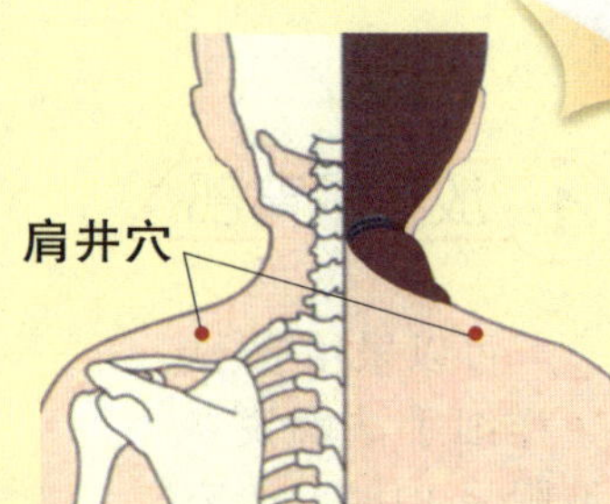

在肩上，大椎穴与肩峰端连线的中点，左右各一穴。

5 按揉肩外俞

请他人（也可用工具辅助）按揉两侧肩外俞穴，力度适中，重复1～2分钟。

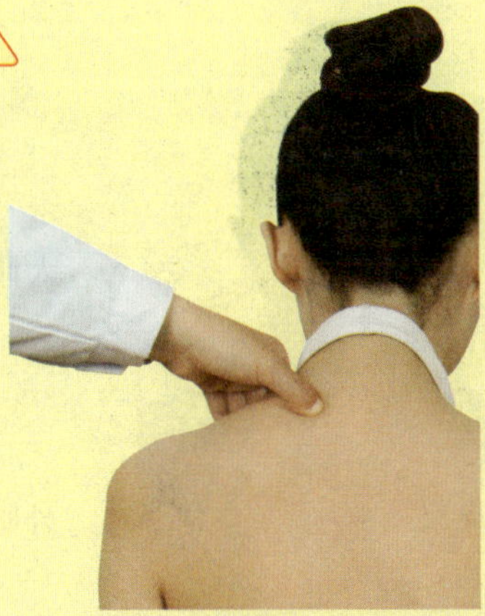

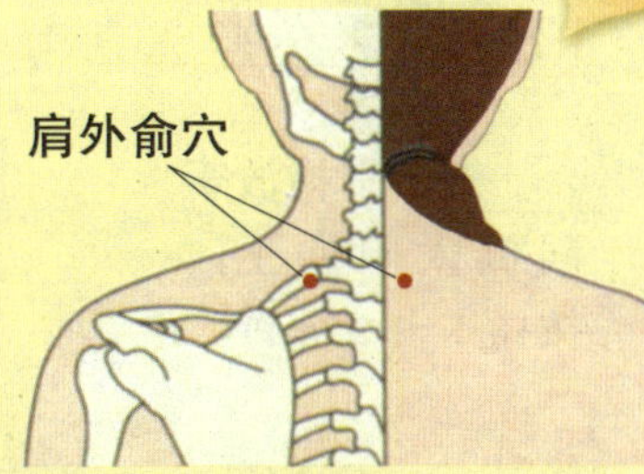

位于背部，当第1胸椎棘突下旁开3寸。

6 按揉天宗

他人辅助（或自己用工具）按揉天宗穴，力度适中，以略感酥麻疼痛为度，重复1～2分钟。

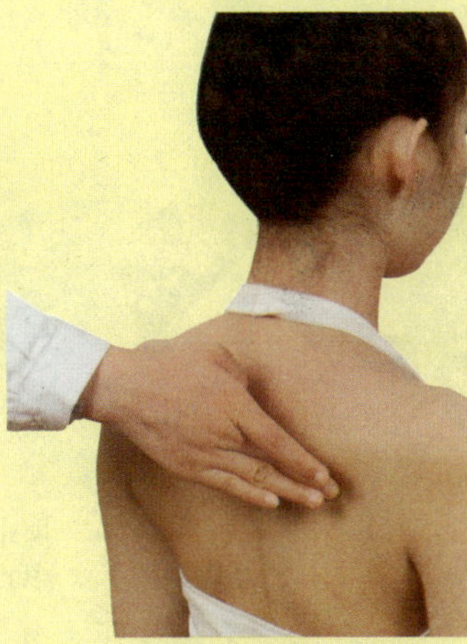

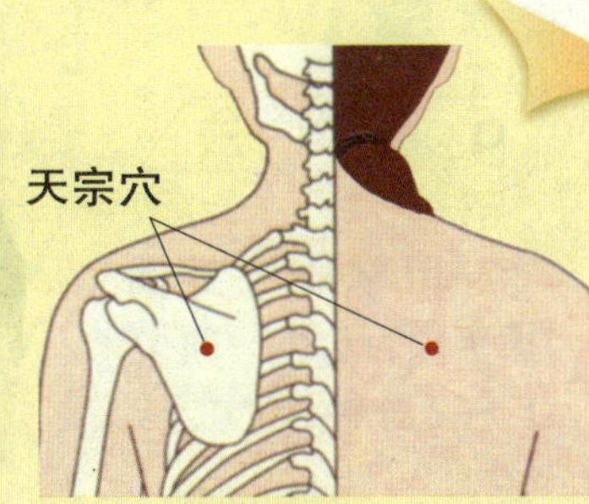

在肩胛部，大致在肩胛骨的正中，冈下窝中央凹陷处，与第4胸椎相平，左右各一穴。

7 按揉缺盆

手置于前方，按揉缺盆穴，重复1～2分钟。也可在拿捏步骤4的穴位同时按揉本穴。

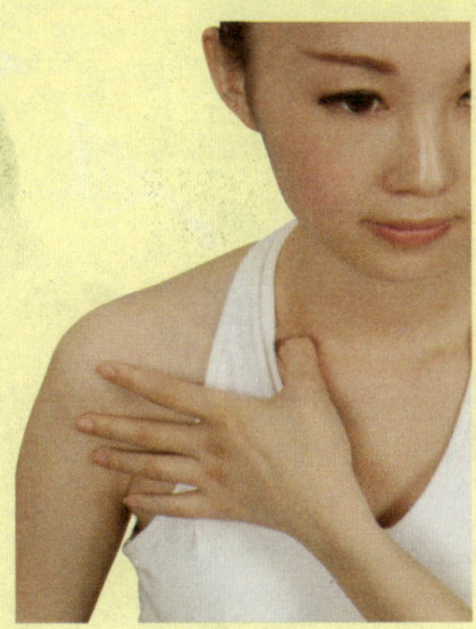

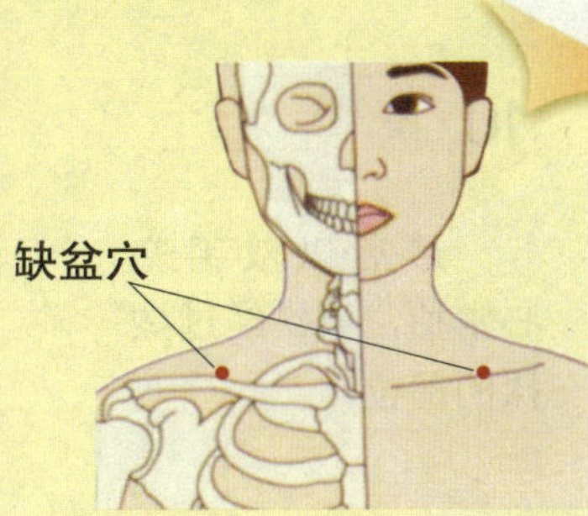

锁骨上窝中央，前正中线旁开4寸，左右各一穴。

8 按揉太阳

双手食指放于同侧太阳穴上，按揉1～2分钟。

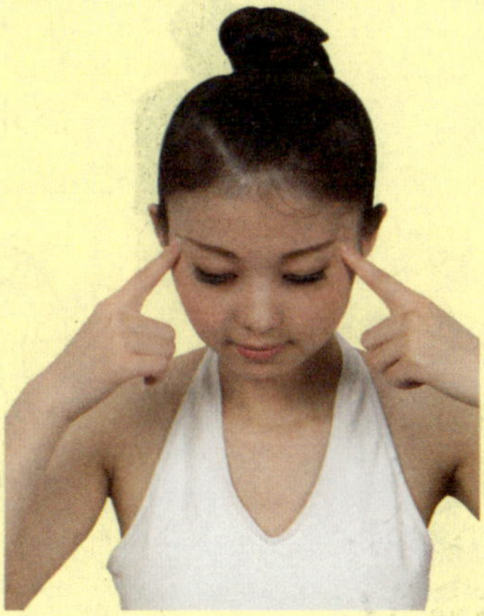

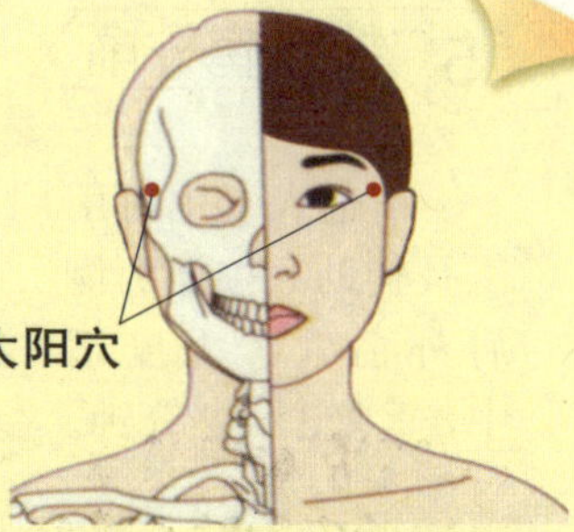

在耳廓前面，前额两侧，外眼角延长线的上方，左右各一穴。

9 掌揉百会

用掌心或指端揉头顶百会穴，重复1～2分钟。

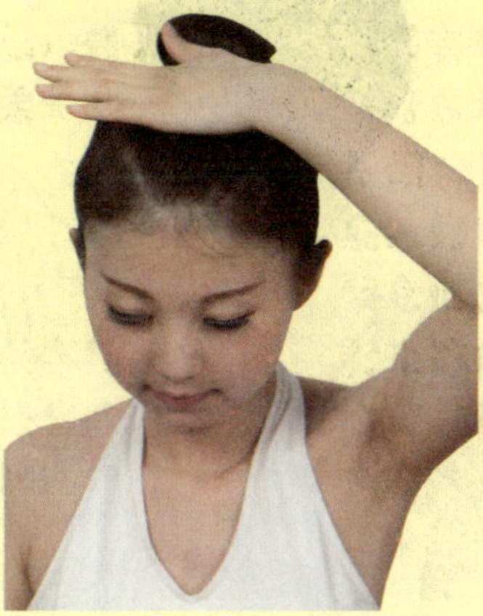

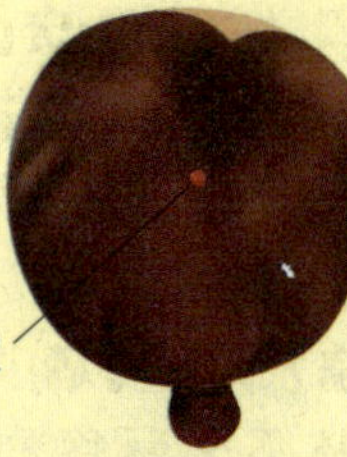

位于人体的头部，头顶正中心，两耳角直上连线中点。

10 放松

最后以双手空心掌拍，放松经过按揉的部位。

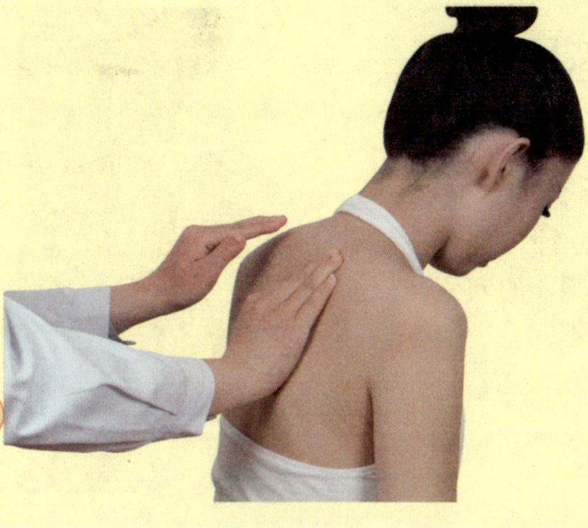

医师提示

1. 按摩手法应刚柔结合，切忌粗暴。

2. 对急性眩晕患者，按摩没有什么帮助。可以待急性期过后，再适当应用按摩方法进行治疗。

其他疗法

物理疗法

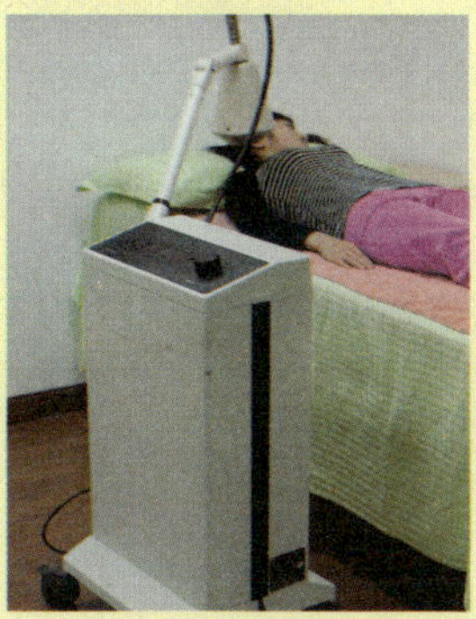

根据条件可选用微波、超短波、蜡疗、中药外敷、磁疗、干扰电疗法等物理疗法，这些疗法对改善局部血液循环、缓解肌肉痉挛、改善临床症状有较好疗效。

药物治疗

颈源性眩晕急性期可以适当使用血管扩张剂以缓解头部供血不足。

日常注意

定时休息 + 适度活动

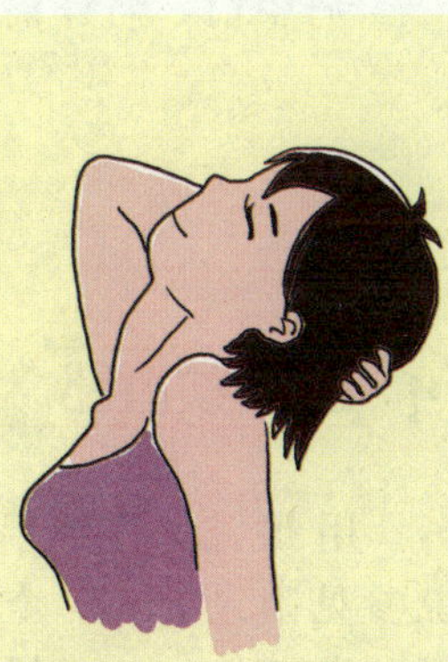

长时间低头将破坏颈椎生理曲度，导致颈椎生理曲度反张，故工作中宜定时休息并进行适度活动，活动方法可参见本书 P56 ～ P59 超简单颈部保健操。但是，已经出现颈椎生物力学结构失稳的患者，不应进行例如摇头、颈前伸、左右晃动、低头等剧烈运动。颈椎骨结核、骨肿瘤、骨折患者等特殊疾病患者禁止进行颈部锻炼。

改变不良卧位

枕头不能过高或过低。睡眠时，除头部着枕外，应使肩部上部也着枕。

颈肩部肌筋膜炎

——肩背部酸痛不适，肌肉僵硬板滞或有重压感

》概述

颈肩部肌筋膜炎又称颈肩肌纤维织炎、颈肌筋膜疼痛综合征，是由多种因素导致颈部筋膜、肌肉、肌腱、韧带等软组织非特异性的无菌性炎症。

注意！以下人群易出现颈肩部肌筋膜炎。

本病好发于长时间案头工作，较少活动的伏案工作者。

长期处于单一的特定姿势者，如修车人员。

肩部持续性负重、过度劳累者，如挑夫。

》表现

日常肩背部酸痛不适，向一侧或两侧肩部与肩胛之间放射，肌肉僵硬板滞或有重压感，运动受限及软弱无力。晨起或天气变化及受凉后症状加重，活动后则疼痛减轻，常反复发作。急性发作时，局部肌肉紧张、痉挛，项背部活动受限。

》家庭对症调养

特效穴位

肩中俞、肩外俞、肩井

重点区域

足太阳膀胱经、督脉

按摩法

1 擦压颈背部

用㨰法（详细手法解说参见附录P182）全面施于颈背部3～5分钟，用力要均匀。

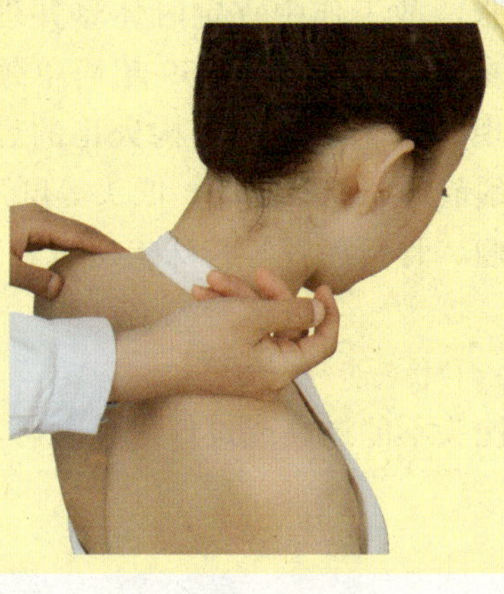

全面放松
颈背部肌肉

2 按揉肩中俞

请他人（也可用工具辅助）按揉颈背部肩中俞穴，用力均匀，3～5分钟。

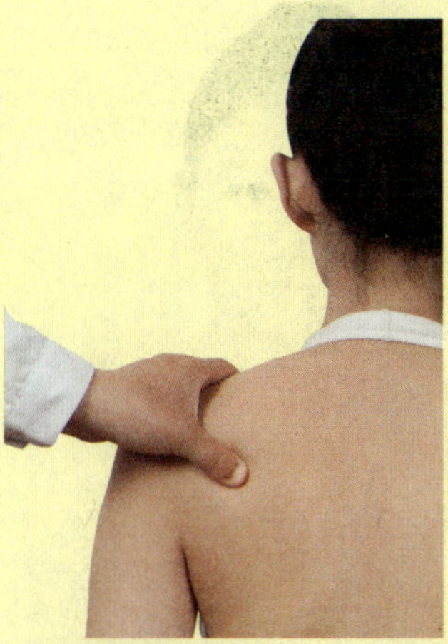

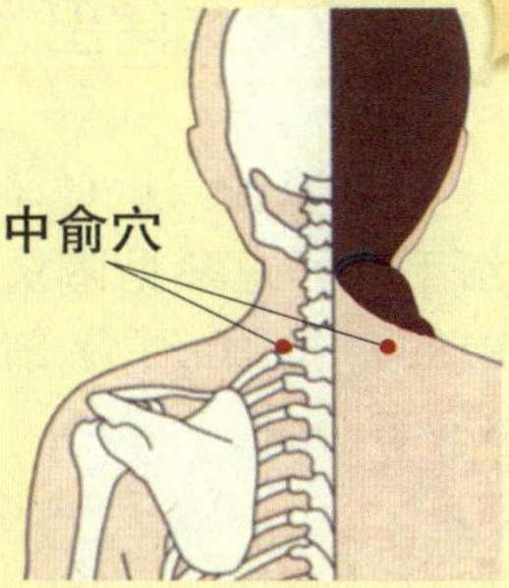

在背部，当第7颈椎棘突下，后正中线旁开2寸，左右各一穴。

3 按揉肩外俞

请他人（也可用工具辅助）按揉颈背部肩外俞穴，用力均匀，3～5分钟。

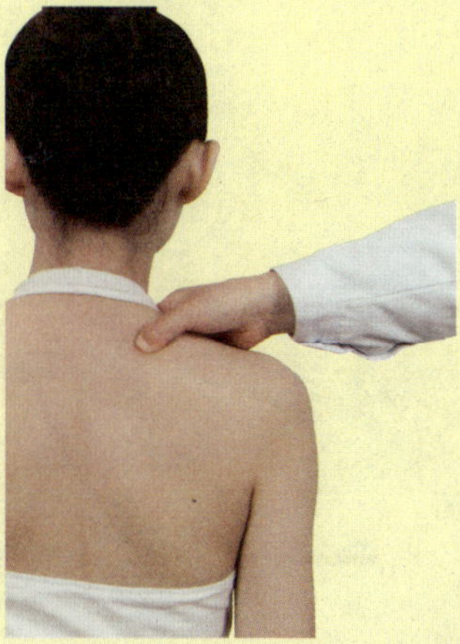

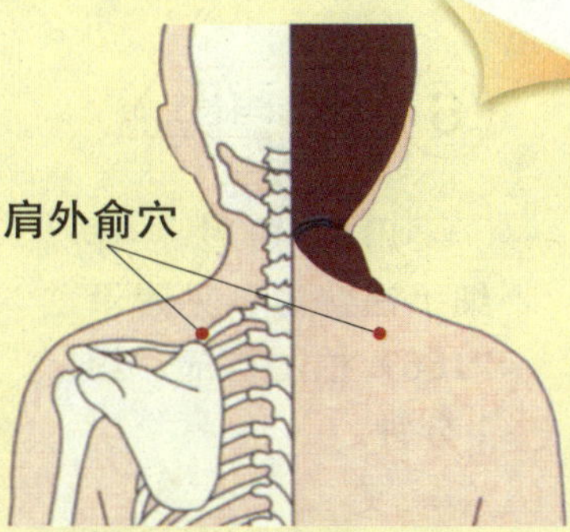

在背部，当第1胸椎棘突下，后正中线旁开3寸，左右各一穴。

4 拨痛点

用拨法（详细手法解说参见附录P185）拨颈背部痛性结节或压痛点，约3分钟。

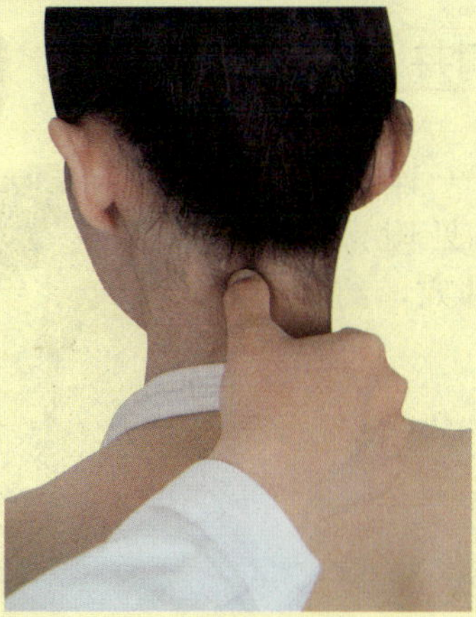

5 按揉颈背部

用掌揉法（详细手法解说参见附录P189）按揉颈背部3～5分钟。

理气、活血

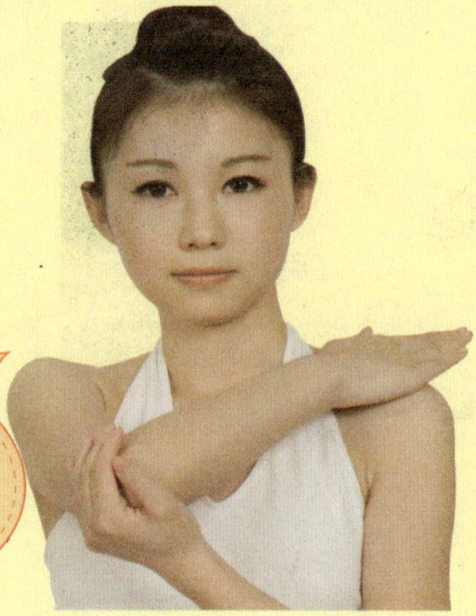

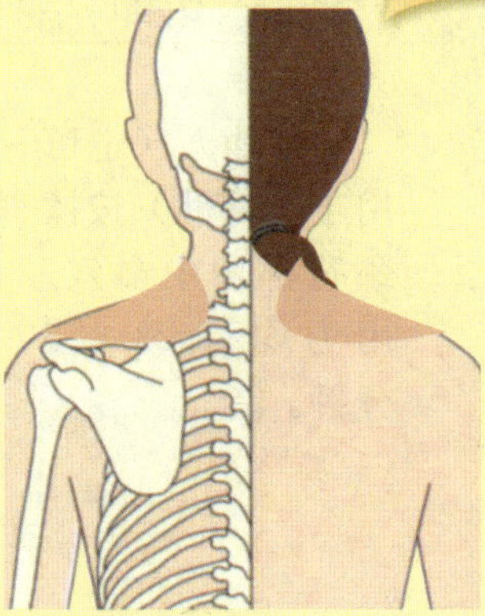

6 拍击背部

用掌拍法（详细手法解说参见附录P186）拍击背部，约1分钟。

改善背部血液循环

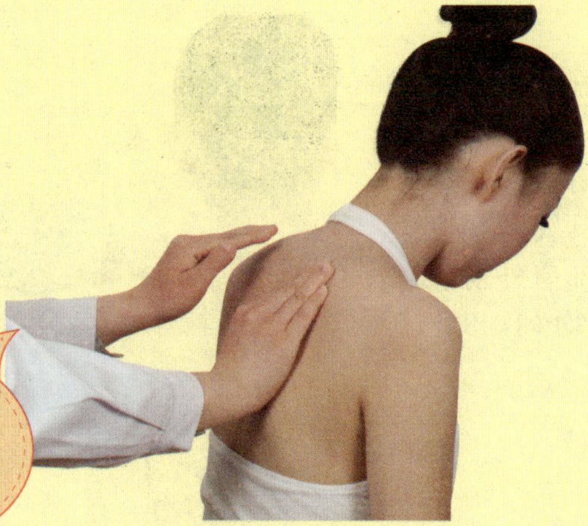

7 拿捏肩井

用拿法（详细手法解说参见附录P185）拿肩井穴，约1分钟。

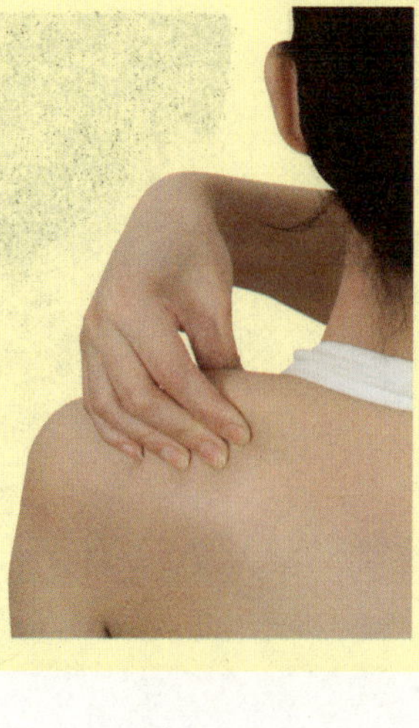

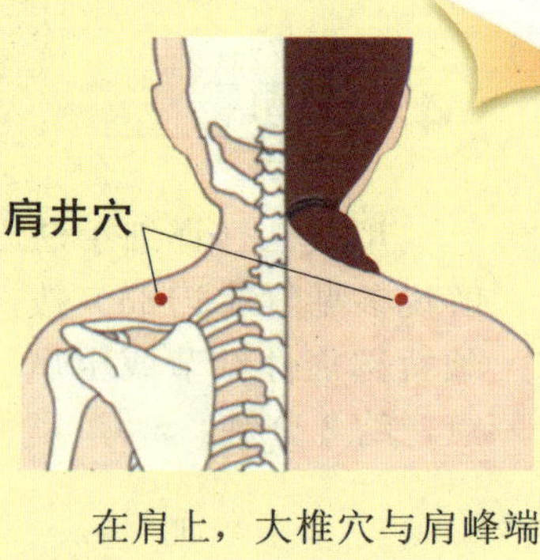

在肩上，大椎穴与肩峰端连线的中点，左右各一穴。

刮痧法

1. 用面刮法刮拭颈、背部两侧足太阳膀胱经。

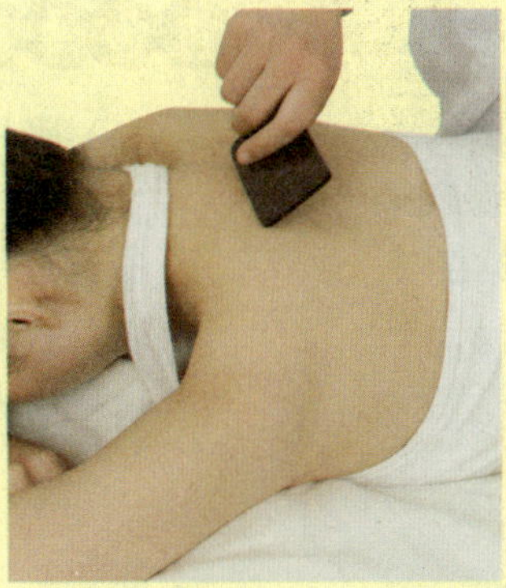

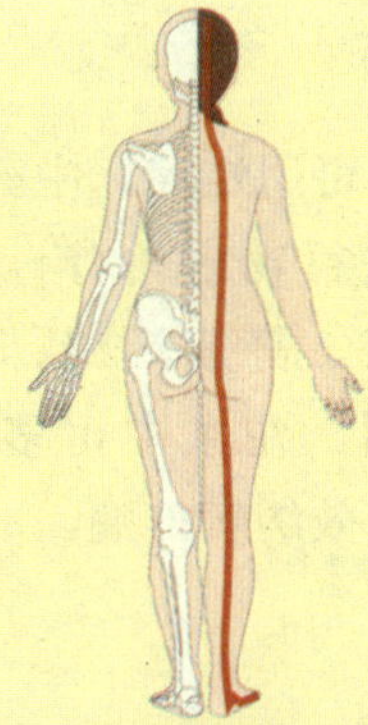

足太阳膀胱经

2. 用面刮法刮拭背部督脉。

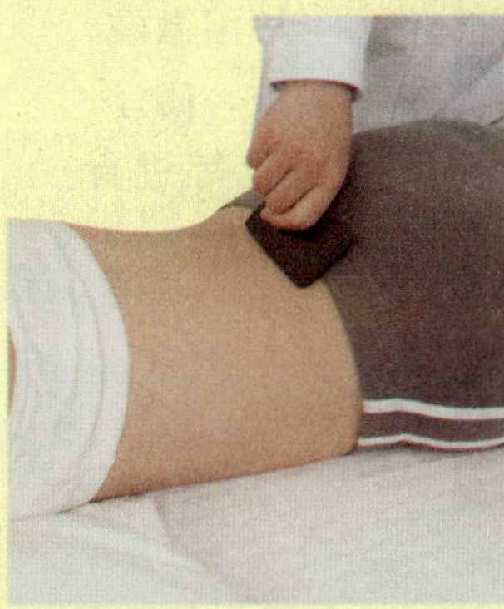

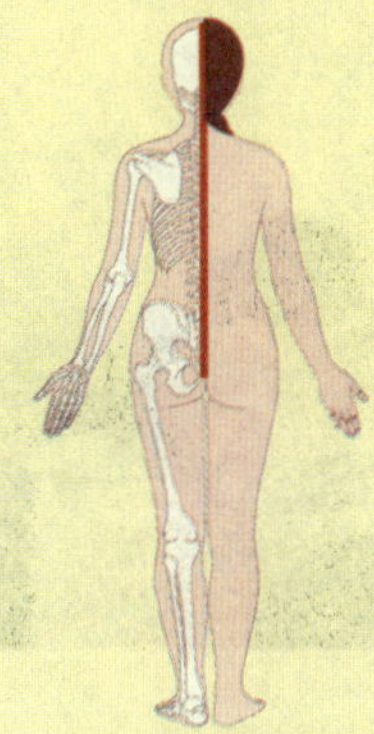

背部督脉

3. 用面刮法刮拭背部和肩胛部，重点刮拭痛处。

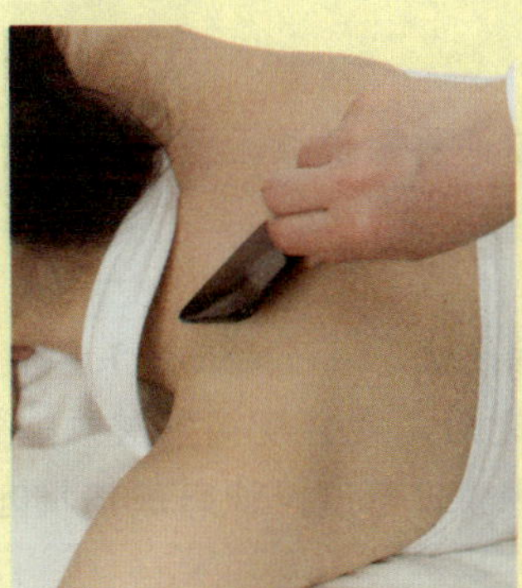

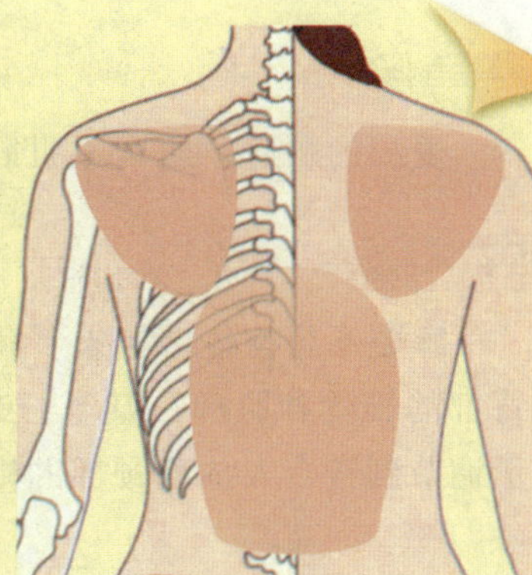

医师提示 依病情可每 2 天 1 次，10 天为 1 个疗程。

其他疗法

热敷

可用蜡疗、中药热敷、熏蒸法进行物理治疗，能起到活血化瘀、舒筋活络、消肿散结的作用。在家中可多泡热水澡，能有效缓解疼痛。

药物治疗

服用舒筋活血类中药和维生素E、维生素B_1等，或用扶他林软膏等药物按摩以缓解疼痛，这些方法对颈肩部肌筋膜炎疗效较好。

理疗

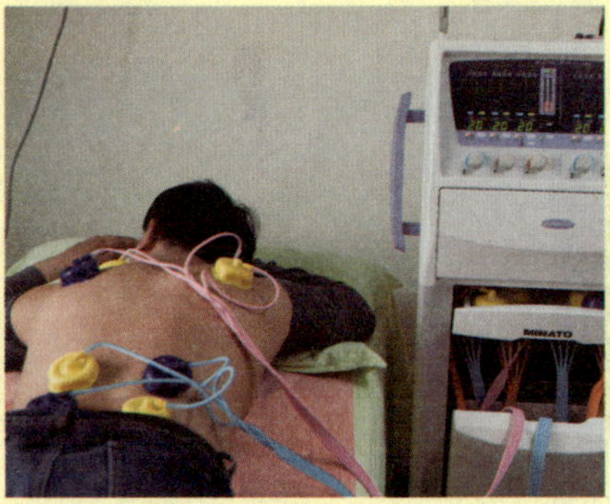

可用微波、超短波、磁疗、中频电等进行物理治疗。

日常注意

注意保暖

受损的颈肩、肌肉或肌筋膜，喜热怕凉，一定要注意局部保暖。

舒适睡姿、枕头适宜

睡姿不当往往会招来“肩痛之忧”。过高的枕头会潜移默化地刺激到肩、颈、背部的椎骨和肌肉，甚至一夜之后，就会变得肩酸颈痛。将枕头的高度和位置尽量调节到符合人体肩颈部的椎骨生理弯度，让肩颈部肌肉放松。

坐姿正确，适当锻炼

要保持正确坐位，不要长时间单手提重物；经常做颈部保健操，避免颈部受伤。

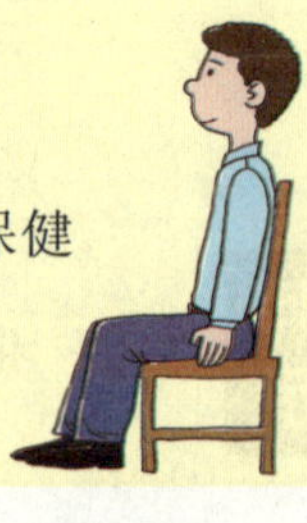

医师指导

按摩并非越痛越有效

按摩正常的感觉是有一定的酸胀感，如果出现刺痛或疼痛到难以忍受甚至大叫出来，都是不正常的，极有可能已经造成软组织的挫伤以及皮下出血，也许当时看不到症状，第二天症状就会显示出来。

不少上班族颈部酸痛后，会选择去诊所或按摩机构进行按摩。笔者在此郑重告知：不正规的按摩可产生十分严重的后果，尤其是所谓的放松按摩。在经过卫生部门审批的医疗机构里，按摩属于中医科的治疗项目。患者筋骨方面出现了问题，首先要经过医生的诊断，配合照 X 线片或者 CT 确定发病部位后才会加以按摩治疗，正规医生不会在没有精确诊断的情况下就胡乱为患者按摩。

按摩怎样做最有效呢？

概括起来，按摩手法要求持久、有力、均匀、柔和，从而达到“深透”，这是达到按摩效果的关键。

持久：保持足够时间内手法动作和力量的连贯，以保证手法对人体的足够刺激，达到调整内脏功能、改变病理状态的作用。

有力：手法必须具有一定的力量，才能起到很好的治疗效果。而手法的力量大小需根据个人的体质、病情及治疗操作部位等不同情况来确定。

均匀：手法动作幅度、速度、力量等都必须保持相对的一致，幅度不可忽大忽小，速度不可忽快忽慢，用力不可忽轻忽重，应使手法操作既平稳而又有节奏。

柔和：手法动作应轻柔缓和，手法变换自然、协调，轻而不浮，重而不滞，切不可生硬粗暴或用蛮劲。

深透：指手法产生的刺激不仅作用于体表，还要使效应转之于内，达到深处的筋脉骨肉，甚至脏腑。

超简单颈部保健操

注意事项：

1.胸背不动，控制节奏，不要太快。

2.屈伸范围以颈部不疼痛为原则。

3.眼睛可以闭上。

4.动作可以两侧交替进行。

5.颈椎病患者应尽量避免做头部快速、大角度的旋转动作。

6.锻炼不必过频，速度宜慢，活动幅度尽量做到位，方可达到锻炼的目的。

A 前屈后伸

（步骤1～步骤3）

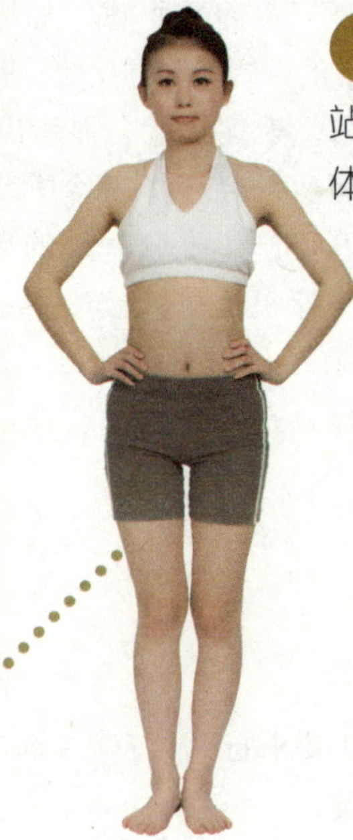

1 站立，双手于身体两侧叉腰。

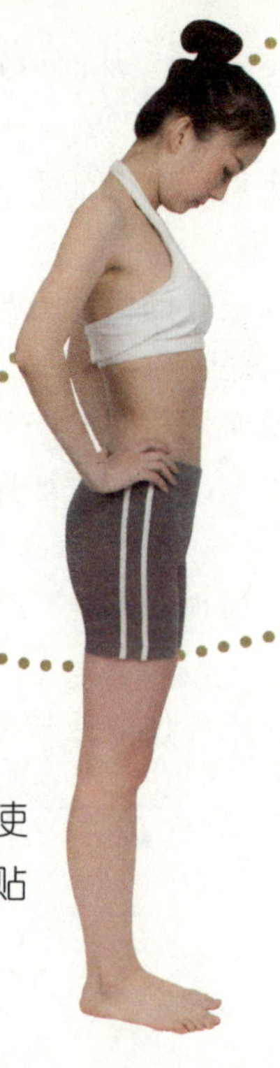

2 慢慢低头，使下颌部尽量贴近胸部。

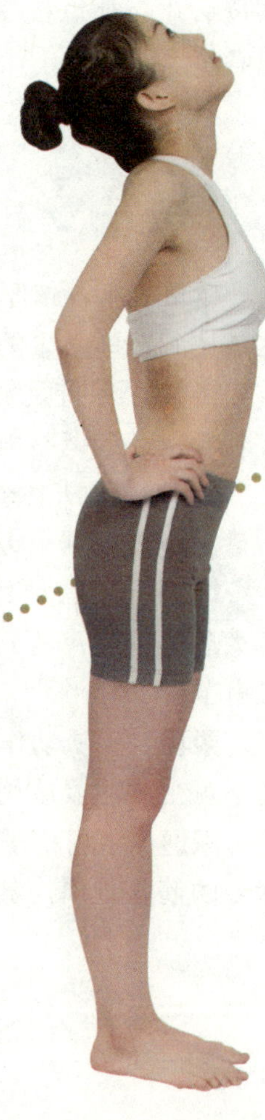

3 慢慢仰头，看天，重复2次。

B 左右转头

（步骤4、步骤5）

4

站立，双手置于背后相握，头先向左侧转，将下颌部尽力贴近肩部，使颈部尽量侧转。

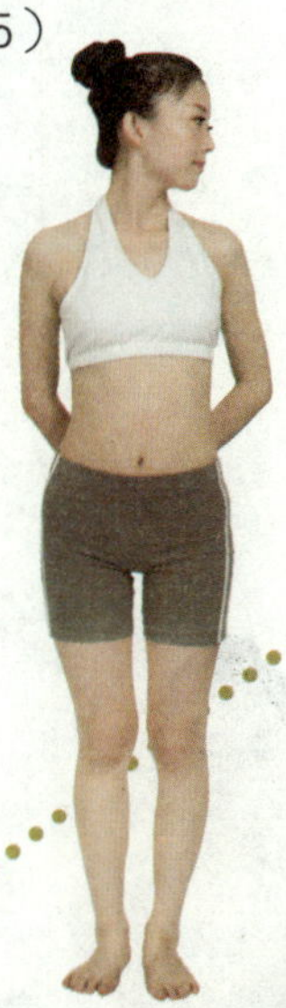

5

慢慢还原回正，换另一侧做同样练习，重复2次。

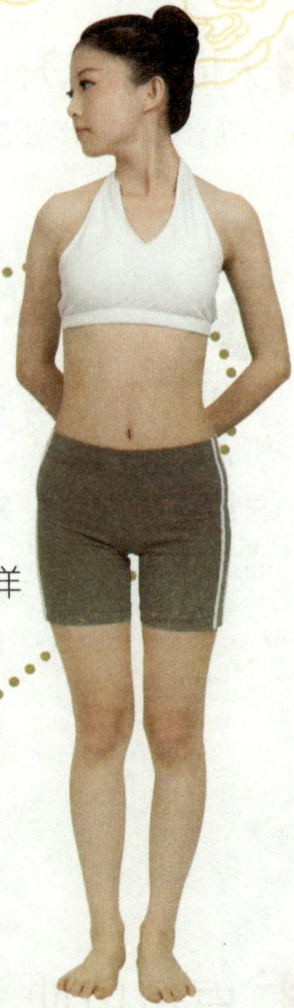

C 左右侧屈

（步骤6、步骤7）

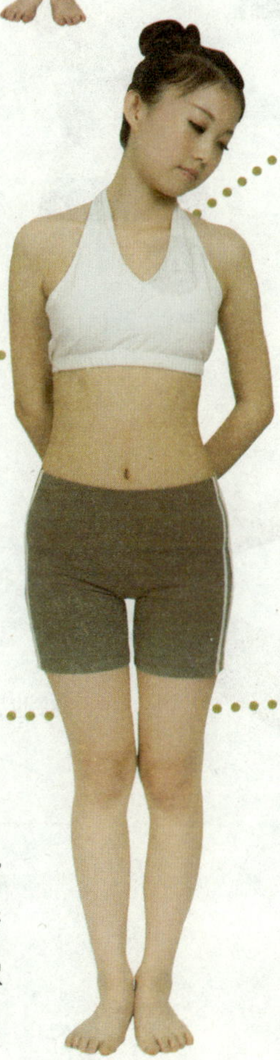

6

站立，双手置于背后，慢慢向左侧弯屈颈部，让耳垂尽量触及肩峰。

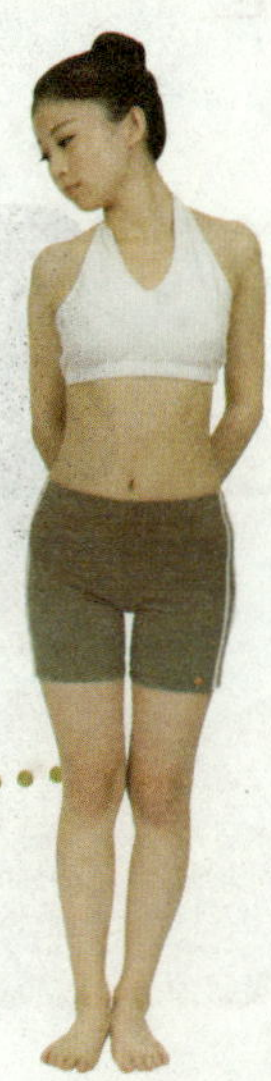

7

还原回正，换另一侧做同样练习，重复2次。

你也可以这样做

双手置于背后或于体后抱颈。

D 拍打肩井

（步骤8、步骤9）

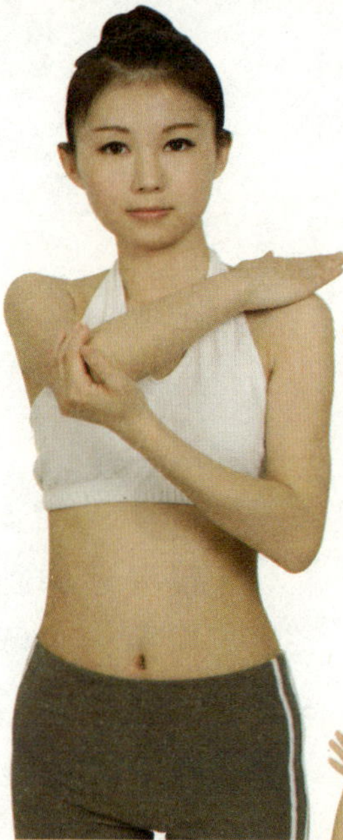

8

左手托住右手肘部，用右手掌心匀速拍打肩井穴，共拍打36次。

注意事项

肩井穴在肩上，大椎穴与肩峰端连线的中点，左右各一穴。

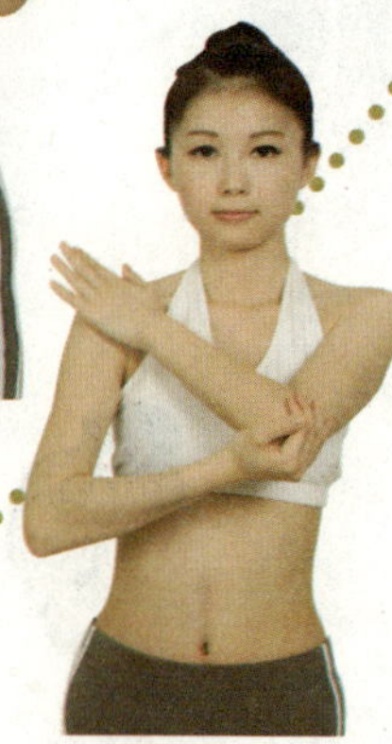

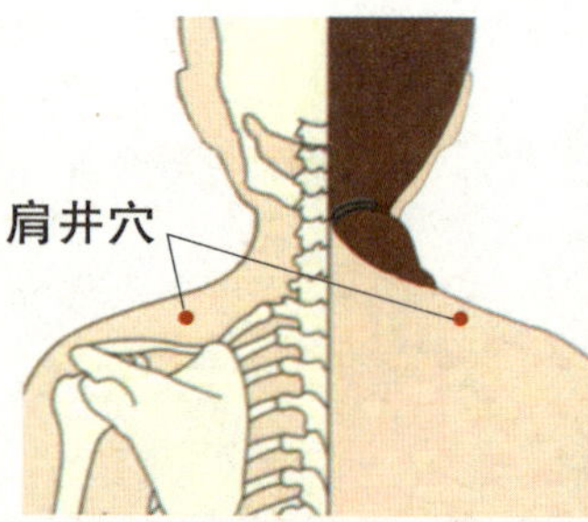

9

换另一侧做同样练习。

E 点按风池

（步骤10）

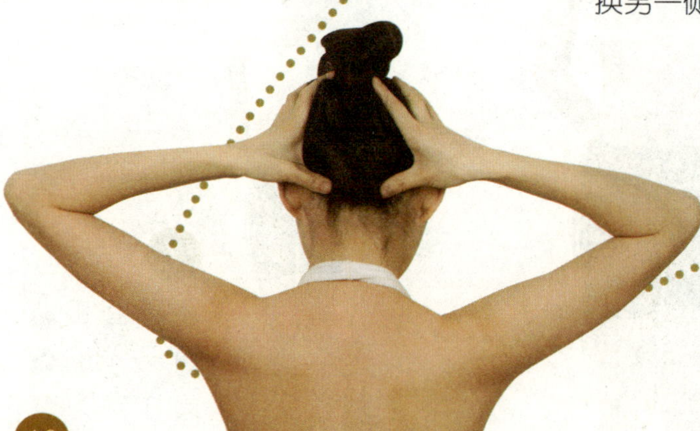

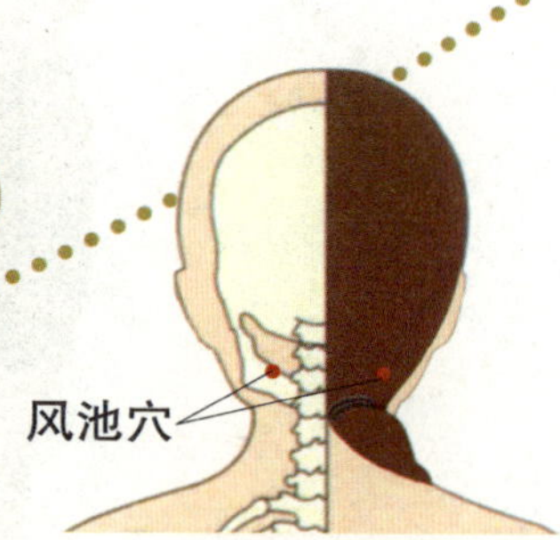

10

双手拇指分别按在同侧风池穴上，其余手指放于头的两侧。拇指由轻到重地按揉20～30次，以局部有酸胀感为佳。

注意事项

位于项部，枕骨之下，两条大筋外缘陷窝中，与耳垂齐平处，左右各一穴。

F 拿捏颈肌

（步骤11、步骤12）

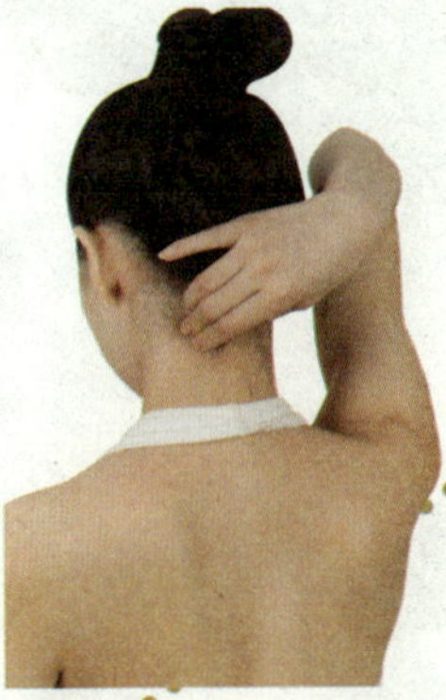

11

直立，稍低头，将右手上举置于颈后，拇指放置于同侧颈外侧，其余四指放在颈肌对侧。

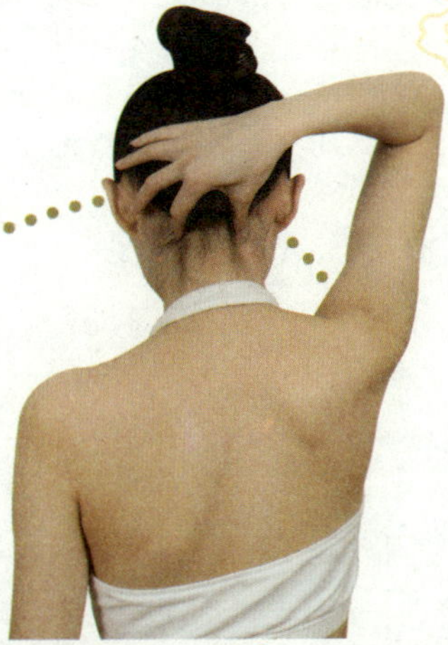

12

从风池穴开始，双手用力对合，将颈肌向上提起后放松，向下拿捏至大椎穴，重复20～30次。

G 上看上指

（步骤13、步骤14）

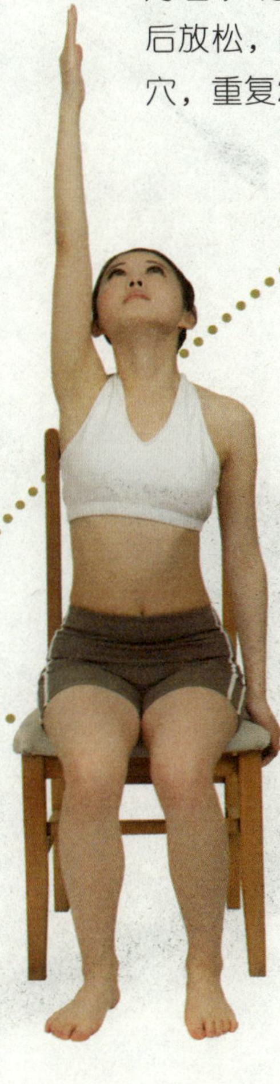

13

坐在椅子上，举起右臂，手指指向天花板，颈部慢慢后仰，眼睛看向天花板，保持几秒钟，然后放松手臂和颈部。

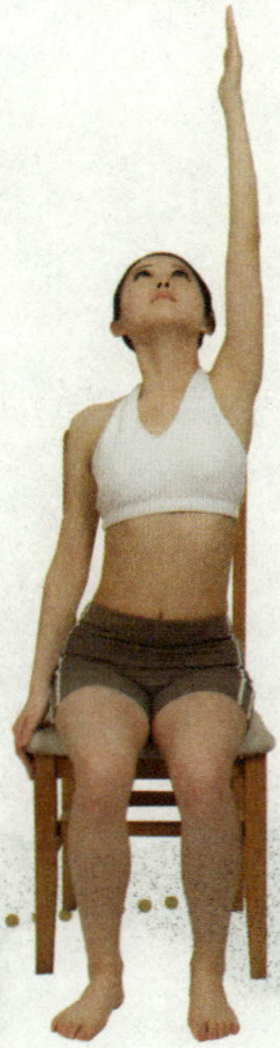

14

再换另一侧做同样练习，每侧做5次。

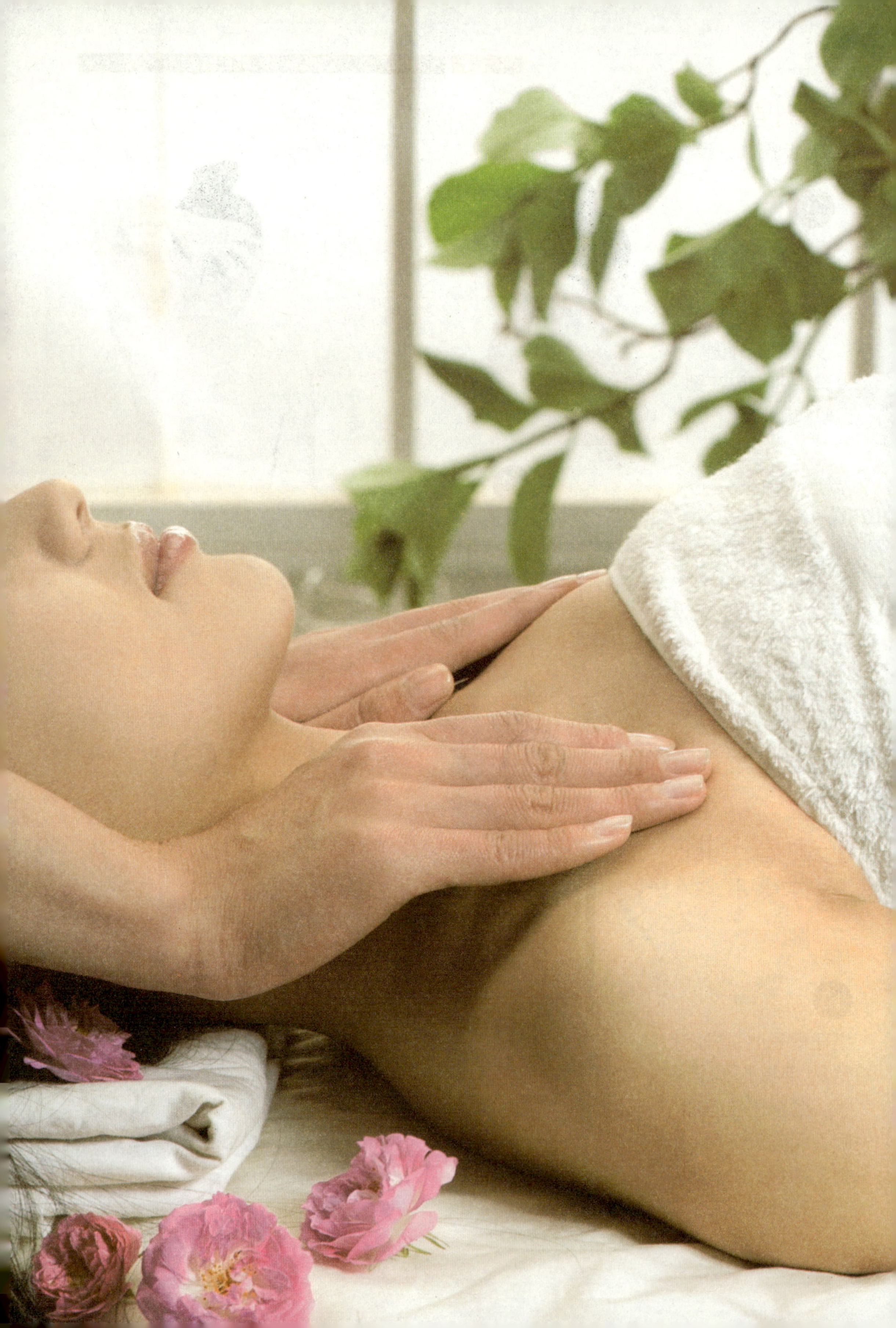

第3章

照料肩部，告别“不举”烦恼

◎科学认识肩部

◎十个办公族八个肩部疼痛

◎肩部疼痛常见病症养护

◎超简单肩部保健操

科学认识肩部

肩部不适，耸耸肩、举举胳膊仿佛会舒服些，这是为什么呢？了解了肩部的结构，自然会找到答案。

肩部是由三块骨头+四大关节+肩部肌肉组成，它是上肢运动的基础，能最大限度地发挥手的功能，满足日常洗脸、梳头、吃饭等需要。

肩部的三块骨头分别是肩胛骨、锁骨和肱骨。肩胛骨是肩部最大的骨头，它是手臂的“托盘”；肱骨是手臂的骨头；锁骨是将胸骨和肩胛骨连接起来以支撑肩膀。

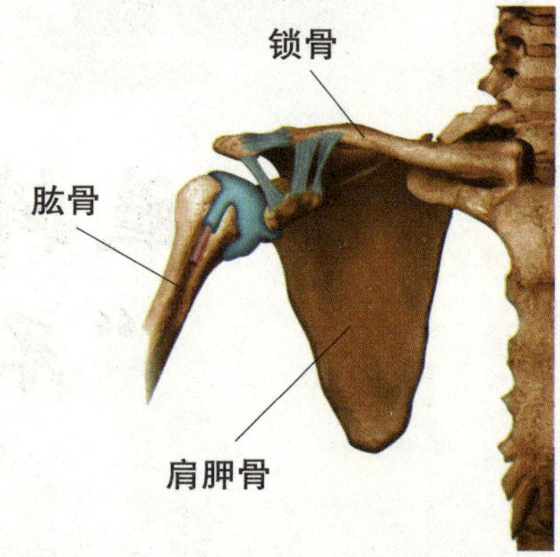

肩部主要由四大关节组成，分别是肩肱关节、肩锁关节、胸锁关节和肩胛胸壁关节，它们都由关节囊、韧带和肌肉相互连接而构成。这几大关节呵护着肩部，让人体可以灵活运动。

肩关节周围有大量肌肉，可分为外肌（外侧肌肉）+内肌（内侧肌肉）。常见的有三角肌、斜方肌、冈上肌、冈下肌、大圆肌、小圆肌等。其中，三角肌分为前、中、后三束，是肩部最明显的一块肌肉。这些肌肉对维护肩关节的稳固性有重要意义。

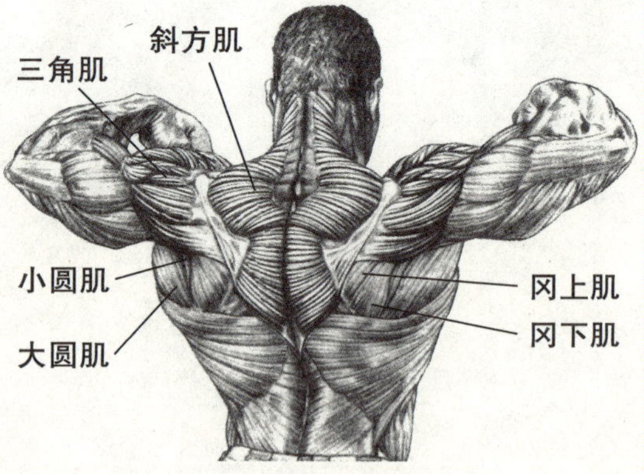

十个办公族八个肩部疼痛

办公族经常会受到“肩膀疼痛”的困扰。肩痛的概念很宽泛，包括肩关节及其周围的肌肉筋骨疼痛。细分下来，肩后部疼痛往往连及胛背，称肩背痛；肩痛影响上臂甚至肘手部位的，称肩臂痛。因上述疼痛均以肩痛为主要临床表现，其他部位的疼痛是由于肩痛而引起，故可统称为肩痛。

除了办公族，以下人群也是肩部疼痛的常见人群：

长时间案头工作，较少活动的伏案工作者。

长期处于单一的特定姿势者，如修车人员、高尔夫球手等。

肩部持续性负重、过度劳累者，如挑夫等。

》为什么肩部会产生疼痛？

原因一：肩部姿势长期不正确

生活习惯或职业性体位等原因，如：长期伏案者、上肢应用较多的运动员（如高尔夫球手），使部分软组织长时间处于牵拉状态，被牵拉组织内的血管长期处于半通畅而形成的组织缺氧状态，使血管的通透性发生变化，血细胞渗出、组织变性、纤维间质增多，导致软组织发生病变，从而引起肩痛的症状。

原因二：肩部肌肉损伤

由于急性牵拉、摔跤、撞击或长期的慢性劳损，造成肩部组织的受伤，产生肩关节疼痛，如肩袖损伤等。

原因三：风寒湿因素

经常接触风寒湿可降低身体对疼痛的耐受力，使肌肉痉挛、小血管收缩、淋巴回流减慢、软组织血液循环发生障碍，产生无菌性炎症，从而产生肩痛。尤其是软组织病变严重的患者，有时吹了穿堂风、坐在凉的凳子上时间长一些就会犯病。

肩周炎

——肩部呈阵发性疼痛，气候变化或劳累后加重

概述

肩周炎是指肩关节及其周围的肌腱、韧带、腱鞘、滑囊等软组织的急、慢性损伤，或退行性改变，致局部产生无菌性炎症，从而引起以肩部疼痛和运动功能障碍为主要症状的一种疾病。本病又名“五十肩”、“冻结肩”、“漏肩风”等，病程迁延，时间较长，但有时有自愈倾向。

表现

本病初起时肩部呈阵发性疼痛，多数为慢性发作，以后疼痛逐渐加剧或钝痛，或刀割样痛，且呈持续性，气候变化或劳累常使疼痛加重。疼痛可向颈项及上肢(特别是肘部)扩散，当肩部偶然受到碰撞或牵拉时，常可引起撕裂样剧痛，肩痛昼轻夜重为本病一大特点。肩关节向各方向活动均可受限，以外展、上举、内外旋更为明显。随着病情进展，由于长期废用引起关节囊及肩周软组织的粘连，肌力逐渐下降，怕冷，即使在暑天，肩部也不敢吹风。多数患者在肩关节周围可触及明显的压痛点，常规摄X线片，大多正常，后期部分患者可见骨质疏松，但无骨质破坏，可在肩峰下见到钙化阴影。

提示：

胆囊炎或心绞痛发作时，可有肩部疼痛，胆囊炎伴右肩背痛，心绞痛伴左肩臂痛。左肩反复疼痛不愈有可能为冠心病发出的信号。部分心脏病患者，如心绞痛、心肌梗死等，可产生左肩的放射性疼痛，且多发于中老年人，易误诊为肩周炎。如果不能及早发现，积极干预，可能延误治疗，造成不良后果。

心绞痛的性质是绞痛，呈放射状，可以放射到肩、手指，多伴有心慌心悸等感觉，时间在3～5分钟。正确鉴别心绞痛和肩周炎，才能采取有针对性的处理措施。要判断左肩痛是心绞痛还是肩周炎，不能仅凭症状，还需及时就诊专科医院详细检查，早发现，早治疗，以免意外发生。

类型

肩周炎可以分为急性期（早期）和慢性期（晚期）两类。

急性期最好对患肩采取一些固定和镇痛的措施，以解除患者疼痛，如用三角巾悬吊，并对患肩做热敷、理疗或封闭等治疗。

慢性期主要表现为肩关节功能障碍，此时以功能锻炼和按摩为主，配合理疗。

家庭对症调养

加强体育锻炼是预防和治疗肩周炎的有效方法，一般主张治疗与功能锻炼同时进行，避免愈后并发症。所以正确的功能活动，康复后的保健至关重要。

特效穴位

肩井、极泉、曲池、手三里、内关、外关、鱼际、合谷、劳宫、后溪、大椎、秉风、肩贞、曲垣、中渚、阿是、肩髃、肩前、天宗

重点区域

手太阴肺经、手阳明大肠经

按摩法

●自我按摩

1 拿揉肩部及上肢

以健侧手拇指与其余四指或手掌分别从上向下拿揉或揉摩患侧肩关节的前侧、外侧、后侧 3～5 分钟。

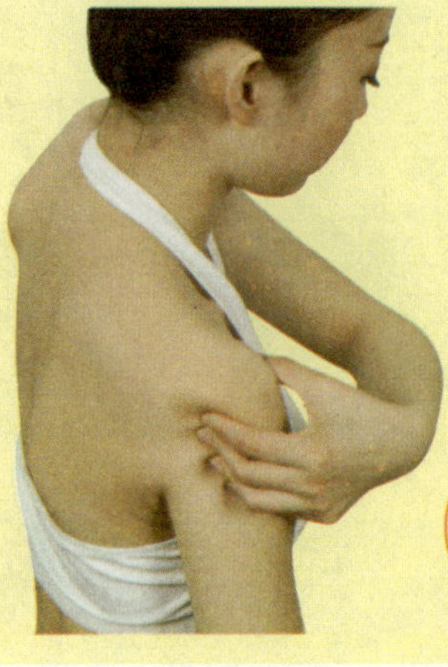

放松上肢肌肉、活血止痛

2 点按酸痛点

用单指点按患侧肩部酸痛点各10次。

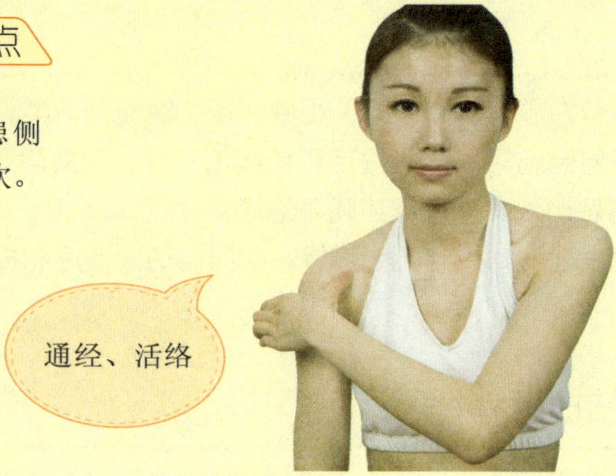

3 点揉肩井

以指端点揉肩井穴，重复1～2分钟。

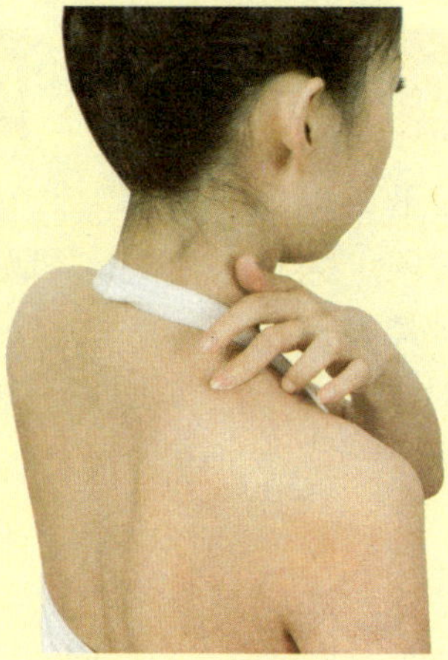

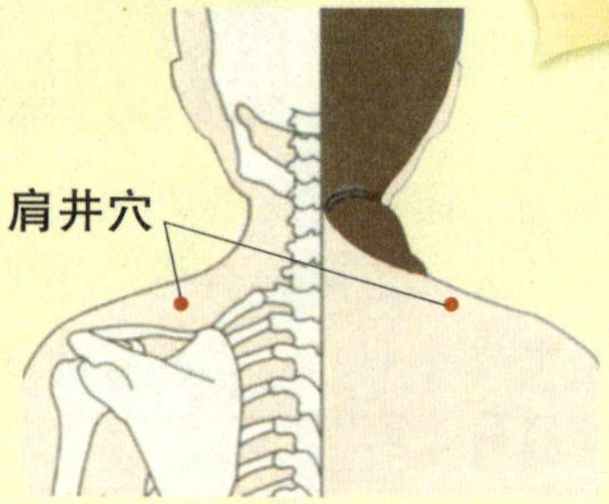

在肩上，大椎穴与肩峰端连线的中点，左右各一穴。

4 点揉极泉

以指端点揉极泉穴，重复1～2分钟。

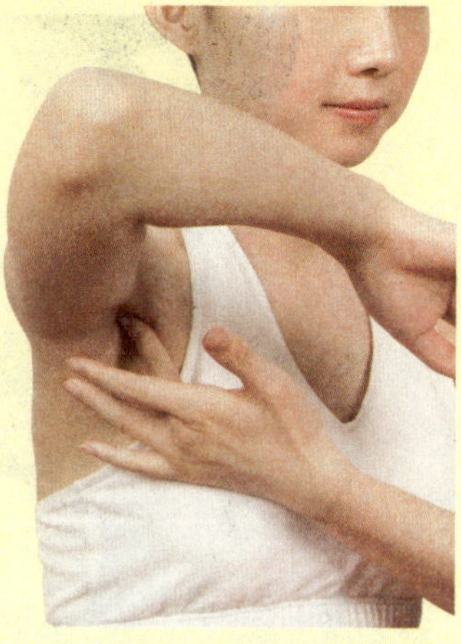

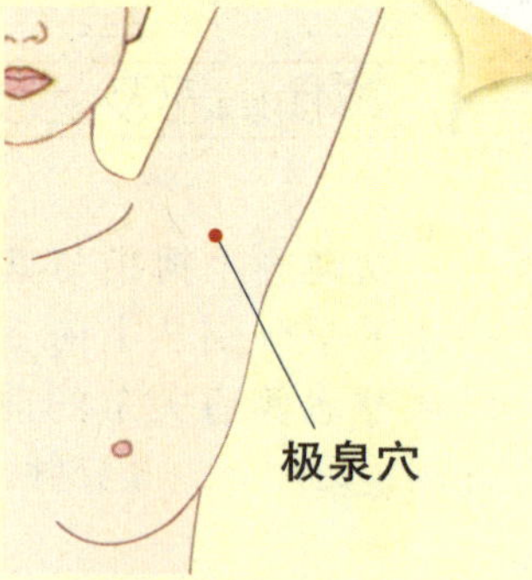

腋窝顶点、腋动脉搏动处（腋窝最深处），左右各一穴。

5 点揉曲池

以拇指按揉对侧曲池穴，重复1～2分钟。

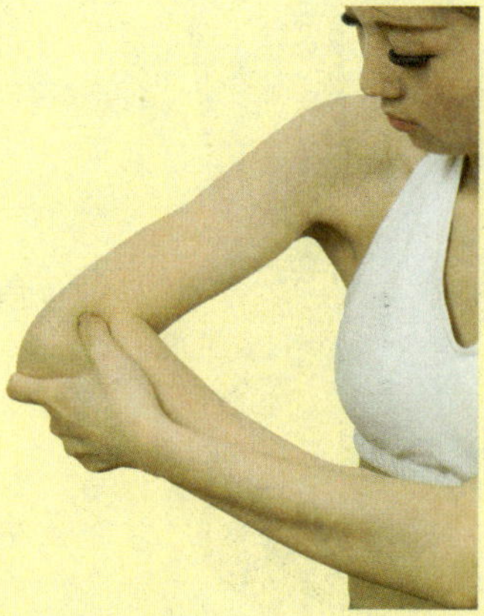

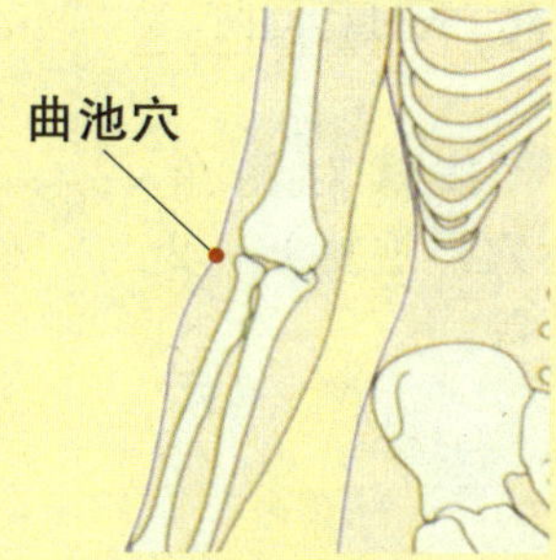

肘横纹外侧端，屈肘，当尺泽穴与肱骨外上髁连线中点，左右各一穴。

6 按揉手三里

以拇指按揉对侧手三里穴，重复1～2分钟。

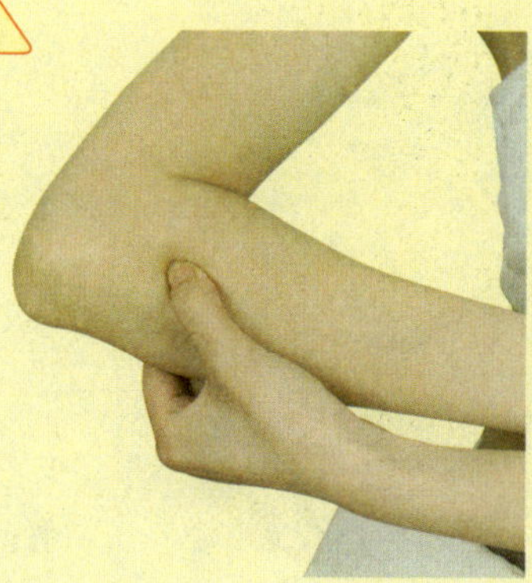

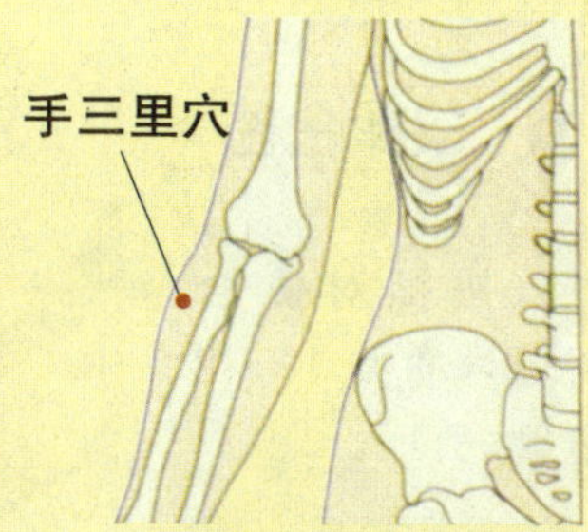

在前臂背面桡侧，当阳溪与曲池连线上，肘横纹下2寸，左右各一穴。

7 对按内关、外关

对按内关穴、外关穴，重复1～2分钟。

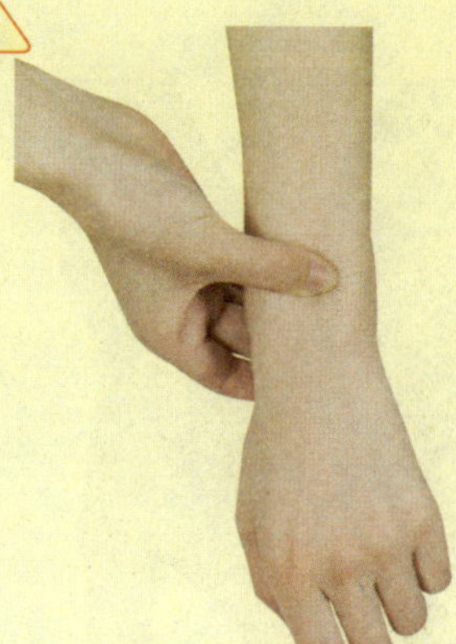

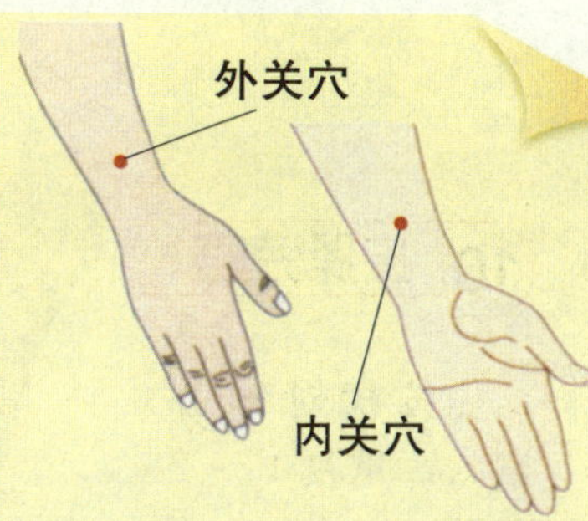

内关穴：在前臂掌侧，当曲泽与大陵的连线上，腕横纹上2寸，掌长肌腱与桡侧腕屈肌腱之间，左右各一穴。

外关穴：在前臂背侧，当阳池与肘尖的连线上，腕背横纹上2寸，尺骨与桡骨之间，左右各一穴。

8 点揉鱼际

按揉对侧鱼际穴，重复1～2分钟。

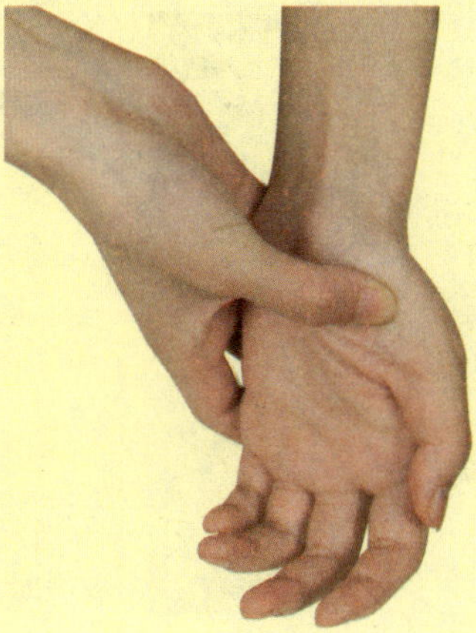

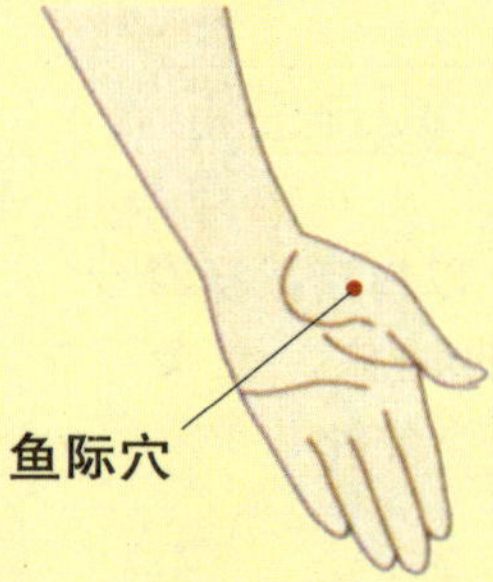

位于手拇指第1掌骨中点桡侧旁赤白肉际处，左右各一穴。

9 按揉合谷

按揉对侧合谷穴，重复1～2分钟。

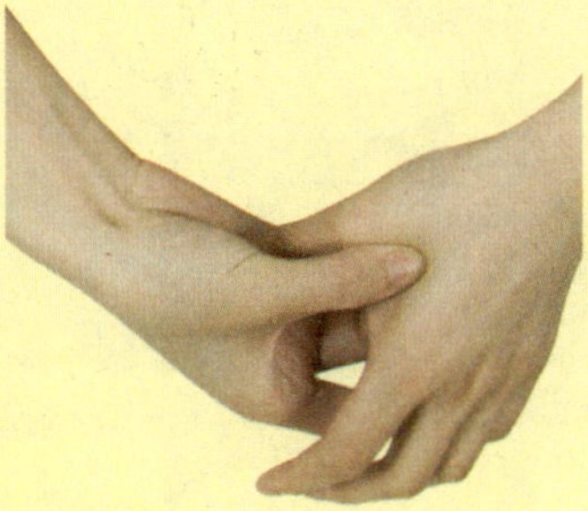

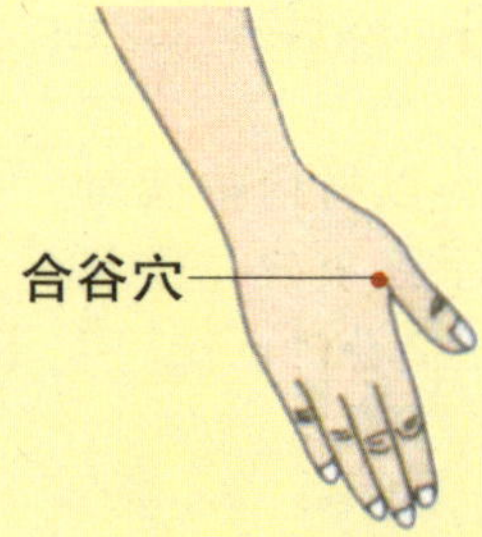

在手背，第1、第2掌骨间，当第2掌骨桡侧的中点处，左右各一穴。

10 按揉劳宫

按揉对侧劳宫穴，重复1～2分钟。

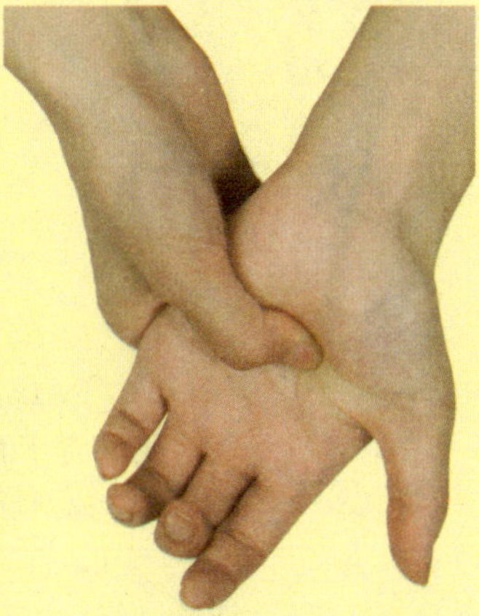

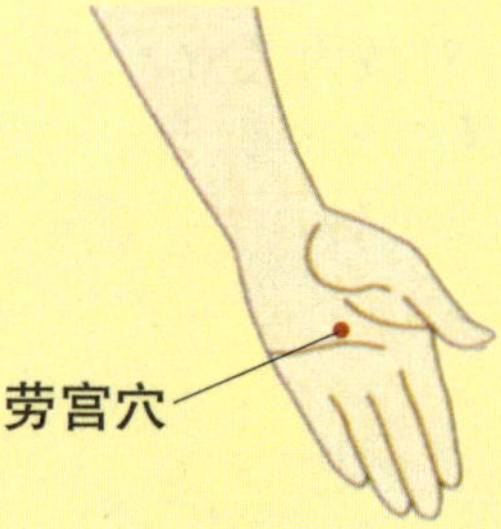

握拳，中指所指手掌位置（第2、第3掌骨之间），左右各一穴。

11 按揉后溪

按揉对侧后溪穴，重复1～2分钟。

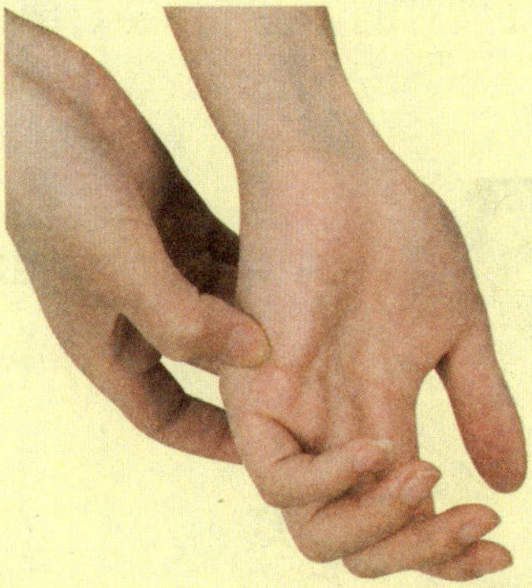

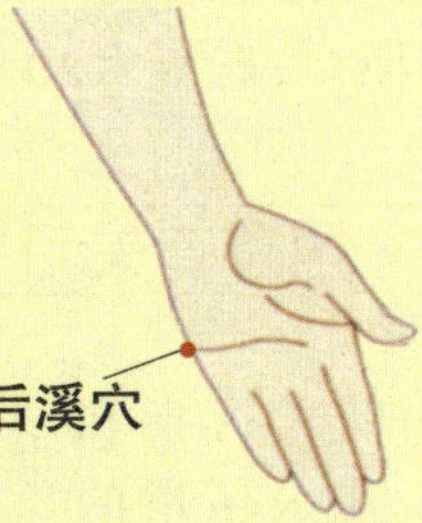

微握拳，位于第5指掌关节后，尺侧的远侧，掌横纹头赤白肉际，左右各一穴。

12 弹拨患侧肌肉

用健侧拇指侧面弹拨患侧肱二头肌长、短头腱（左肩前内）各3～5次。

解痉通络

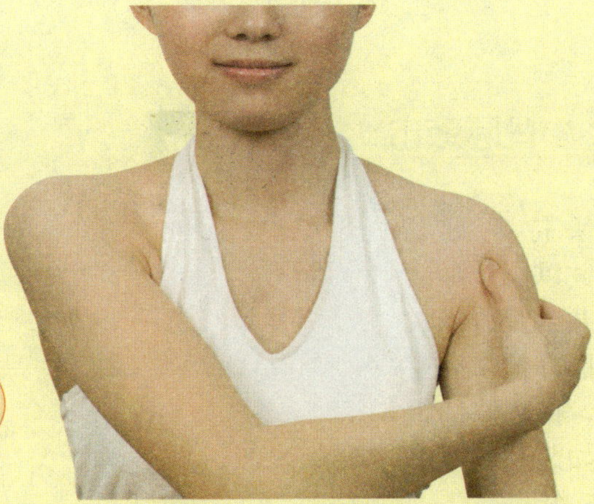

13 叩击患侧肩部

健手握拳或手掌伸直，用第5掌指尺侧面叩击患肩前、外侧约1分钟。

活血化瘀

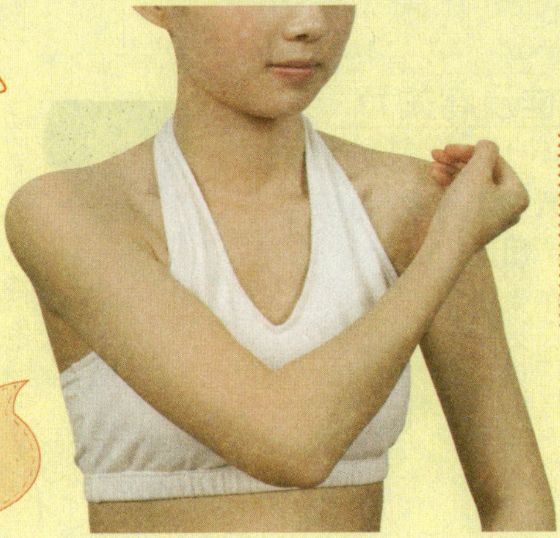

提示： 按摩手法不宜过重，每日按摩2～3次即可。

●**他人按摩**

被按摩者取坐位，按摩者站立其对侧，手法以摇、拿、揉、压等法为主，交替使用，一般施术20分钟。

1 捏拿肩关节

以大拇指和食、中、环指的指端紧贴肩关节，以此向下捏拿，并以拇指揉压曲池穴。反复施术3～5次。

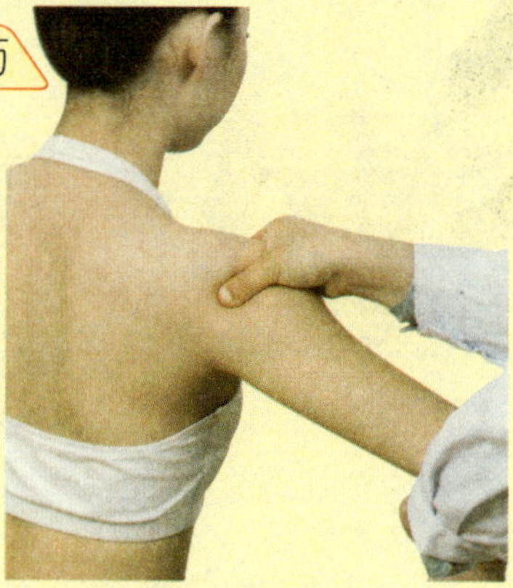

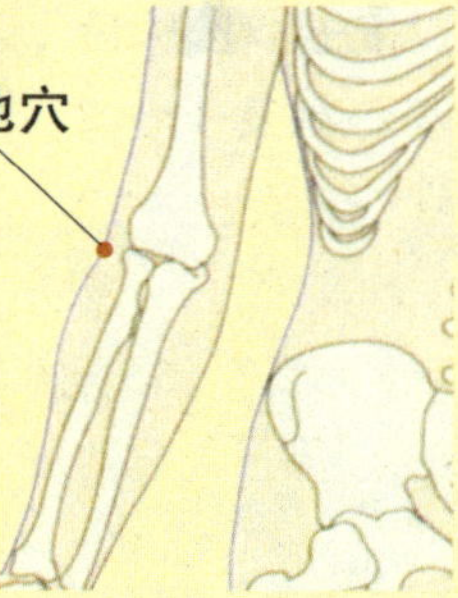

肘横纹外侧端，屈肘，当尺泽穴与肱骨外上髁连线中点，左右各一穴。

2 小鱼际敲击

手持半握姿势，并以小鱼际，沿肩井穴及曲池穴之间的部位，快速敲击，促使肢体震动，如此反复施术3～5次。

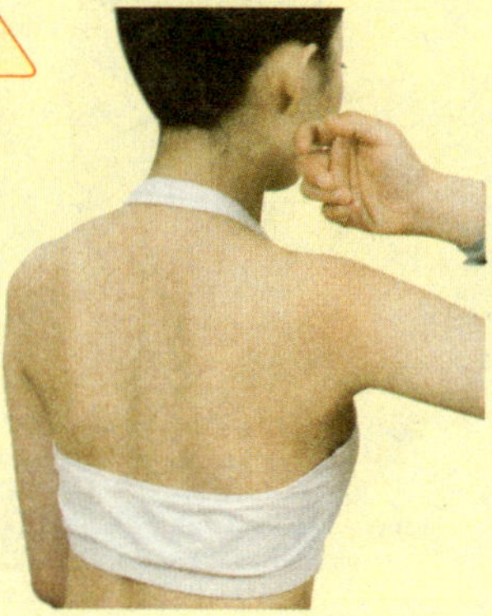

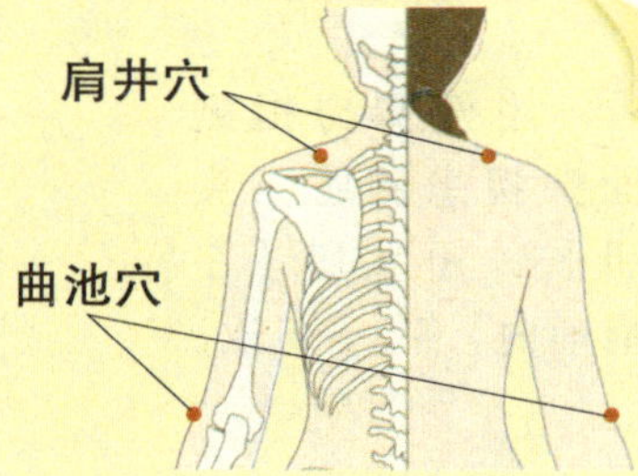

肩井穴：在肩上，大椎穴与肩峰端连线的中点，左右各一穴。

曲池穴：肘横纹外侧端，屈肘，当尺泽穴与肱骨外上髁连线中点，左右各一穴。

3 掌揉大椎及肩关节

以右手掌紧贴于肩关节皮肤上，用大小鱼际着力，在大椎穴及肩关节处施行环形快速揉动，反复施术3～5次。

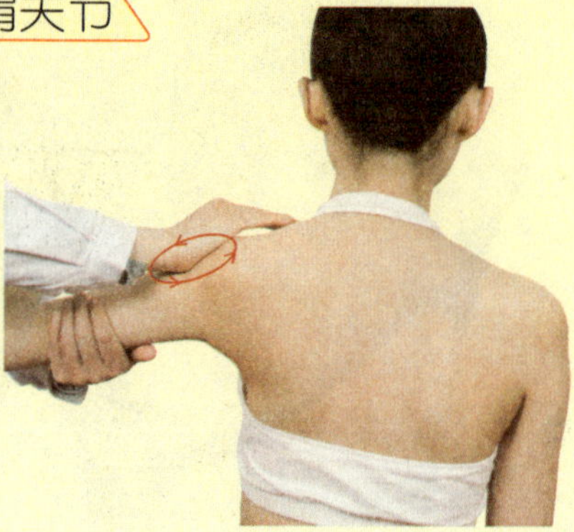

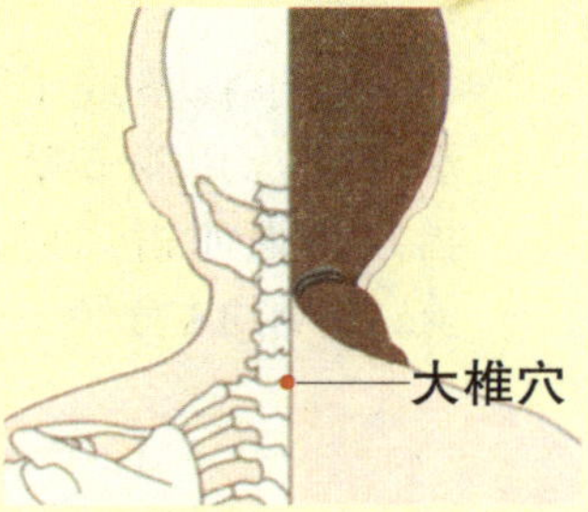

大椎穴：第7颈椎棘突下凹陷中。

4 擦揉患肢

站于患者侧方，用前臂及身体侧方夹住患肢，另一手在肩前、肩上、肩后做广泛、深透的擦揉法，以达到疏通经络的作用。

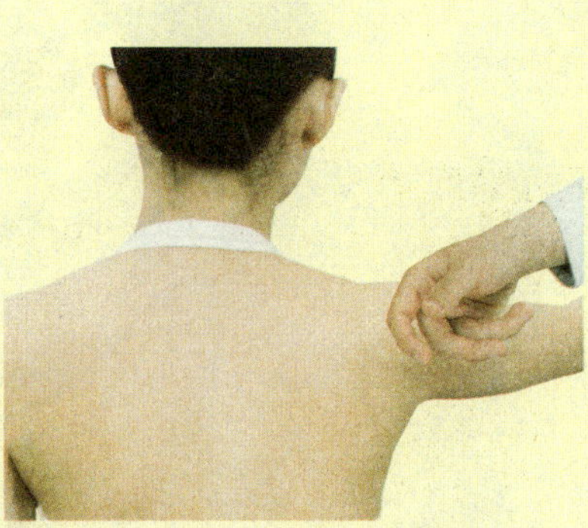

提示：也可配合患侧肩关节的前屈、外展、上举、内收等被动活动。

5 点揉患肢

点揉、弹拨喙突、肩峰、大小结节、结节间沟、三角肌止点及秉风穴、天宗穴、肩贞穴等，力量由小到大，然后点按合谷穴、后溪穴、阿是穴等，使局部产生酸胀感，以达松解粘连、活血祛瘀、止痛的目的。

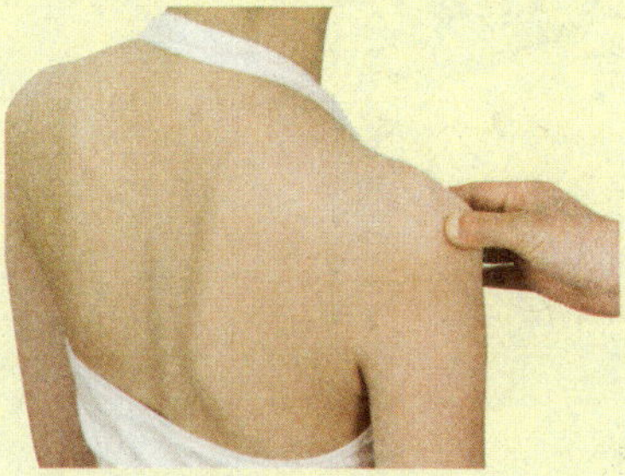

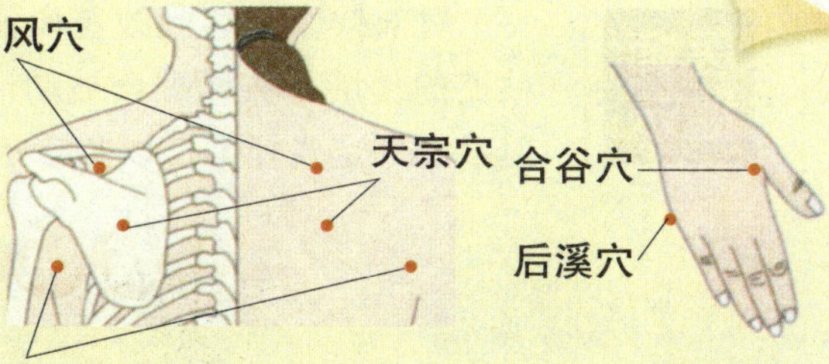

秉风穴：位于人体的肩胛部，冈上窝中央，天宗穴直上，举臂有凹陷处，左右各一穴。

天宗穴：在肩胛部，大致在肩胛骨的正中，冈下窝中央凹陷处，与第 4 胸椎相平，左右各一穴。

肩贞穴：腋后纹头上 1 寸，左右各一穴。

合谷穴：在手背，第 1、第 2 掌骨间，当第 2 掌骨桡侧的中点处，左右各一穴。

后溪穴：微握拳，位于第 5 指掌关节后，尺侧的远侧，掌横纹头赤白肉际，左右各一穴。

6 摇抖患肢

两手握紧患者一手五指并尽力拉直患肢，然后自内向外、再由外向内交替摇圈，其范围由小到大，再由大到小，如此施术 3 ～ 5 次。

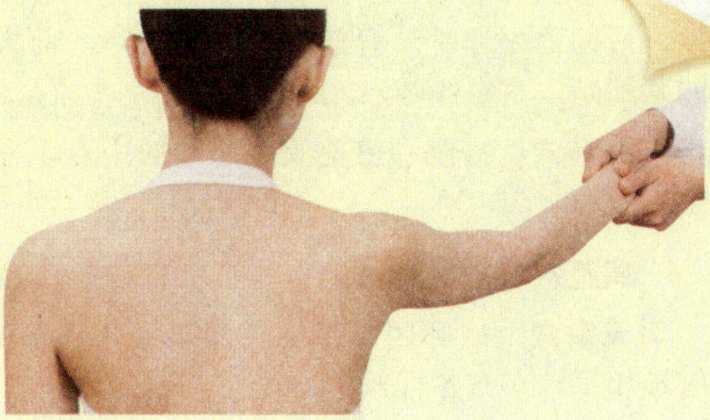

7 环揉患肩

医者两手分别置于患肩前后做环旋揉动；也可做搓法，以缓解疼痛，并结束治疗。

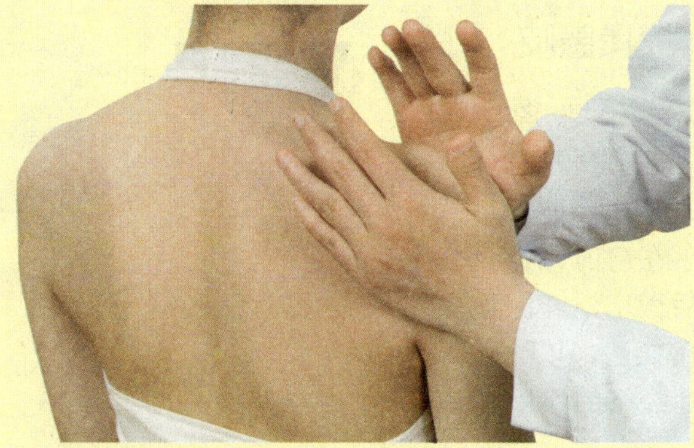

医师提示 肩部按摩能达到改善血液循环、减轻肌肉痉挛和松解关节粘连的作用。按摩配合被动活动，可增大肩关节的活动范围。但手法一定要轻柔，以免症状加重。

拔罐法

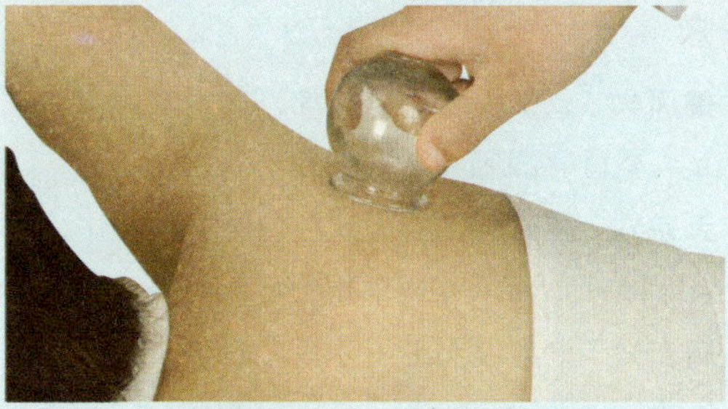

在肩井穴、肩髃穴、肩前穴、肩贞穴、天宗穴上依次进行拔罐。也可每次选两个穴位，交替使用。

肩井穴： 在肩上，大椎穴与肩峰端连线的中点，左右各一穴。

肩髃穴： 当肩峰与肱骨大结节之间，臂外展，或向前平伸时，肩部出现两个凹陷，前方凹陷即是，左右各一穴。

肩前穴： 肩髃和腋前纹头连线的中点，左右各一穴。

肩贞穴： 腋后纹头上 1 寸，左右各一穴。

天宗穴： 肩胛冈下窝中央凹陷处，与第 4 胸椎相平，左右各一穴。

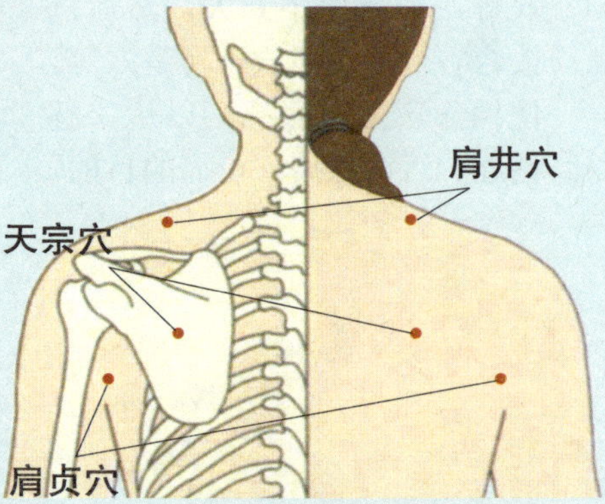

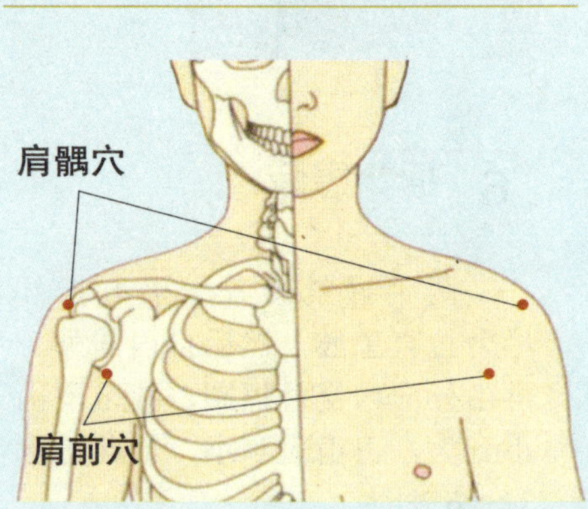

刮痧法

1. 在手臂前外侧的手太阴肺经上进行刮拭。每周可刮1～2次。

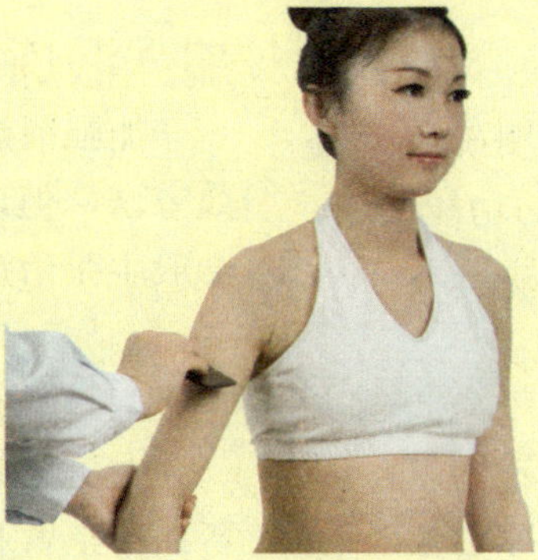

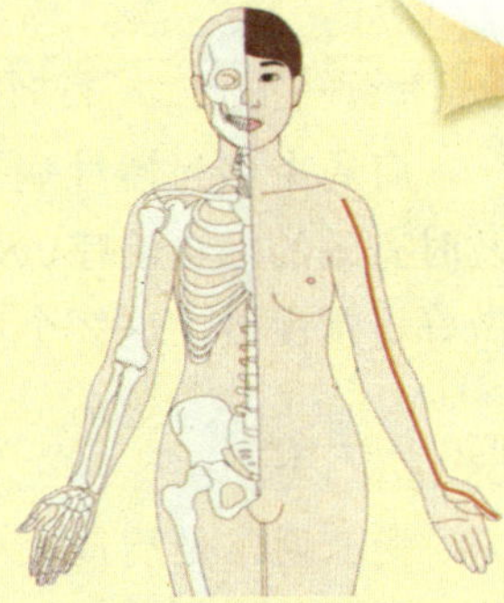

手太阴肺经

2. 在手臂外侧的手阳明大肠经上进行刮拭。每周可刮1～2次。

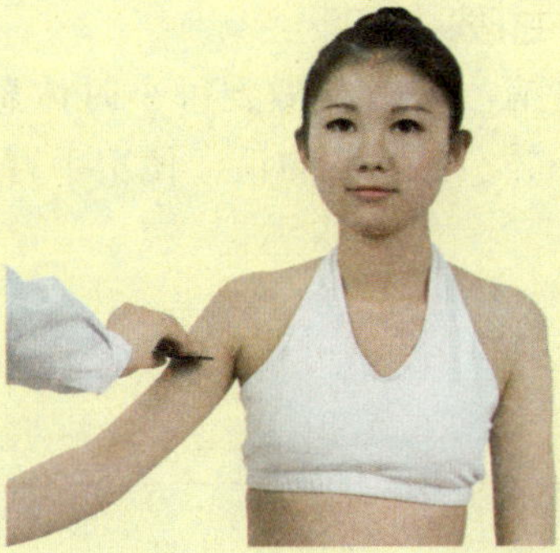

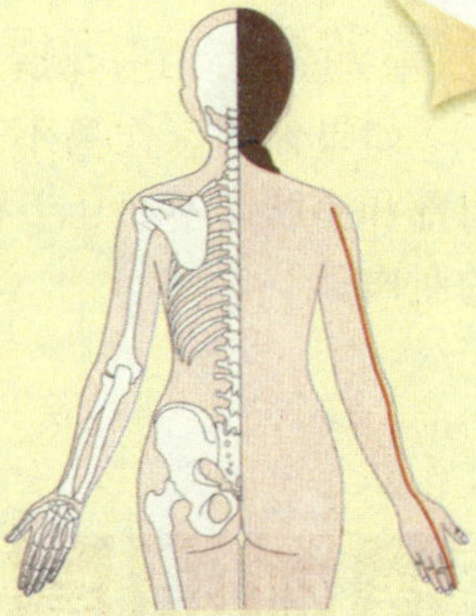

手阳明大肠经

其他疗法

器械体操法

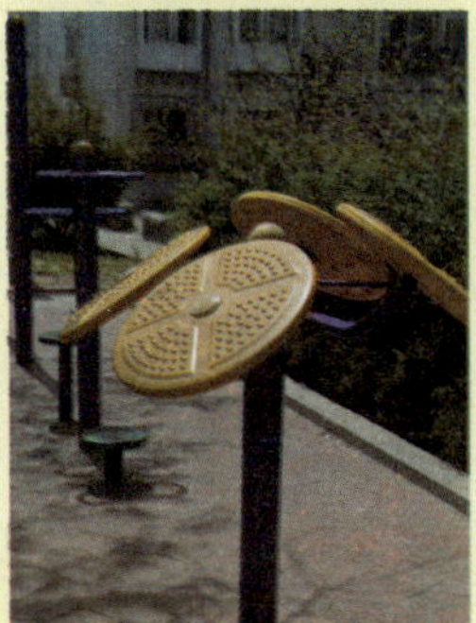

利用社区健身器材如吊环、滑轮、爬肩梯、肩关节综合练习器械等进行锻炼。

理疗法

可用超短波、蜡疗、干扰电疗法等，每日1次，10天为1个疗程。可起到消炎、镇痛、解痉、改善血液循环、松弛肌肉的作用。

日常注意

缺一不可的三个环节

肩周炎作为慢性病变，明确诊断后及时有效的综合治疗、及时的功能锻炼、做好日常保健，这 3 个环节缺一不可。

保暖防寒

受凉通常是肩周炎的诱发因素，因此，勿使肩部受凉。一旦着凉也要及时治疗，切忌拖延不治

加强锻炼

加强锻炼是预防和治疗肩周炎的有效方法，但以不加重患者疼痛为前提，一般主张治疗与功能锻炼同时进行。

掌握正确的坐姿和手部姿势

大腿与腰、大腿与小腿应保持 90° 弯曲；上臂和前臂弯曲的弧度要保持在 70° ～ 135° ；手腕和前臂呈一条直线，避免工作时手腕过度弯曲紧张。

尽量避免长时间操作电脑

如果你的工作离不开电脑，那么要做到每小时休息 5 ～ 10 分钟，活动一下颈肩部和手腕。不要让手臂悬空。有条件的话，使用手臂支撑架，可以帮助放松肩膀的肌肉。

特别指导

8种肩周炎功能锻炼方法

功能锻炼对肩周炎的患者来说十分重要。“医三分练七分”，应鼓励患者多做肩关节的运动，特别是适当做大幅度的运动，这对预防肩关节的粘连，肩部软组织的拘紧、挛缩，大有好处。

笔者根据多年临床经验，总结出以下8种肩周炎功能锻炼的简单有效方法。患者可根据身体的接受程度在急性期之后进行练习。练习时，可单独练每个动作，也可多个动作组合练习。每次练习时间以15～20分钟为宜，应循序渐进，持之以恒。

1 手指爬墙

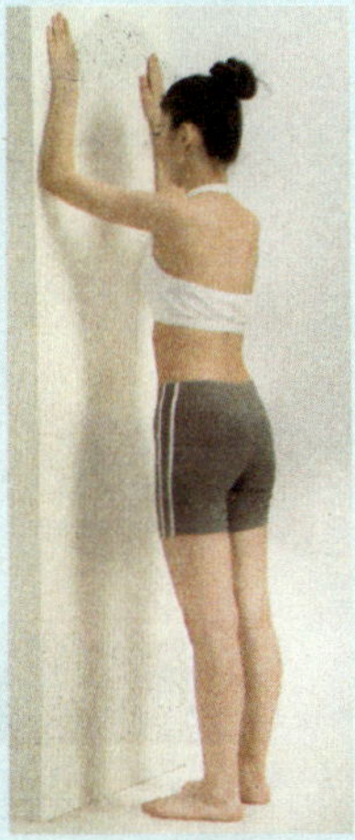

a. 双手扶墙面，面对墙壁站立。

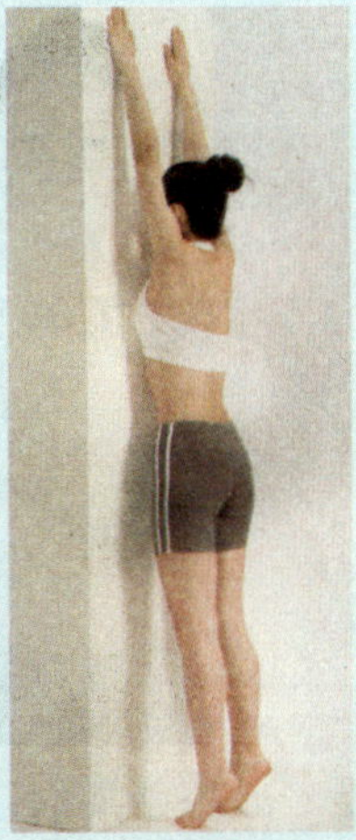

b. 双手缓慢向上爬行，两臂尽量抬高至极限，然后再缓慢回到原处，反复练习。

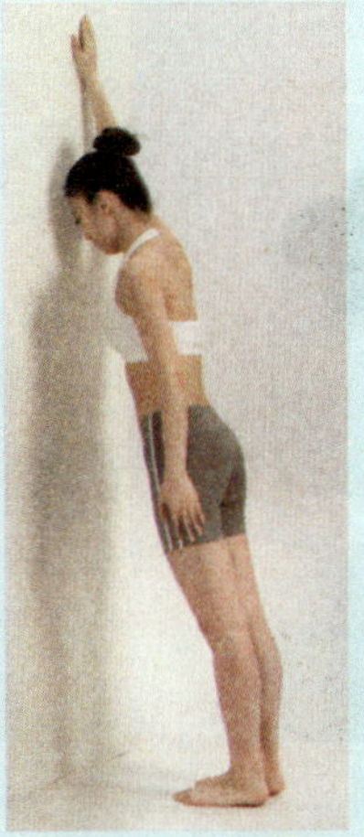

c. 放下左手，保留右手扶墙，从不同的角度压、推墙壁。可改变身体的方向，以伸拉肩部韧带及肩周肌肉。再换另一只手做同样练习。

2 触摸耳朵

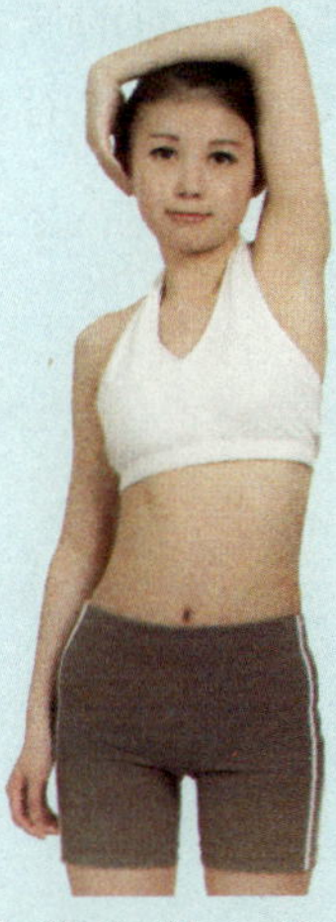

患臂上举，经过头顶摸对侧的耳朵，并逐渐下移摸到对侧颈部。

你也可以这样做

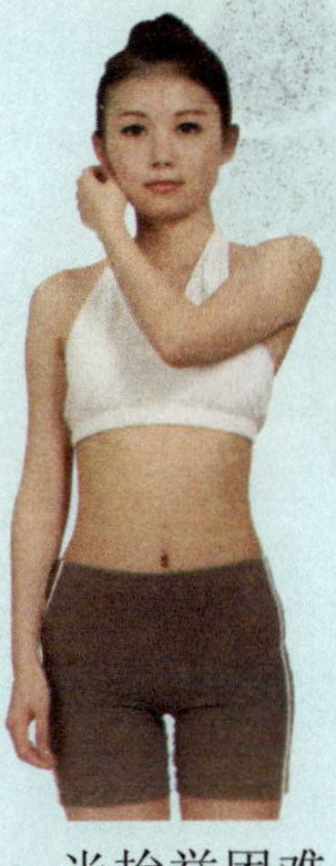

a. 当抬举困难时可经体前摸对侧耳朵。

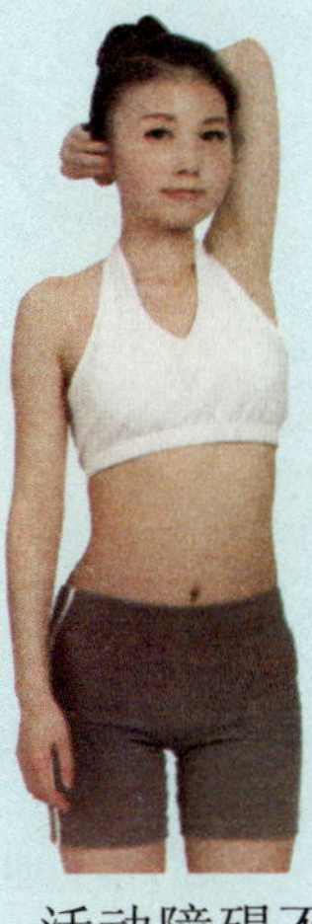

b. 活动障碍不明显时，可从颈后摸对侧的耳朵。

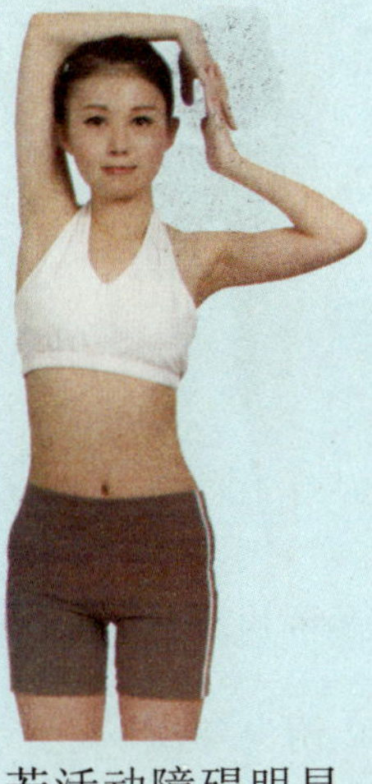

c. 若活动障碍明显，双手指可交叉于头顶，屈肘，进行双手相互拉扯动作，臂接近耳朵时最好触耳。

3 回头望月

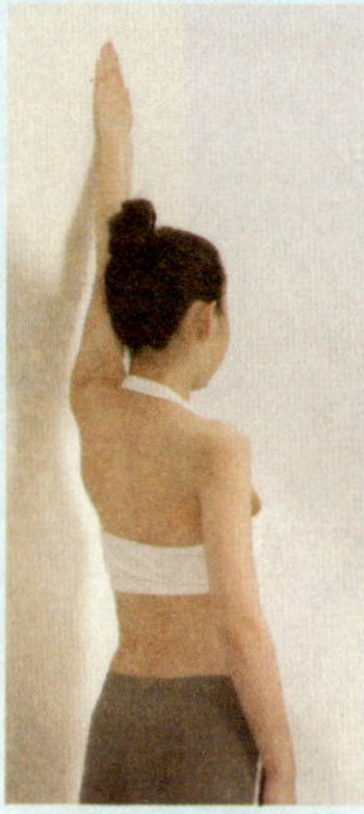

a. 患侧靠墙，侧身站立，右脚向后移动半步，患手抬高扶墙壁。

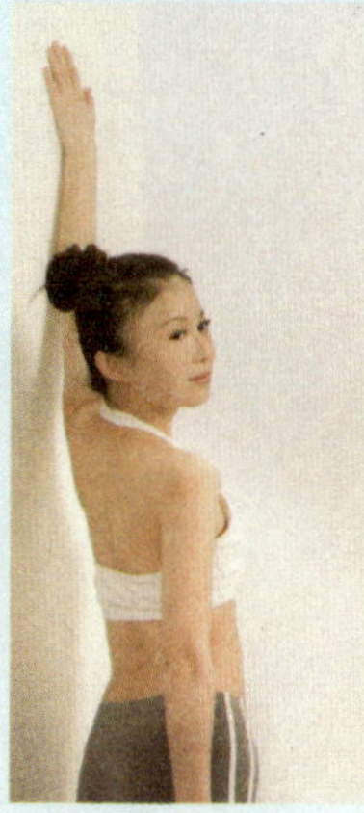

b. 头慢慢向后转，转至极致，并用力牵拉患肢，做出“回头望月”动作。换另一侧做同样练习。

4 托肘抛肘

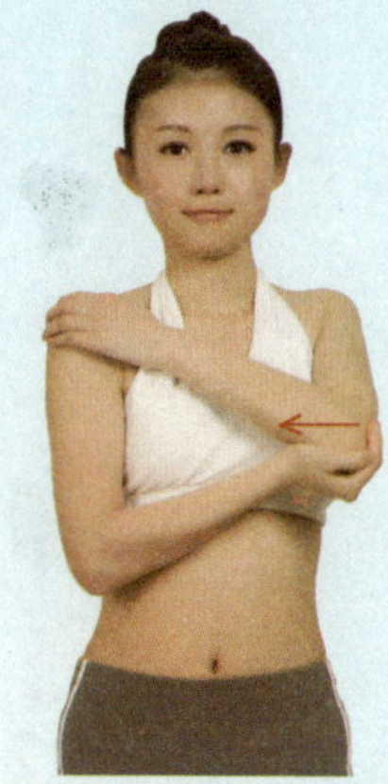

a. 患侧屈肘，手搭在对侧肩，以健手托住患侧手肘，尽量使患肢向对侧肩胛骨移动，至极限。

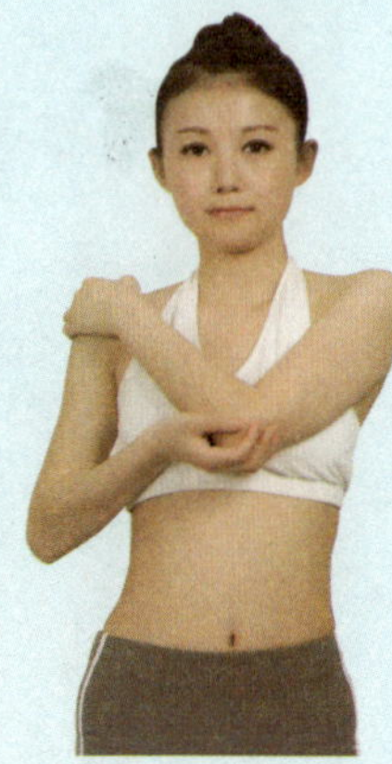

b. 还原，换另一侧做同样练习。

5 弯腰垂臂

提示：为增加重力，可持重量不同的哑铃或其他重物进行锻炼。

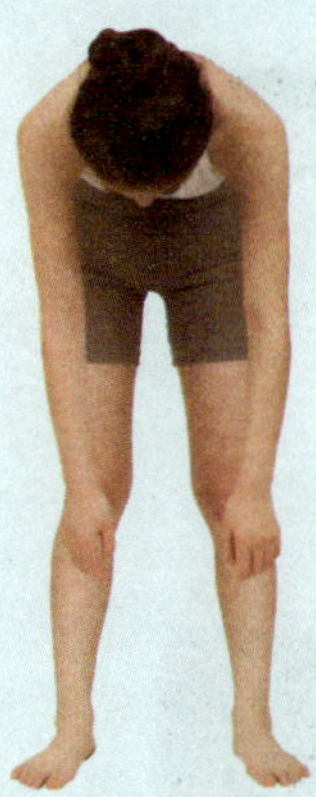

a. 俯身弯腰，双肩放松，任双臂自然下垂。

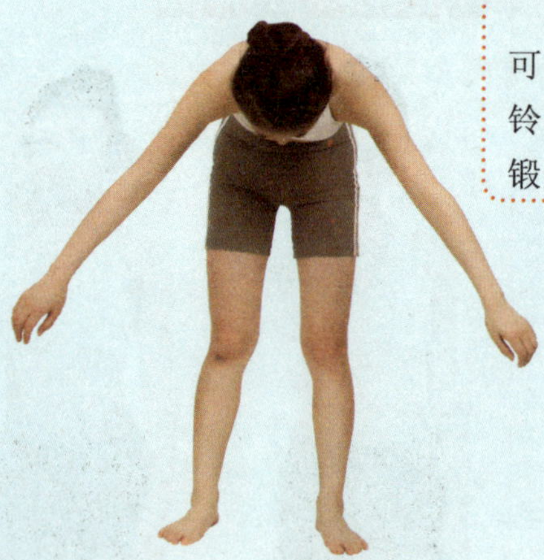

b. 运用下垂的惯力进行前后、左右及画圆的动作，可逆可顺，可快可慢，使两臂的动作相互协调。

6 扩胸环绕

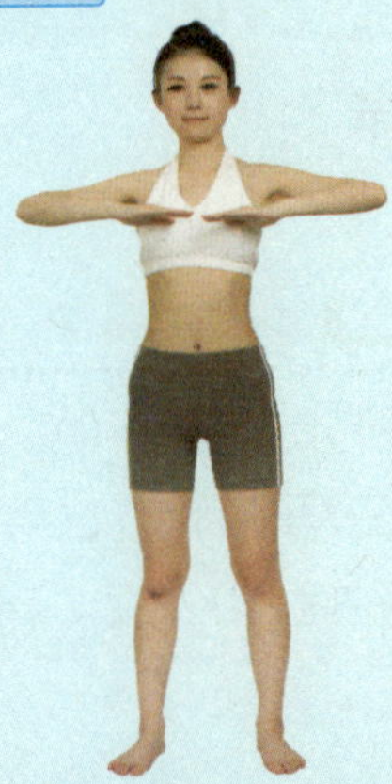

a. 分腿站立，与肩同宽。两肘弯曲，两臂抬起与肩相平，两手平伸置于胸前，掌心向下。然后两臂用力向后振动扩胸。扩胸时吸气，放松肩臂时呼气。

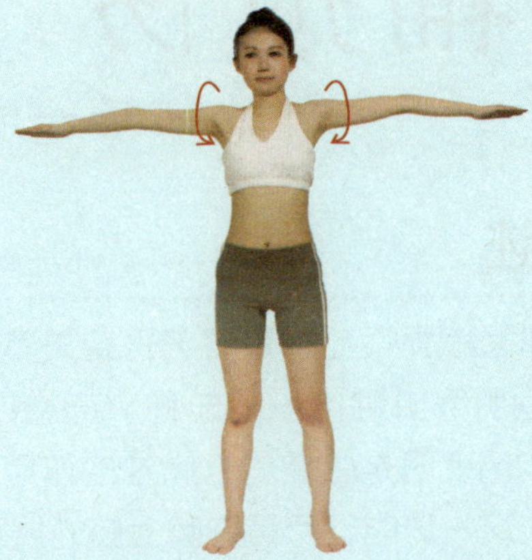

b. 两臂侧伸直，以肩为中心，分别向前向后交替进行环绕动作，重复4个八拍。

7 双手托天

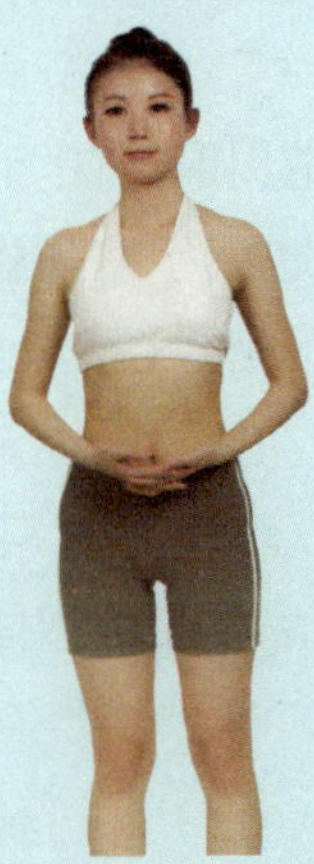

a. 站立，双腿分开与肩同宽，两手放在腹部，手指交叉，掌心向上。

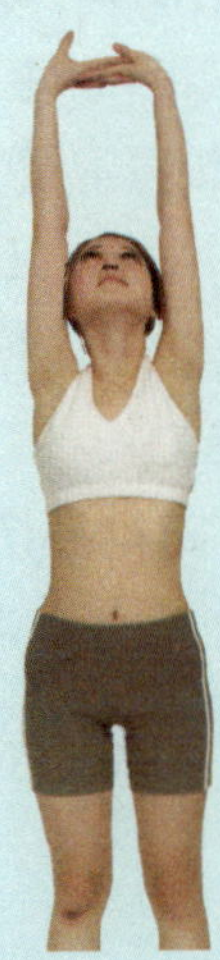

b. 翻掌上举，掌心向上，同时眼看手背。再向上尽量伸一次。再将两臂由两侧下落还原，重复5～10次。

提示：

起初时可由健肢用力帮助患臂向上举，高度逐渐增加，以不引起剧烈疼痛为宜。

8 抱枕展肘

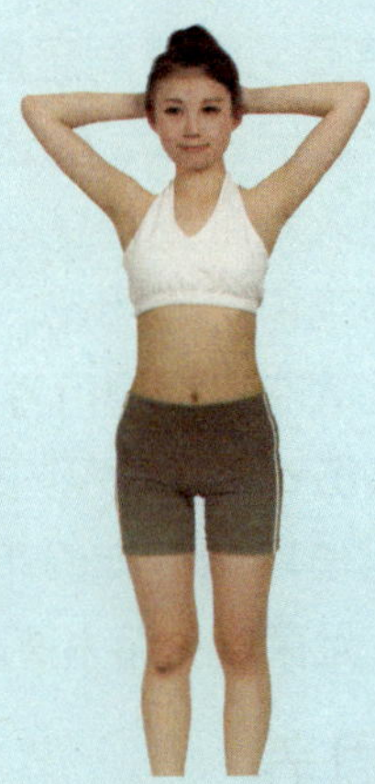

a. 患者两手十指交叉，掌心向内，放在头后部(枕部)。

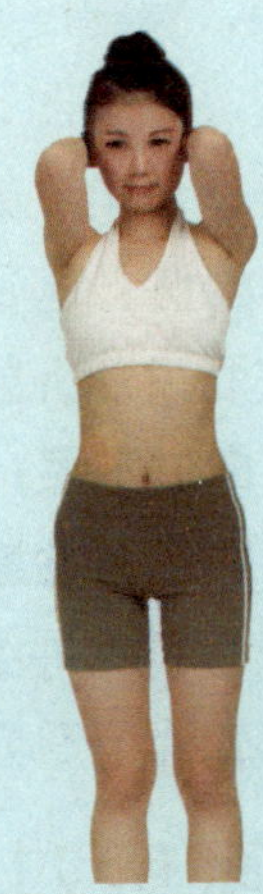

b. 先使两肘尽量内收，然后再尽量外展。

肩袖损伤

——肩部受伤后一时性疼痛

概述

肩袖又称旋转袖，是覆盖于肩关节前、上、后方的肩胛下肌、冈上肌、冈下肌、小圆肌等肌腱组织的总称。肩袖位于肩峰和三角肌下方，与关节囊紧密相连，其中冈上肌是主要的，肩袖的作用是使肩关节内旋和外旋。肩袖损伤将减弱甚至丧失这一功能，严重影响上肢外展功能。

类型

肩袖损伤可以分为急性期损伤和功能恢复期损伤两类。

表现

通常以肩关节疼痛和无力为主要表现。伤前肩部无症状，伤后肩部有一时性疼痛，隔日疼痛加剧，持续4～7天。患者不能自动使用患肩，当上臂伸直肩关节内旋、外展时，大结节与肩峰间压痛明显。本病常发生在需要肩关节极度外展的反复运动中，如棒球、自由泳、仰泳和蝶泳、举重、球拍运动。常见原因如下：

创伤：这是年轻人肩袖损伤的主要原因，当跌倒时手外展着地或手持重物，肩关节突然外展上举或扭伤而引起。急性的暴力损伤可以导致旋转带断裂。

血供不足：引起肩袖组织退行性变，造成肩袖损伤。

肩部慢性撞击损伤：本病多见于40岁以上患者，特别是重体力劳动者。中老年患者其肩袖组织因长期遭受肩峰下撞击、磨损而发生退行性变，慢性刺激可以引起肩峰下滑囊炎、无菌性炎症和肌腱侵袭。

家庭对症调养

肩袖损伤建议首先寻求专科医生明确诊断，然后再接受相应的治疗。待度过急性期后，在功能恢复期进行如下的保健治疗。

特效穴位

肩井、肩外俞、肩髃、肩贞、天宗、秉风

重点区域

肩部、上臂

按摩法

1 按揉肩井

以中指指端按揉肩井穴，力度适中，重复1～2分钟。

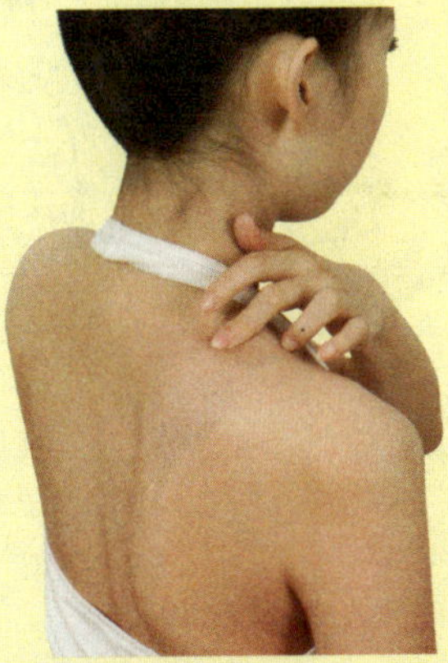

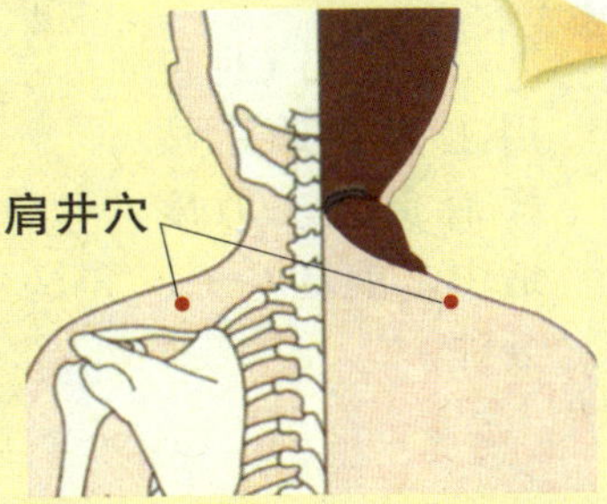

在肩上，大椎穴与肩峰端连线的中点，左右各一穴。

2 按揉肩外俞

请他人（也可用工具辅助）按揉肩外俞穴，力度适中，重复1～2分钟。

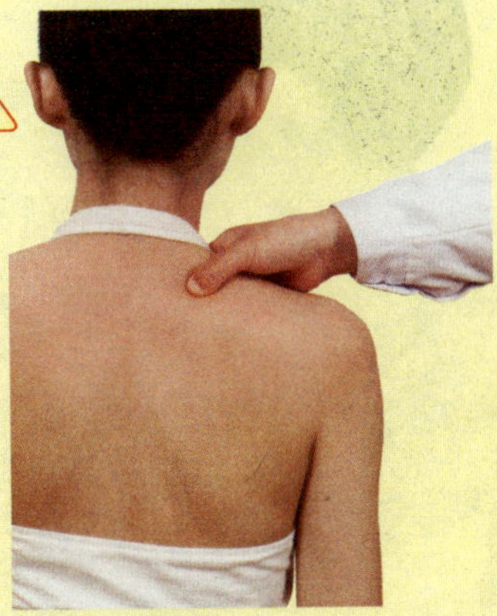

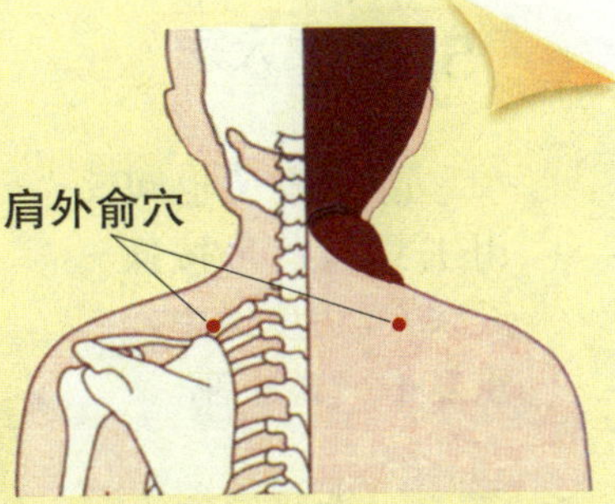

在背部，当第 1 胸椎棘突下，后正中线旁开 3 寸，左右各一穴。

3 按揉肩髃

请他人（也可用工具辅助）按揉肩髃穴，重复1～2分钟。

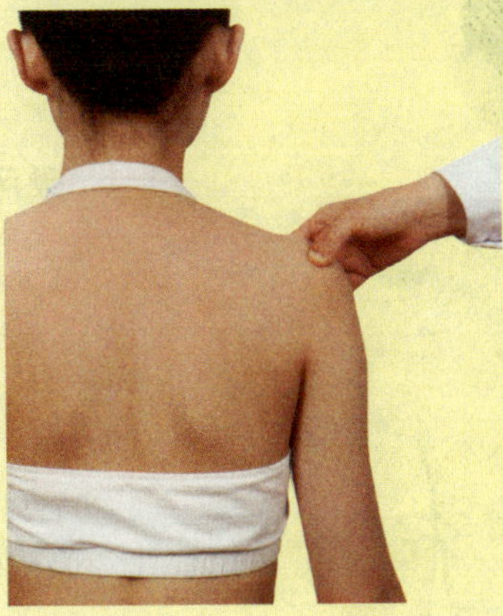

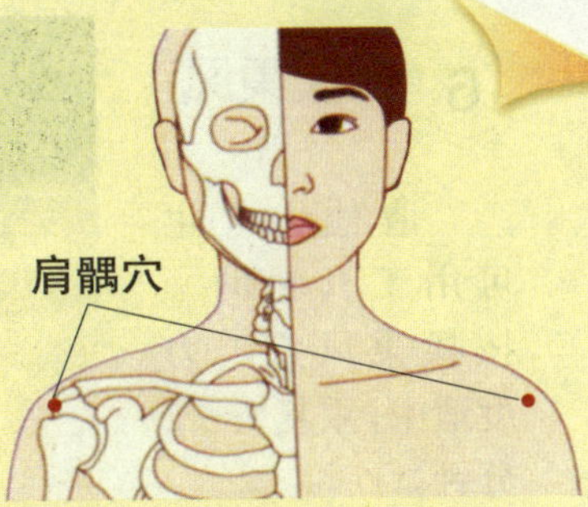

肩峰端下缘，当肩峰与肱骨大结节之间，三角肌上部中央，左右各一穴。

4 按揉肩贞

请他人（也可用工具辅助）按揉肩贞穴，力度适中，重复1～2分钟。

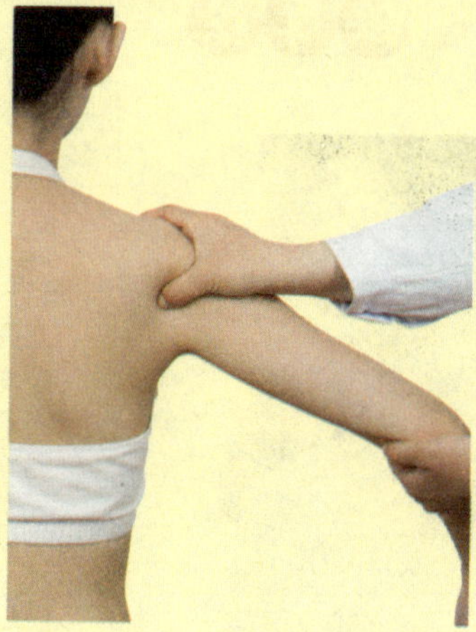

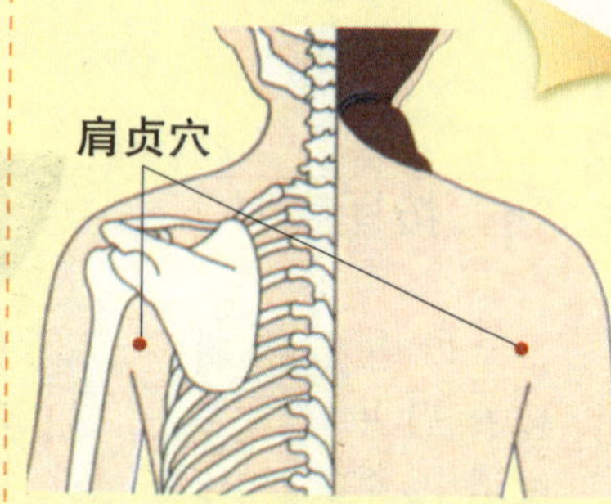

肩关节后下方，臂内收时，腋后纹头上1寸，左右各一穴。

5 按揉天宗

请他人（也可用工具辅助）按揉天宗穴，力度适中，重复1～2分钟。

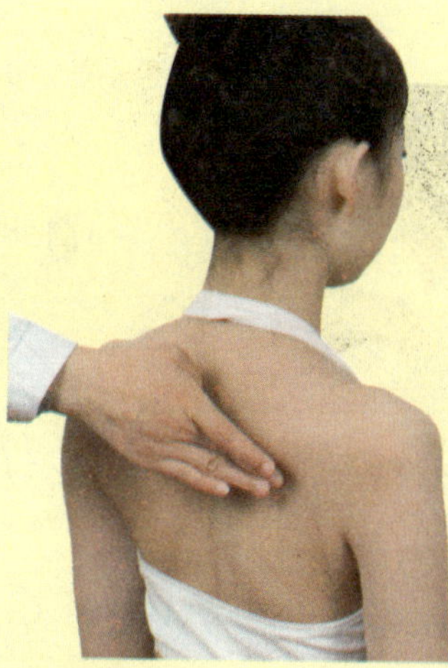

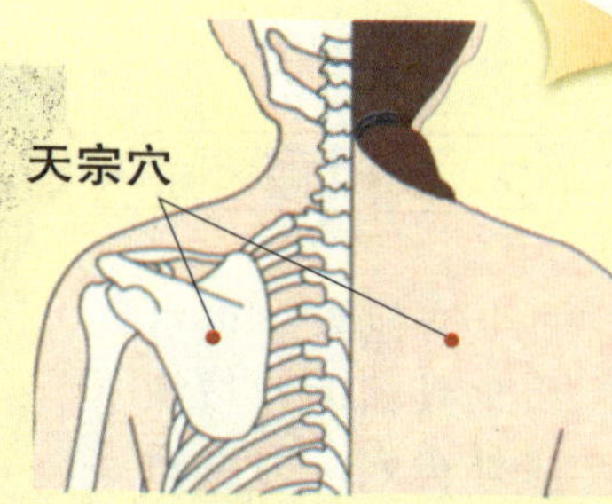

在肩胛部，大致在肩胛骨的正中，冈下窝中央凹陷处，与第4胸椎相平，左右各一穴。

6 按揉秉风

请他人（也可用工具辅助）按揉秉风穴，力度适中，重复1～2分钟。

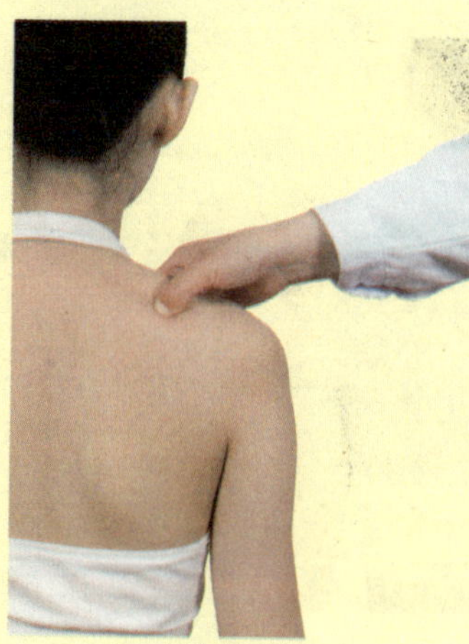

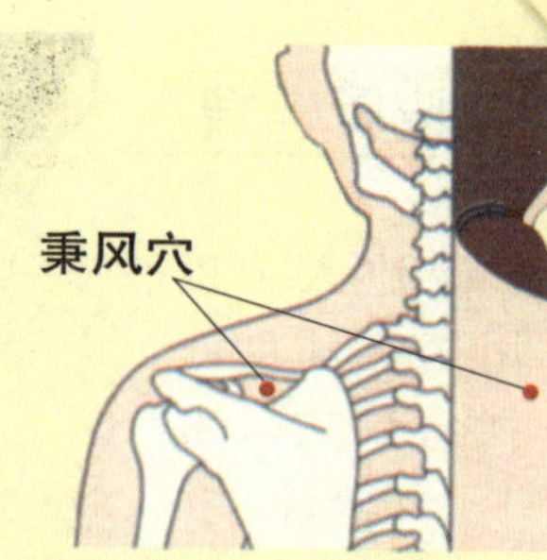

位于人体的肩胛部，冈上窝中央，天宗穴直上，举臂有凹陷处，左右各一穴。

7 拿捏肩关节

以健侧手拇指与其余四指或手掌分别从上向下拿捏患侧肩关节的前侧、外侧、后侧 3 ～ 5 分钟。

通经、活络、止痛

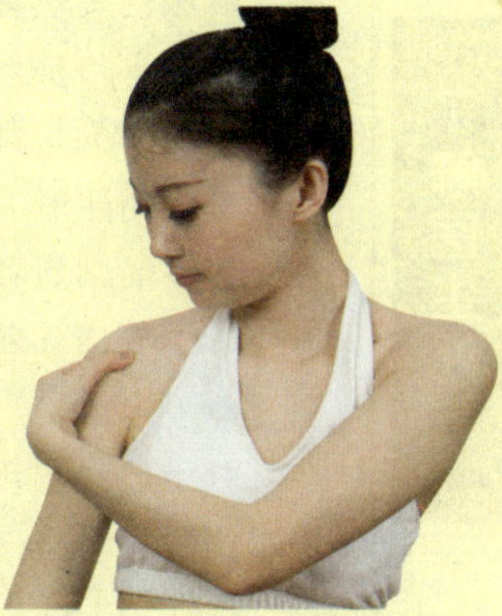

8 弹拨摇动肩部

他人用健侧拇指侧面弹拨患侧肩关节肌肉各 3 ～ 5 次，再两手握紧患者手，尽力拉直患肢，然后由内向外、由外向内交替摇圈，其范围由小到大，再由大到小，重复 3 ～ 5 次。一定注意力度要适中，以患者能接受为度。

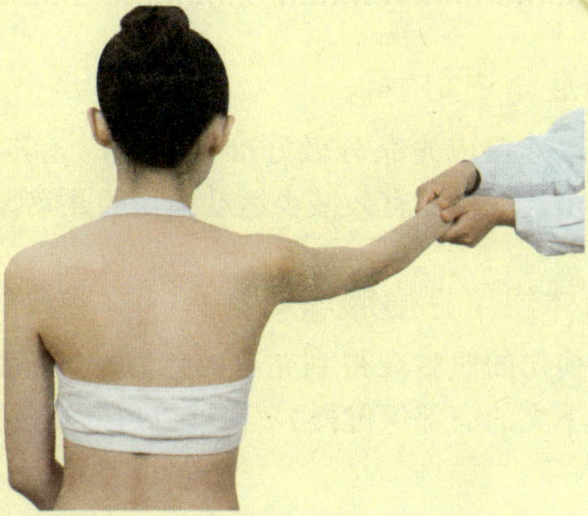

其他疗法

仪器辅助

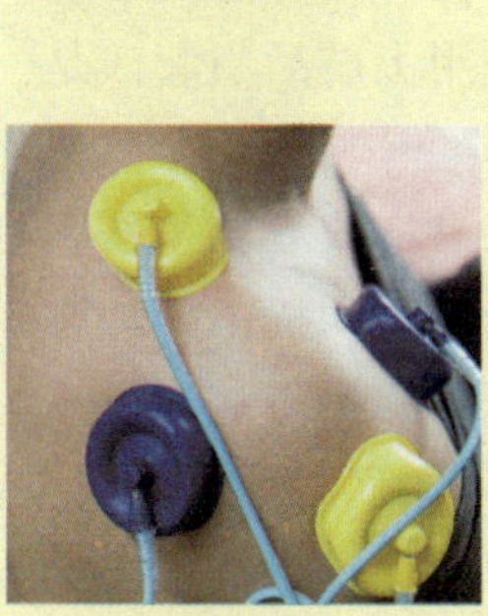

急性期疼痛、渗出明显，可用微波、超短波疗法；随病情好转，可选用红外线照射、TDP 神灯照射；蜡疗、中药外敷也可以选用。大部分患者可以通过中药、理疗、局部封闭、推拿等治疗获得缓解。

外敷疗法

局部可使用云南白药膏等外用药物治疗，以消除肿胀及止痛。

了解医生处方

●服药 + 包裹

急性期疼痛较重的可口服非甾体类消炎止痛药。最好用运动绷带包裹于受伤部位，可以采用三角巾悬吊法，限制活动 2 ～ 3 周。

●封闭注射

对疼痛剧烈者可采用 1% 利多卡因加皮质激素做肩峰下滑囊或盂肱关节腔内注射。疼痛缓解之后即开始做肩关节功能康复训练。

●手术治疗

对于已经出现肩痛、无力、功能障碍严重的患者，应该考虑手术治疗。

日常注意

做好准备活动

运动前应先充分做好准备活动，尤其是运动员，这样能有效减少运动损伤的几率。

活动注意

受伤后应避免做推压动作，而代之以牵拉活动。

充分休息 + 适度锻炼

损伤的肌腱应得到充分的休息，并加强健侧肩部肌肉的恢复锻炼（锻炼的方法见下文的肩部保健操），再辅以肩外展及上举被动运动，可及早恢复肩关节功能。

医疗知识科普

容易混淆成肩周炎的“肩袖损伤”

很多人肩膀一痛就以为是肩周炎，其实不然。专家曾指出，约 80% 的肩痛其实是因为肩袖损伤。肩袖损伤会在参加体育运动，或过度使用上肢后引起，是一种致残性很高的疾病，应引起重视。

常见的两项运动，一个是羽毛球，另一个是游泳，都极易造成肩袖损伤。打羽毛球时，肩关节外展，夹在肩峰下间隙的组织很容易遭受磨损和撞击，加剧组织炎症性反应，使间隙内压力增高，加重撞击，容易导致“肩峰撞击症”。“肩峰撞击症”治疗不及时，就会慢性加重，最终导致“肩袖损伤”。而游泳更为典型，俗称的“游泳肩”就是一种肩袖损伤。不正确的游泳姿势和游泳过量都可能导致肩袖损伤。

肩峰下滑囊炎

——肩部疼痛，肩关节运动受限和局限性压痛

概述

肩峰下滑囊又称三角肌下滑囊，位于肩峰、喙肩韧带和三角肌深面筋膜的下方，肩袖和肱骨大结节的上方。肩峰下滑囊炎常见的原因有慢性劳损、冈上肌腱炎等。

表现

疼痛、运动受限和局限性压痛是肩峰下滑囊炎的主要症状。急性发病者，肩部广泛疼痛，肩关节活动受限，活动时疼痛加重，肩关节前方可触及压痛及肿胀的滑囊。慢性起病者，疼痛多不明显，痛点多位于三角肌止点，肩关节外展内旋时疼痛加重，肱骨大结节处可触及压痛点。

类型

肩峰下滑囊炎可以分为急性发病期和慢性起病期两类。

家庭对症调养

首先查明原发病因，施以针对性的处理。急性期的治疗包括休息、给予消炎镇痛药、物理治疗、针灸治疗和将患肢置于外展外旋位，类固醇激素局部注射有较好效果。慢性期除了上述疗法外，要强调不增加疼痛的康复治疗，主要恢复肩关节在三个轴上的运动功能，预防肩关节粘连。本书主要介绍慢性期的运动恢复。

特效穴位

肩井、肩髃、臑俞、臂臑、曲池

重点区域

肩部、背部、上肢

按摩法

1 按揉肩峰下

用按揉法（详细操作方法参见附录 P180、P189）在肩峰下及三角肌等处按揉约 3 分钟。

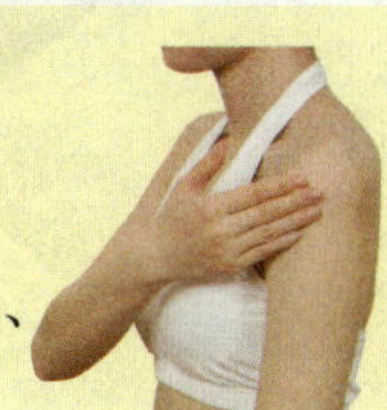

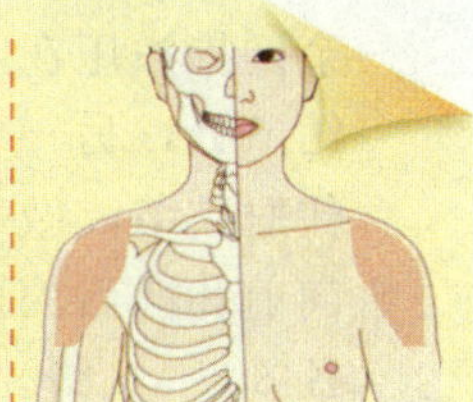

2 按揉肩井

用中指指端按揉肩井穴，力度适中，按揉约1分钟。

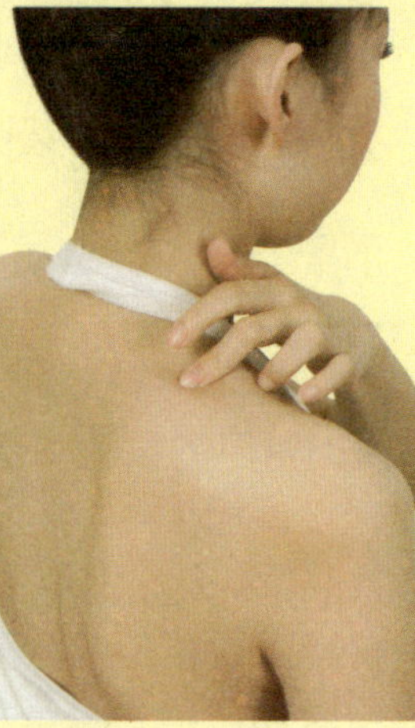

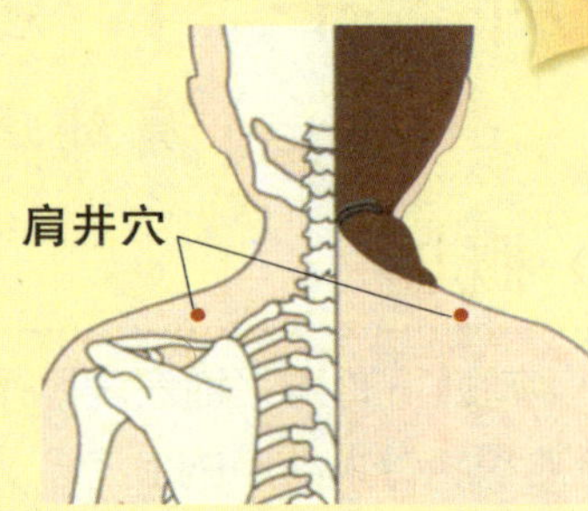

在肩上，大椎穴与肩峰端连线的中点，左右各一穴。

3 按揉肩髃

请他人（也可用工具辅助）按揉肩髃穴，力度适中，按揉约1～2分钟。

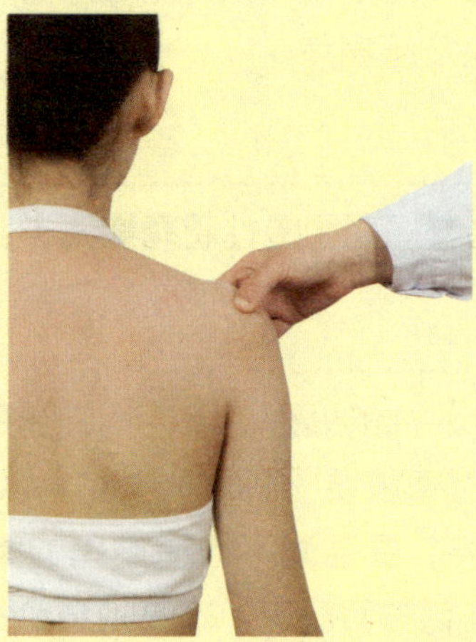

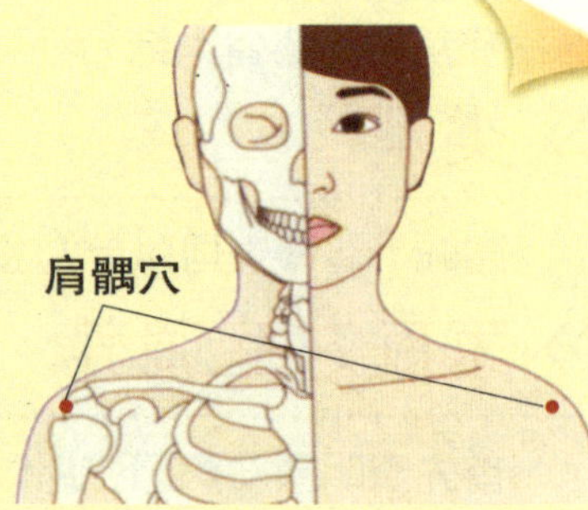

肩峰端下缘，当肩峰与肱骨大结节之间，三角肌上部中央，左右各一穴。

4 按揉臑俞

请他人（也可用工具辅助）一手拇指按压患者臑俞穴，其余四指按压在肱骨大结节处，另一手托握住肘关节，做肩关节向前和向后的摇动，各8～10圈。

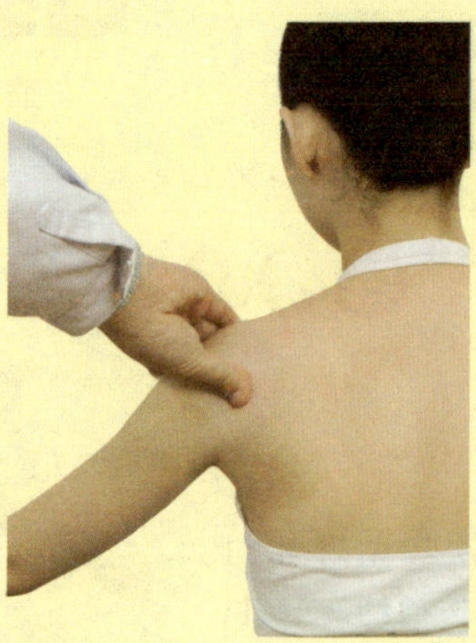

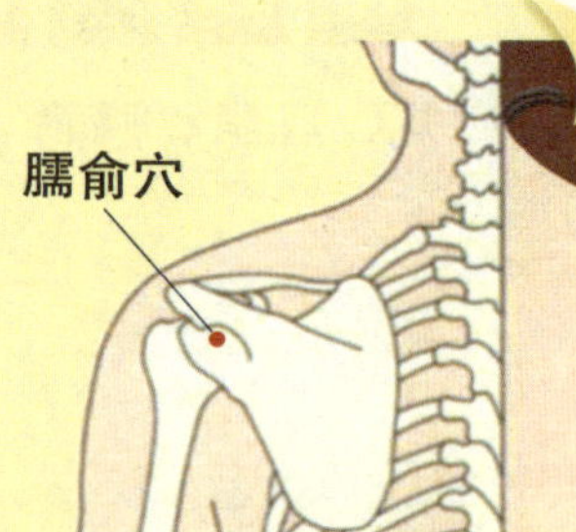

在肩部，当腋后纹头直上，肩胛冈下缘凹陷中，左右各一穴。

5 按揉曲池

按揉曲池穴，力度适中，按揉约 1 ～ 2 分钟。

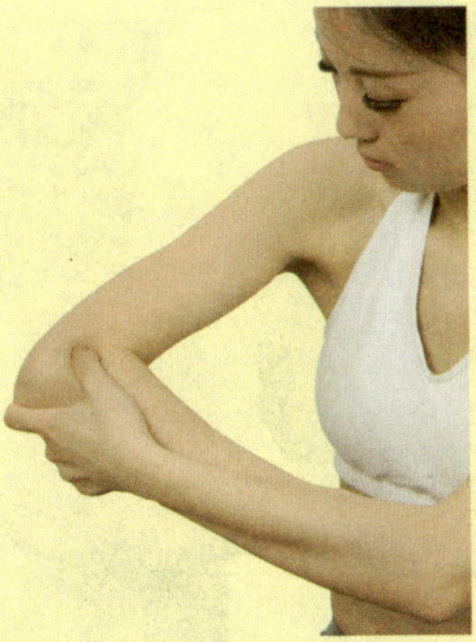

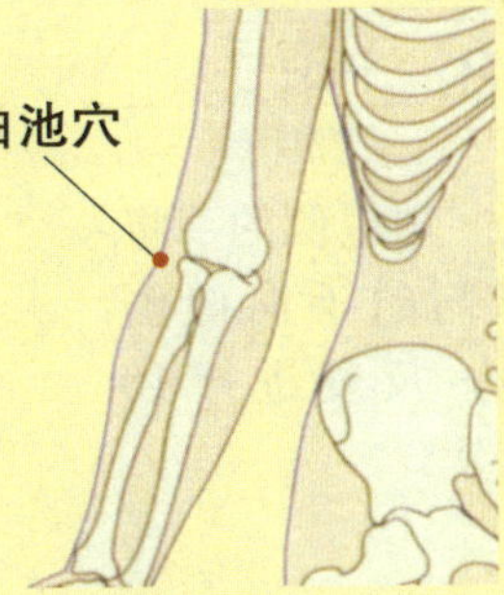

肘横纹外侧端，屈肘，当尺泽穴与肱骨外上髁连线中点，左右各一穴。

6 拿肩部

用拿法（详细手法解说参见附录 P185）拿捏肩部及三角肌（可以请他人帮助），重复 5 分钟。

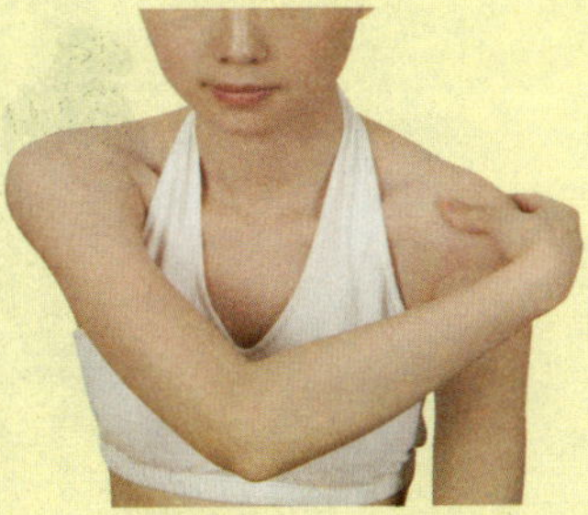

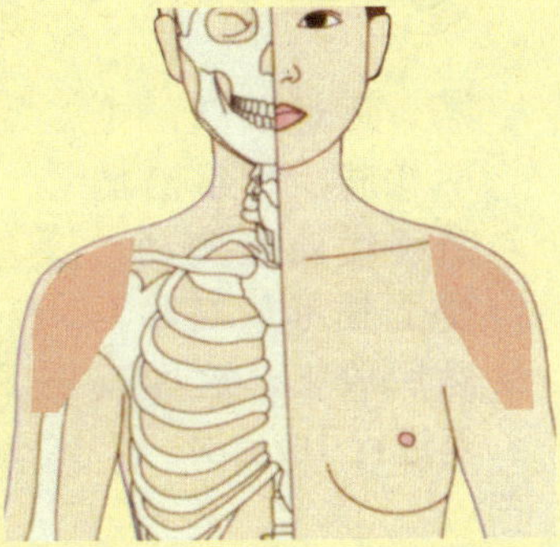

7 擦肩部

用掌擦法（详细手法解说参见附录 P181）擦肩前部、肩外侧部，重复约 1 ～ 2 分钟，以局部透热为度。

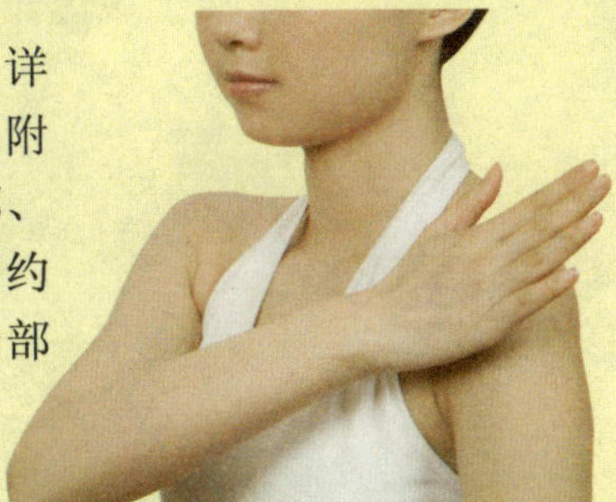

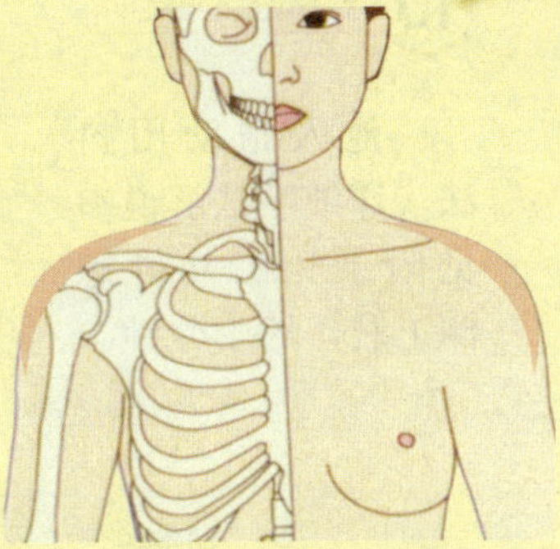

8 手拉手

用健侧的手将患侧的手向健侧拉，反复进行10余次。

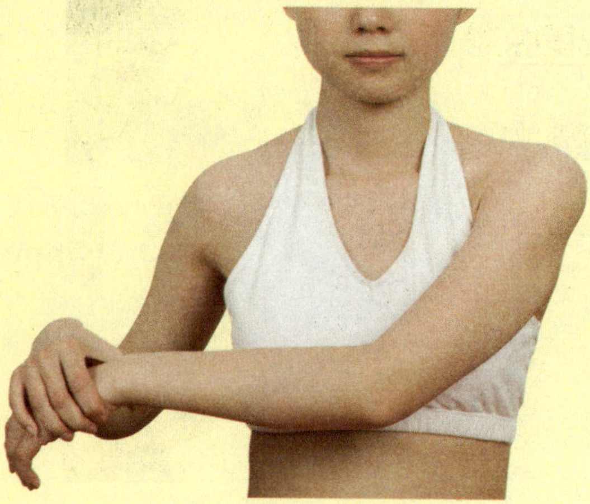

9 上肢爬墙

面对墙壁，上举患肢，患手沿墙壁缓缓向上爬动。使上肢尽量高举，然后放下，这样反复进行10余次。

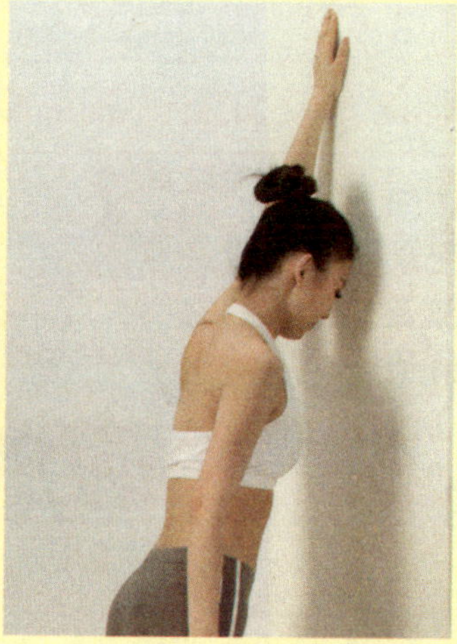

10 抖动上肢

他人帮助用抖法（详细手法解说参见附录P183）抖患侧上肢，约1分钟。

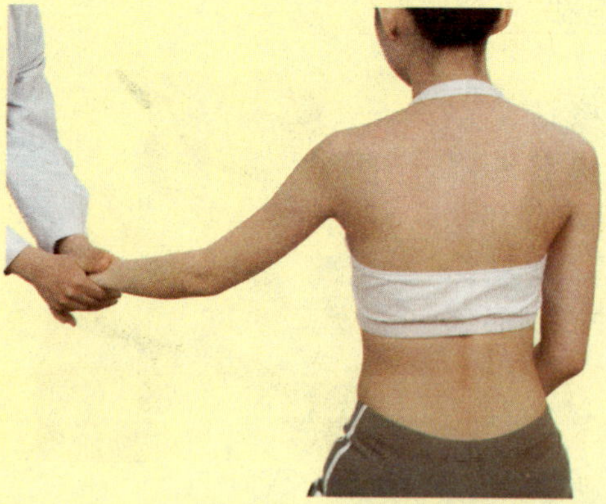

其他疗法

物理疗法

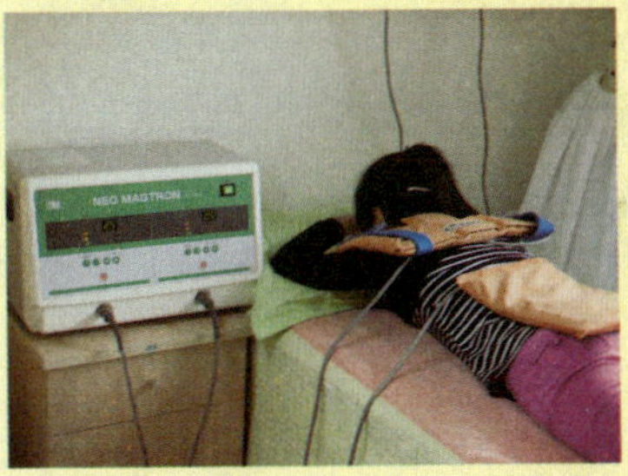

磁疗

可选用微波、超短波、磁疗，遵医嘱治疗。

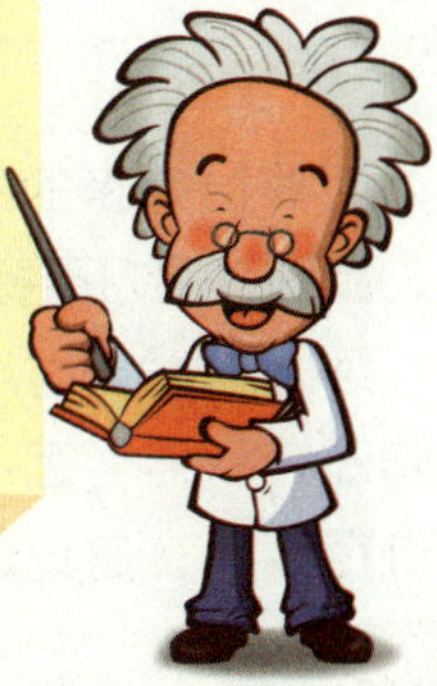

》日常注意

避免露肩睡觉

无论在任何季节，都要保护肩部免于受凉。如果经常吹冷气，也会导致肩痛，建议办公室常备披肩，做好肩部的保暖工作。

减少单肩背包

单肩包让人往往会不自觉地抬高肩膀以稳住包带，会使肩背部肌肉长期处于收缩状态，易引起肩背酸痛。

减轻手提包的重量

当提包太重时，肩部的肌肉会一直处在紧张状态，容易引起肌肉痉挛。

医疗知识科普

空调开得过猛导致“肩峰下滑囊炎”

炎炎酷暑，很多人都喜欢待在空调房里享受凉爽，还会将温度调得很低。殊不知，在使用空调享受凉爽的同时，潜伏在体内的疾病也会被冷气吹出。因为在温度较低的情况下，血管会急剧收缩，血流不畅，使关节受损而导致关节疼痛。另外，由于室内的温度比室外低，人进出会感受到忽冷忽热，这样会让人体平衡系统功能紊乱，平衡失调直接可以导致头痛、头晕目眩、颈僵背硬等症状，重者还会导致肩峰下滑囊炎、面瘫等病症。35 ～ 50 岁的人群，尤其是自身患有风湿、类风湿等疾病的人夏季吹空调一定要注意关节保暖。笔者在此提示，空调温度应该与外界温差在 5℃左右，另外一定要注意空调的清洁。

超简单肩部保健操

注意事项：

1.应根据肩膀的耐受情况量力旋转，用力不要过猛。

2.练习之后，可用双手拍打肩部、双臂等运动过的部位进行放松，避免运动后肌肉疼痛。

A 活动双肩

（步骤1）

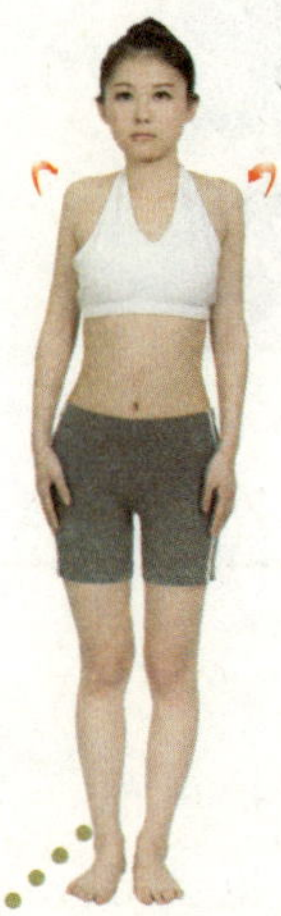

1

双肩先向后转动5圈，再向前转动5圈，重复3次。

B 单耸肩

（步骤2、步骤3）

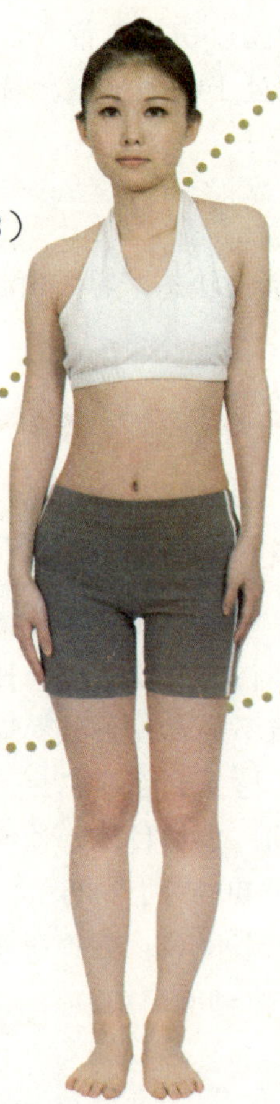

2

双臂自然下垂，先上耸左肩。

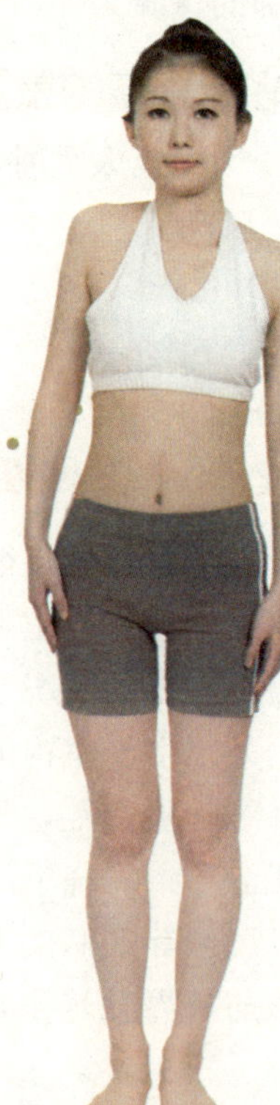

3

再上耸右肩，两肩交替，重复10～20次。

C双耸肩

（步骤4、步骤5）

4

双手、双臂自然下垂，吸气，双肩尽量上耸。

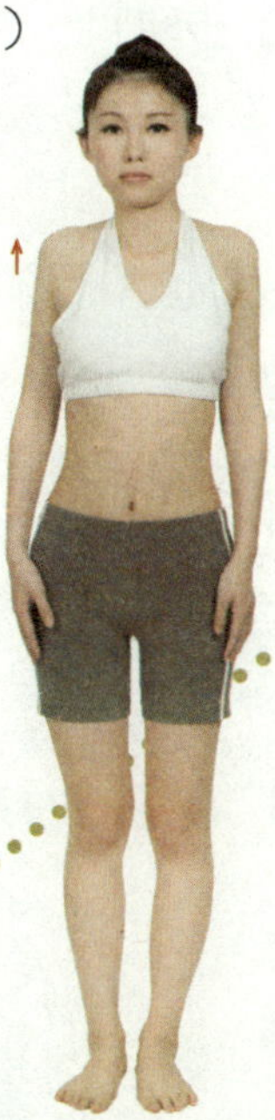

5

呼气，用力回落，重复10～20次。

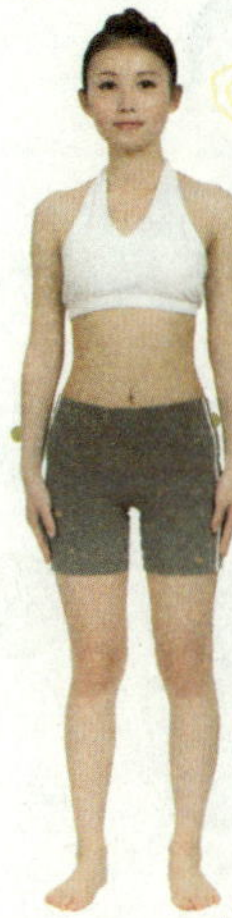

D体后拉肩

（步骤6、步骤7）

6

双手屈肘置于背后，左手向左平行牵拉右手腕。

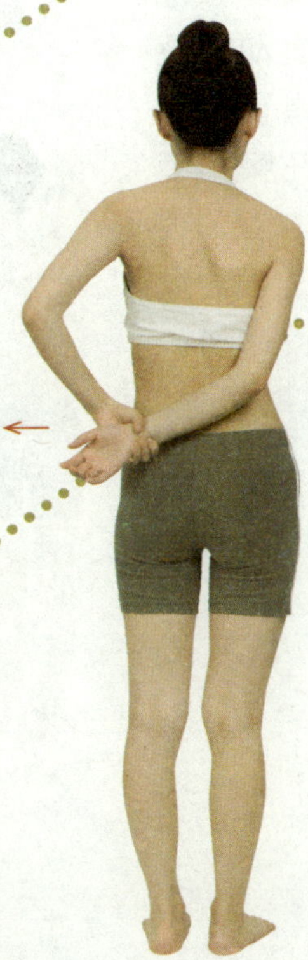

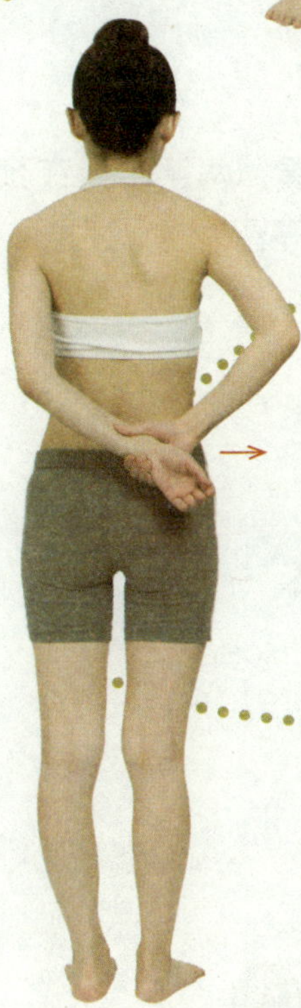

7

换右手向右平行牵拉左手腕，重复5～10次。

E旋转肩肘

（步骤8、步骤9）

8

两肘弯曲，两手指尖放于同侧肩头上。

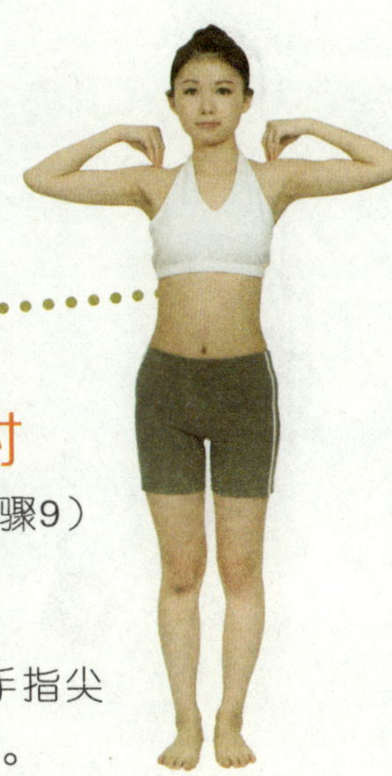

F 颈后扩肩

（步骤10、步骤11）

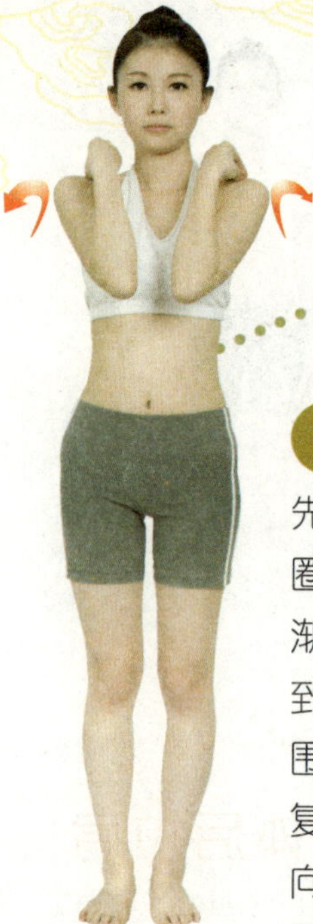

9

先由后向前做圆圈旋转运动，逐渐增大直径，直到两肘在胸前范围相触为止，重复3分钟。然后反向做旋转运动，重复3分钟。

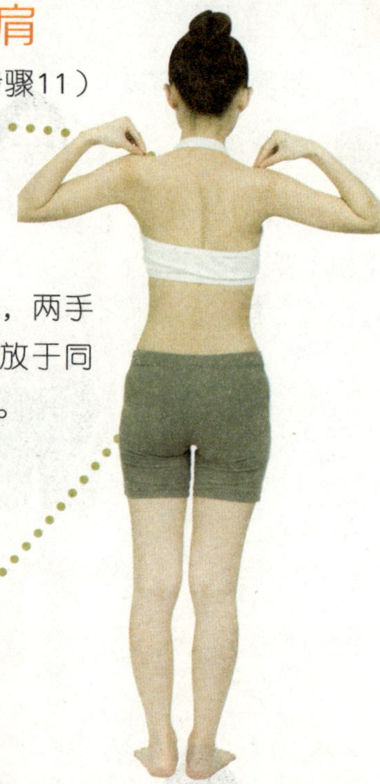

10

两肘弯曲，两手指尖分别放于同侧肩头上。

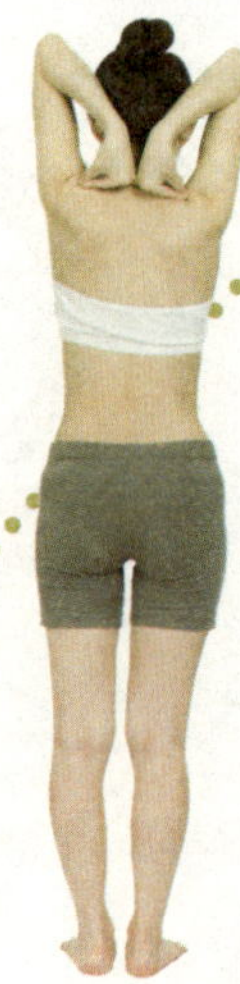

11

两肘外展，两手手背在颈后相触，停留2秒，还原，重复5次。

G 双臂划圈

（步骤12～步骤14）

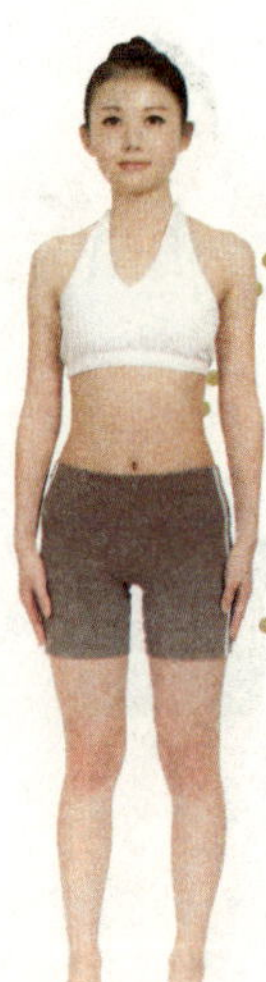

12

自然站立，目视前方，双手自然下垂。

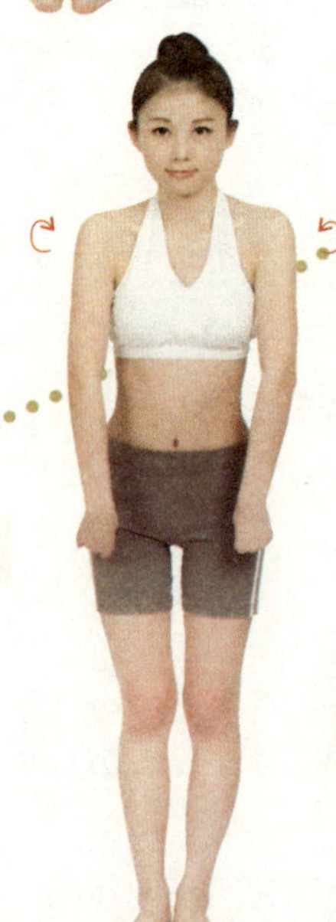

13

双臂由后向前划圈10次。

14

再反方向划圈10次。

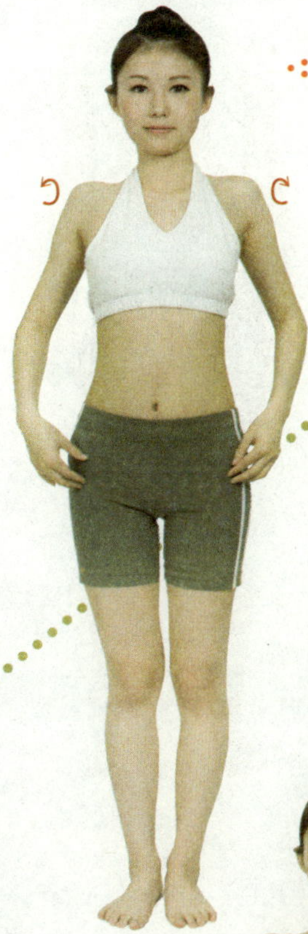

●主要锻炼肩关节，有利于增加斜方肌的力量，对预防颈椎病起到很好的作用。

●在环绕时应使肩臂方松，速度可由慢到快，再由快到慢，适应后两手可持哑铃或木块进行。

H 敲击手三里穴

（步骤15）

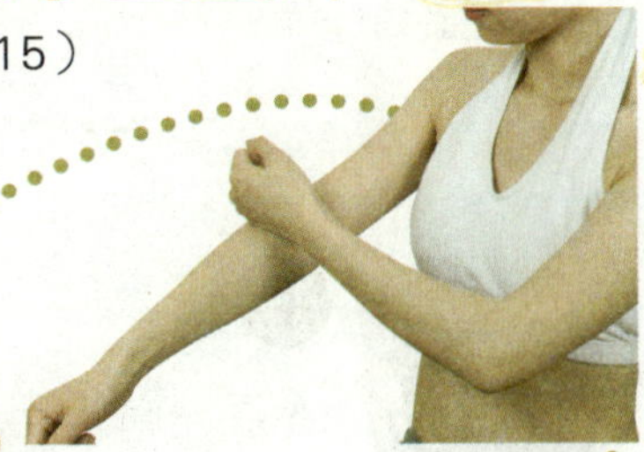

15

左手握空心拳敲击右手臂的手三里穴，敲击30～50下，再换右手敲击左手臂手三里穴30～50下。

转圈摇肩

（步骤16～步骤19）

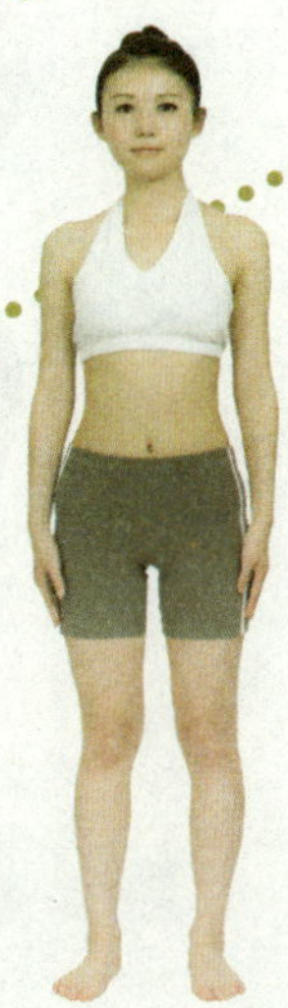

16

两手自然下垂，手指自然伸直。

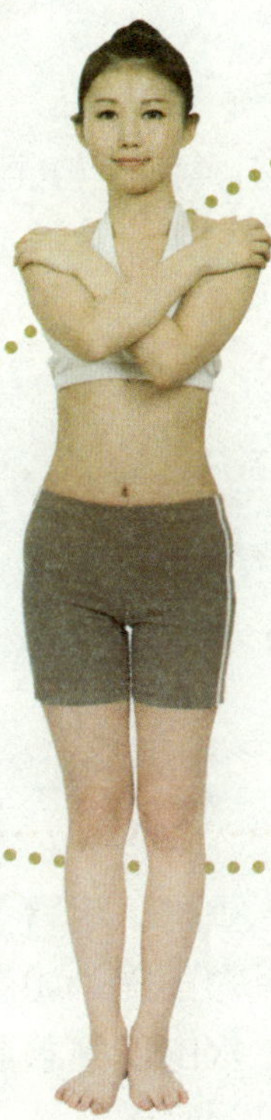

17

两臂交叉抱胸。

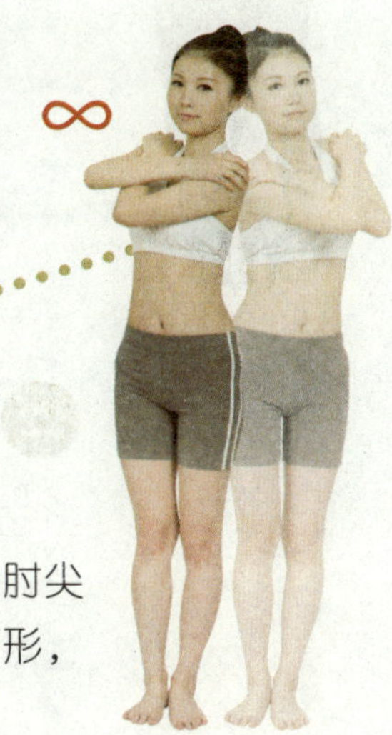

18

左右转圈摇摆，肘尖的轨迹呈“∞”形，30～50次。

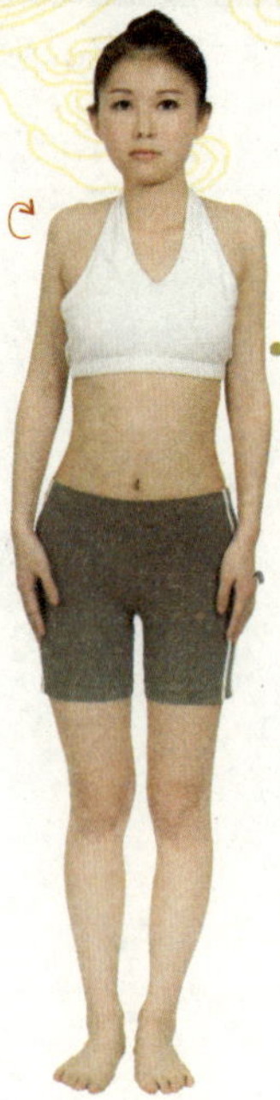

19

还原，肩膀用力由后向前转圈（后—上—前—下—后），然后由前向后转圈，各30～50次。

J 负重交替前平举

（步骤20～步骤22）

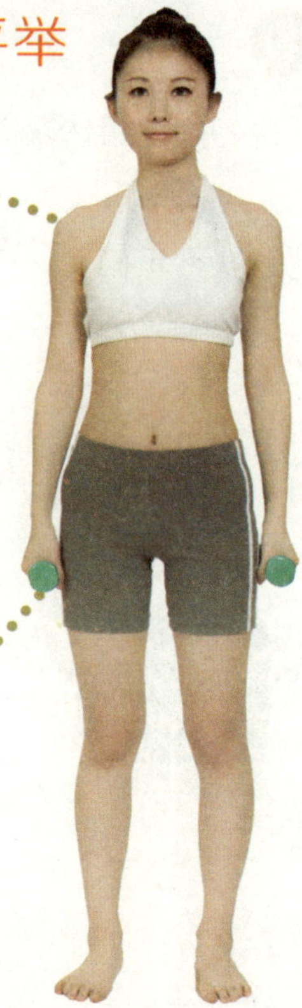

20

两脚自然开立，同肩宽，两腿自然伸直。两手持重物置于体侧，手臂也自然伸直，目视前方，挺胸收腹。

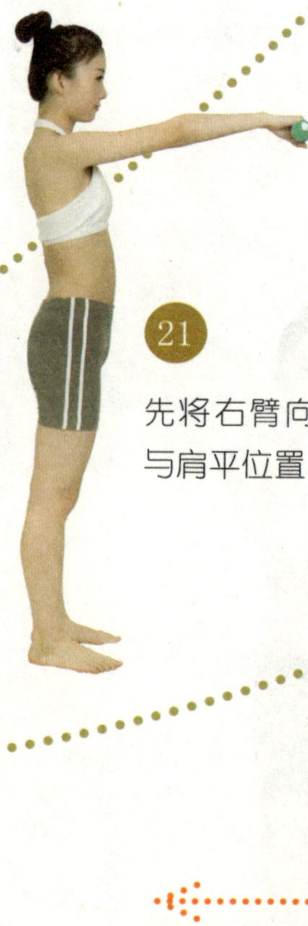

21

先将右臂向上拉至与肩平位置。

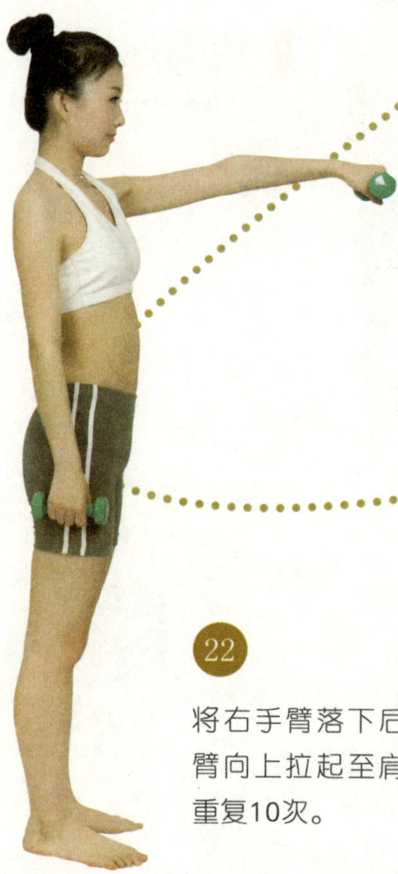

22

将右手臂落下后，再将左臂向上拉起至肩部高度，重复10次。

重物以手臂不累为前提，如灌满水的矿泉水瓶、小哑铃等。

负重侧平举

（步骤23、步骤24）

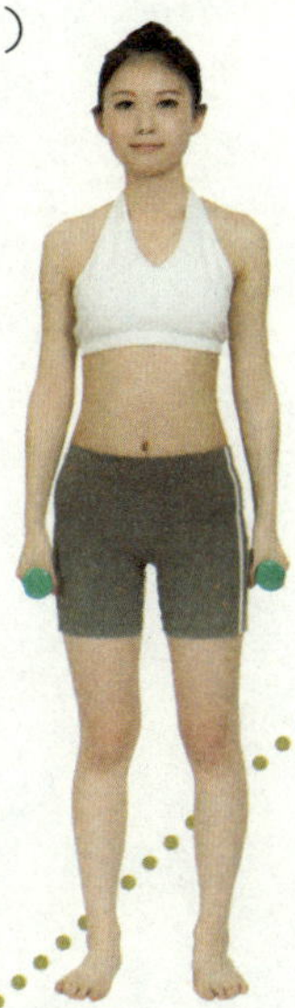

23

两脚自然站立，两腿自然伸直，两手持重物置于体侧，手臂也自然伸直，目视前方，挺胸收腹。

24

将意念集中在肩部，以该处的力量将重物由体侧向两侧平举拉起，待两臂向上举起至肩部高度时，可停顿1～2秒，再将手臂慢慢放下还原，重复10次。

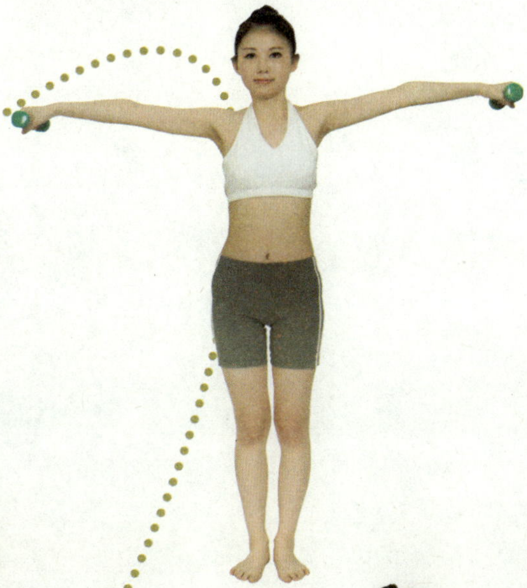

提重耸肩

（步骤25、步骤26）

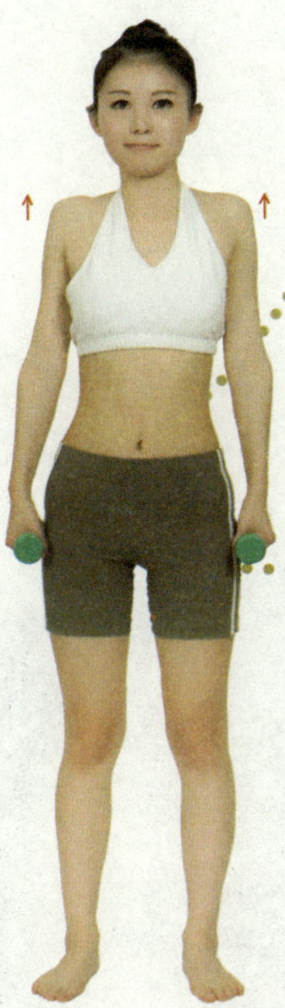

25

两脚自然站立，两腿自然伸直，两手持重物置于体侧，手臂也自然伸直，目视前方，挺胸收腹，将意念集中在肩部并先用力向上提肩部。

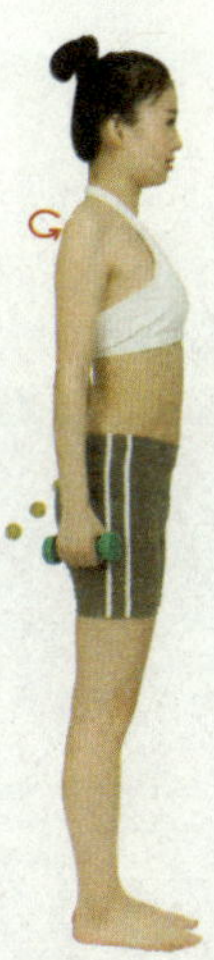

26

随后再向后耸肩，再将肩部向下落回还原到准备动作，重复10次。也就是利用重物的重量使肩部做一个前后大回旋的动作。

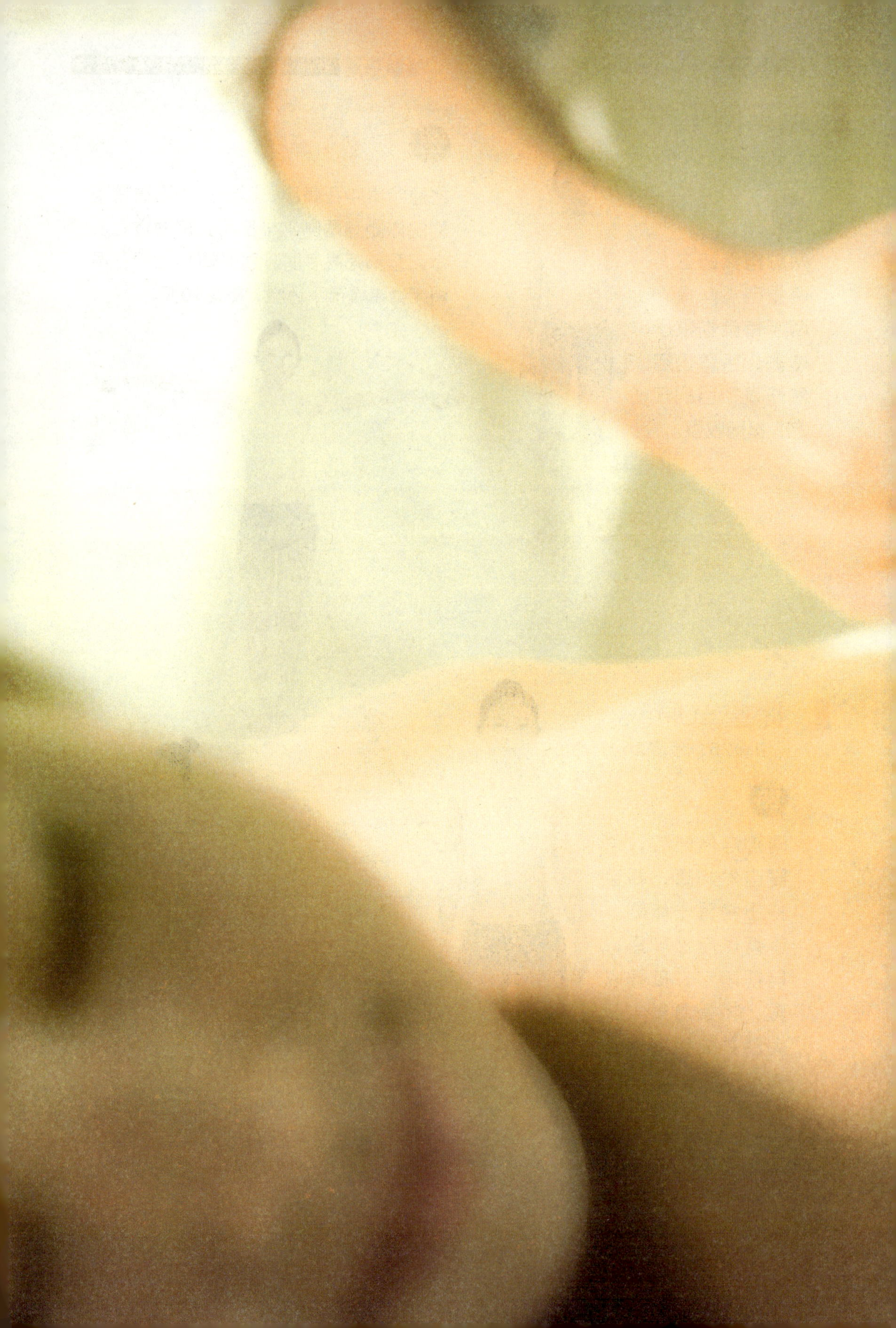

第4章

保护腰部，拒绝久坐后遗症

◎了解我的腰部

◎帮久坐族找到腰部疼痛的原因

◎腰部疼痛常见病症养护

◎超简单腰髋部保健操

了解我的腰部

对于腰痛缺乏恰当的知识了解，就容易产生对腰痛过度的不安或恐惧感。所以，理解腰部的构造是改善腰痛的第一步。

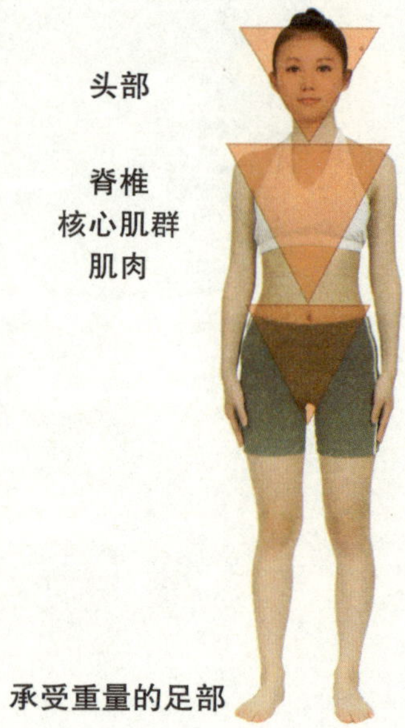

腰部主要是由腰椎、韧带和相关的肌肉神经等组织构成。腰椎是人脊柱中位于胸椎和骶尾骨之间的部分，正常人腰椎骨有5块，腰椎的曲度是向前凸，正常人的脊柱从后方看是直的。腰椎是人体脊柱中活动范围较大、承受负荷最大，也是退变较早、发病率最高的部位。

腰椎的外形与脊椎不同，但基本结构相似，都是由椎骨、椎间盘构成，椎间关节的构造犹如晾衣架。椎骨的结构与脊骨相似，具体结构介绍参见前文。

腰椎间盘

腰椎间盘是相邻椎体间的一个椭圆形、有弹性的软骨纤维垫，中间是髓核，呈胶冻状，周围是坚硬致密的纤维环，起着弹性垫和轴承滚珠的作用，使腰部各个方向的负荷平衡均匀分布，以维持人体平衡。

韧带

关节靠富有弹性的韧带连接，以控制动作。韧带松弛后，关节失去了稳定性，容易出现扭伤或挫伤。髓核位于中央处是最稳定的状态。

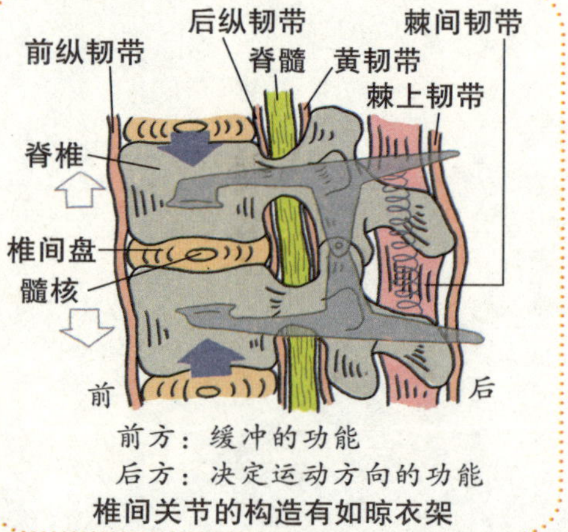

椎间关节的构造有如晾衣架

帮久坐族找到腰部疼痛的原因

临床上，引起腰痛的原因很多，如骨科、普通外科、内科、妇科、泌尿科及神经科的某些疾病均可引起。根据其病因不同，腰痛分为以下5大类。

先天性疾患

先天性疾病导致的腰痛占比例较少，但需要去医院进行确诊后，遵医嘱进行治疗。

炎症性疾患

炎症性疾患引起的腰痛占很大比例，是指在各种刺激因素（如寒冷、潮湿、缺血、乏氧、劳损等）作用下所产生的局部炎症表现，这也是久坐族发生腰痛的主要原因。

损伤性疾患

因生活中用力动作不当导致腰部损伤产生的腰部疼痛（如闪腰），也是常见的腰痛原因。

退变性疾患

人随着年龄的增大，椎间盘脱水，细胞萎缩退变、强度下降，或在此基础上，轻微的伤力作用，使纤维环破裂，髓核向后突入椎管，而压迫神经，引起神经水肿，就会出现腰痛，往往伴腿部放射性疼痛。

其他疾患引起的腰痛

如肾病等其他疾病也会引起腰痛，此时需要去医院进行就诊以明确病因。

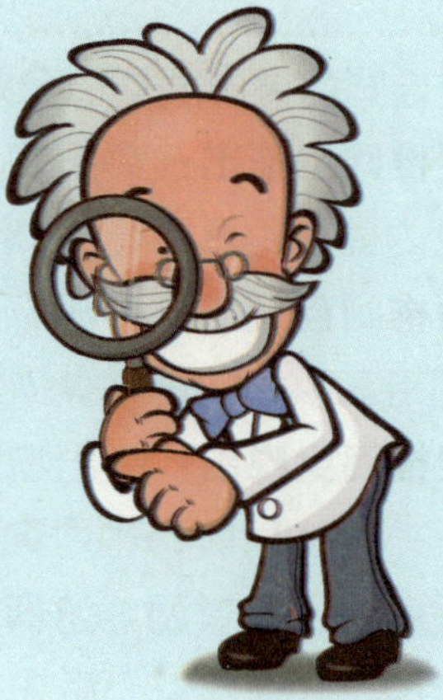

腰椎间盘突出症

——腰部持续性钝痛，伴有腿部疼痛、麻木

概述

腰椎间盘突出症是一种多发病、常见病，患者大多是20～40岁之间的青壮年，主要因椎间盘劳损变性、纤维环破裂或髓核脱出等，刺激或压迫脊神经、脊髓等引起的一系列症状群，严重影响正常工作和日常生活。

表现

腰疼

患者自觉腰部持续性钝痛，平卧位减轻，站立则加剧，一般情况下尚可忍受，腰部可适度活动或慢步行走；也可为突发的腰部痉挛样剧痛，难以忍受，需卧床休息，严重影响生活和工作。

腿部疼痛、麻木

很多情况下下肢麻木，与疼痛伴发，少数患者可表现为单纯麻木，还有少数患者自觉下肢发冷、发凉，走路出现跛行。

类型

腰椎间盘突出症可以分为以下3种类型。

腰椎间盘膨出：突出物常有薄的外层纤维环包裹，后纵韧带通常未穿破，膨入椎管内最大距离不超过3毫米。

腰椎间盘突出：突出物超过3毫米，从纤维破裂口突入椎管，有的表面覆有后纵韧带。手术切开后纵韧带被膜，突出的髓核常常自动地从切口中挤出。

腰椎间盘脱出：突出物穿破纤维环外层，脱离椎间盘本体，可游离于上一椎体或下一椎体后侧，也可突破后纵韧带游离于神经根周围或硬膜壳前侧，偶尔可破入硬膜内压迫脊髓。游离的突出物可成为纤维化或钙化的髓核组织或椎间盘碎片，碎片可大可小，小者如米粒，大者可达20毫米。

家庭对症调养

腰椎间盘突出症应尽早采取有效的治疗措施，避免延误病情，给患者带来痛苦，给治疗增加难度。保守治疗是治疗腰椎间盘突出症的主要方法之一，可以治愈一部分患者，对初次发作或者发作时间短、椎间盘突出较小、对脊髓或神经根压迫比较轻微、症状较轻的患者效果较好。

特效穴位	重点区域
阿是穴	腰部、臀部、下肢

推拿法

腰椎间盘突出症急性期或急性发作期，神经根严重充血、水肿，推拿后可刺激神经根使症状加重，所以急性期疼痛剧烈时不宜重手法推拿治疗，需在慢性起病期进行。

1 揉按腰臀部

他人在腰、臀及下肢用轻柔的揉法全面放松身体肌肉。

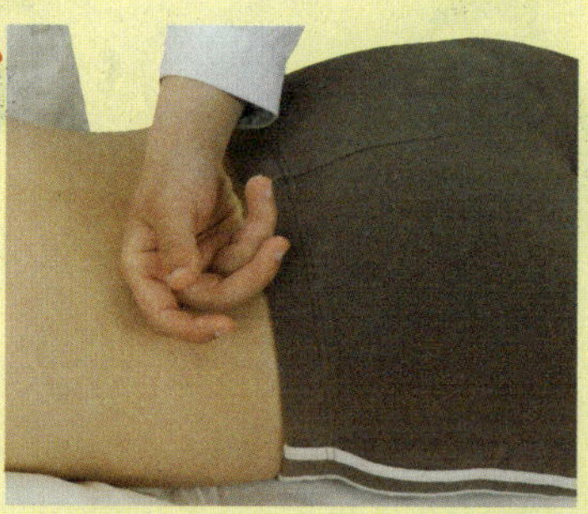

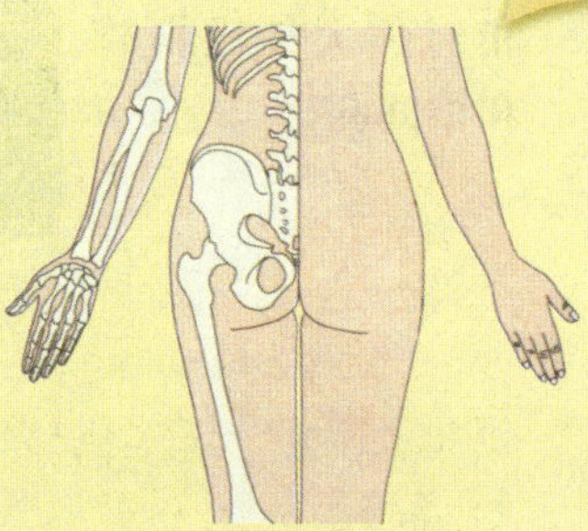

2 按压腰部

双手交叠，有节奏地按压腰部，使腰部震动。

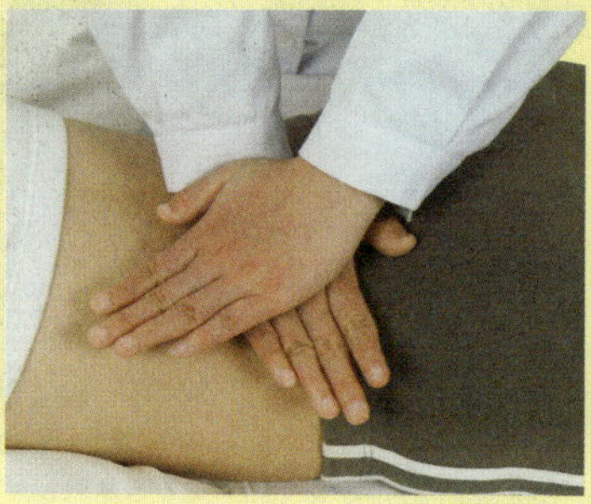

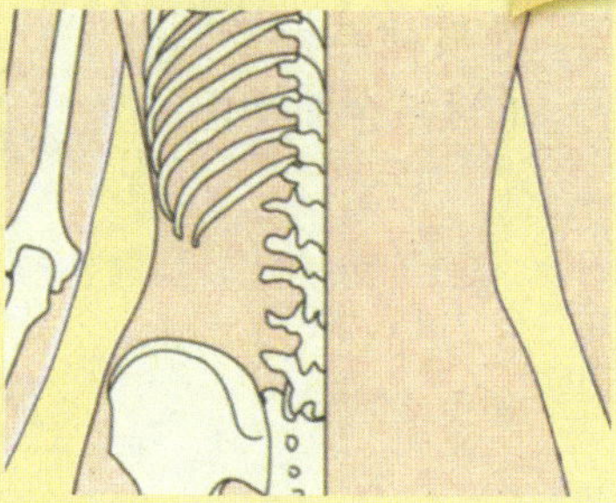

3 下肢后伸扳

在固定患部的情况下，用双下肢后伸扳法，使腰部过伸，目的在于促进突出物回纳或改变突出物与神经根的位置。

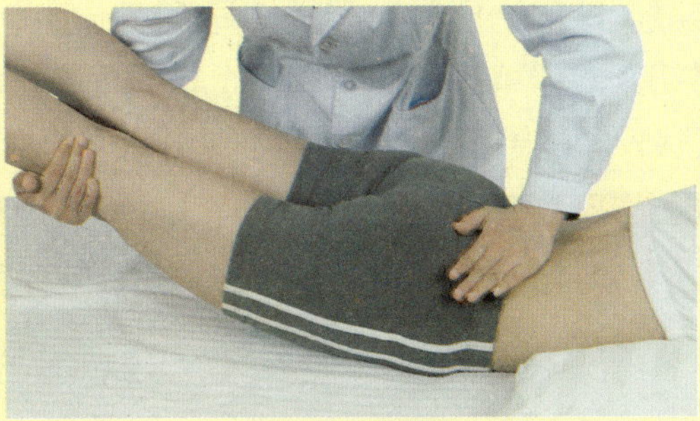

特别注意： 此步骤需要专业医师操作，家庭中不宜采用。

4 旋转复位

用腰部斜扳法或旋转复位等手法，以调整后关节紊乱，相对扩大神经根管和椎间孔。

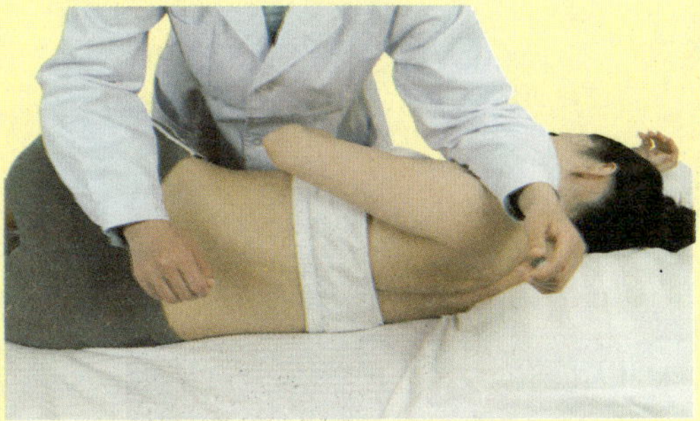

特别注意： 此步骤需要专业医师操作，家庭中不宜采用。

5 揿按下肢部

用揿法沿痛点、受损神经根及其分布区域全面操作。

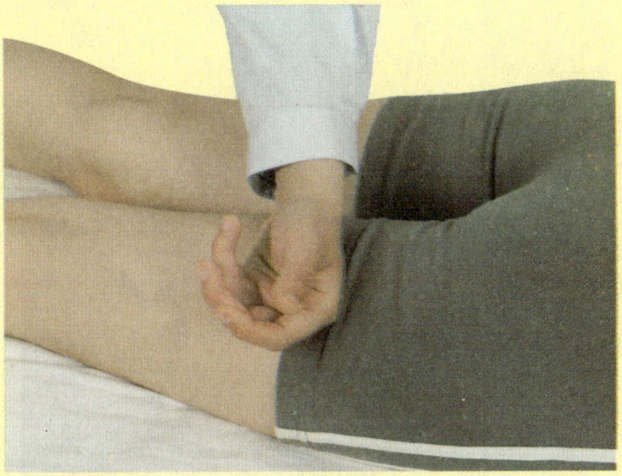

6 按压下肢

用按法按压腰臀部和下肢，力度适中。

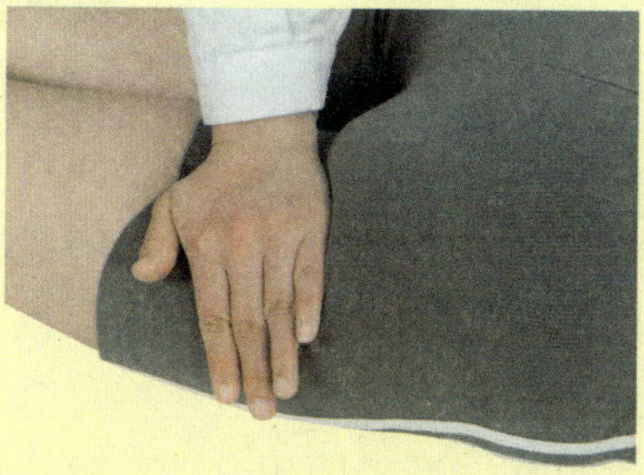

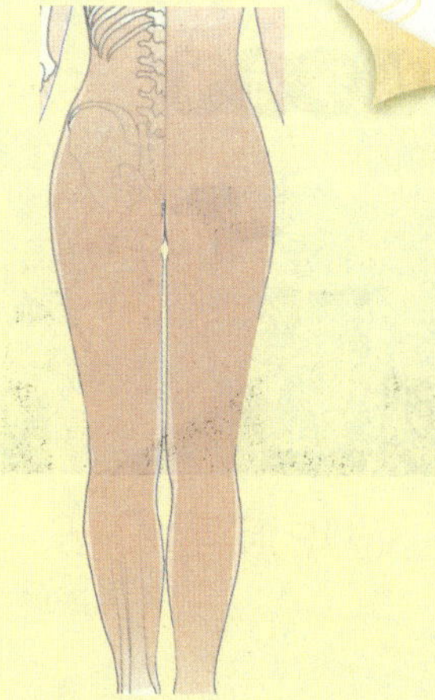

7 拿揉下肢

从上到下，拿揉下肢，力度适中。

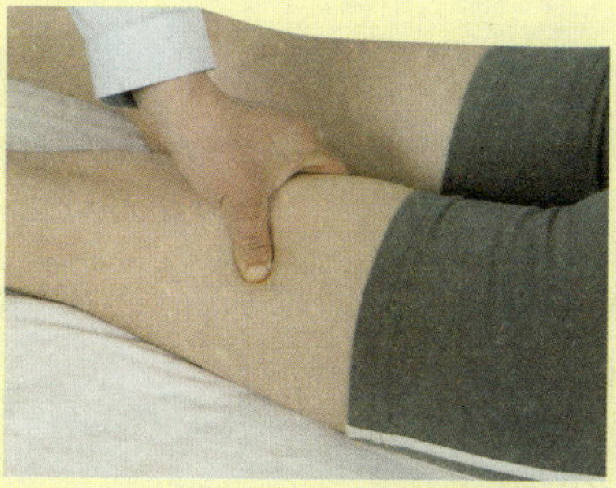

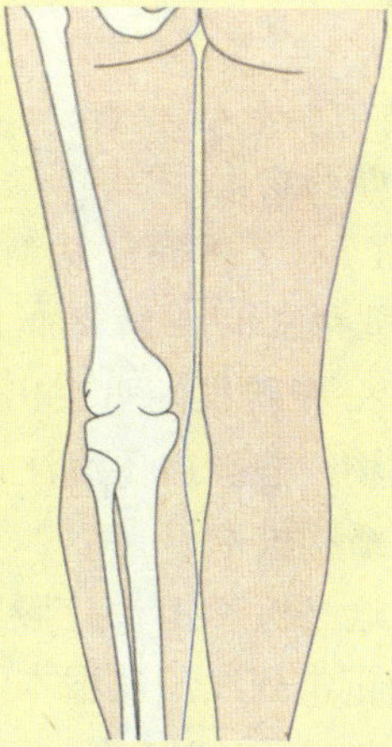

8 拿捏下肢

从上到下，拿捏下肢，力度适中。

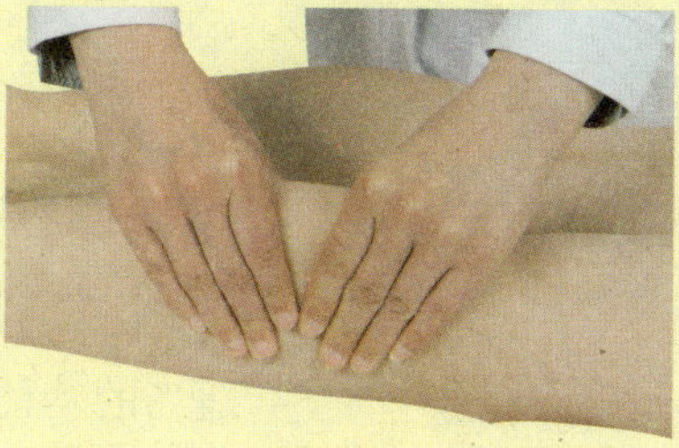

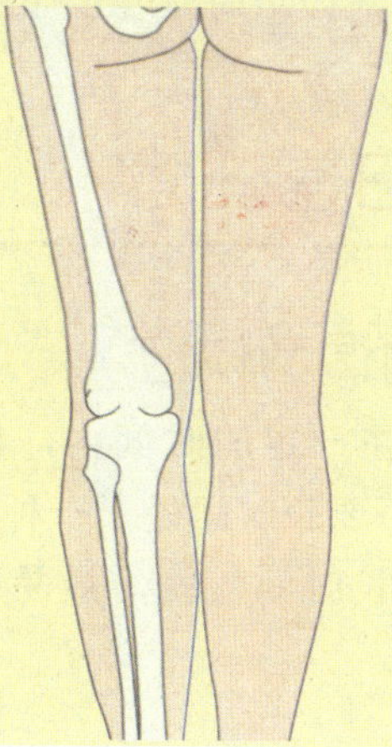

其他疗法

物理疗法

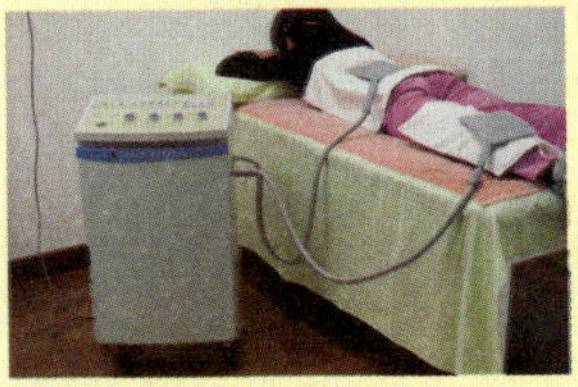

超短波电疗法

采用微波、超短波电疗法，能在腰椎间盘突出症的初期有效改善患部的血液循环，消除可能产生的渗出、水肿等炎性反应，减轻因压迫或刺激神经根而引起的疼痛。

腰围护腰

特别适合急性腰椎间盘突出症患者。腰椎间盘突出患者因局部的急性炎性反应和刺激，可有不同程度的肌肉痉挛，佩戴腰围后，减少了腰的活动，可起到加强保护的作用。

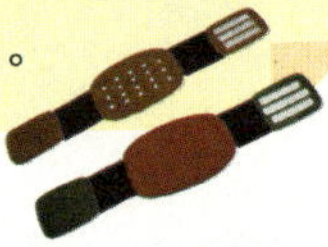

了解医生处方

●药物治疗

1. 对于疼痛症状难以忍受、不能平卧、不能入睡的患者常会给予抗炎和止痛类药物，以缓解疼痛。

2. 在腰椎间盘突出症急性期，脊神经根水肿较为明显，可静脉滴注类固醇类药物，静脉加压滴注甘露醇等脱水剂。

●腰椎牵引

这是医学上治疗腰椎间盘突出症的有效方法，需专业医师操作，以恢复腰椎的正常列线，从根本上解除腰椎间盘突出症的病因。

●封闭疗法

如果疼痛剧烈，可以采用局部封闭疗法。常见的有穴位封闭和局部区域性封闭两种，均需要专业医师进行操作。

》日常注意

随时调节体位

在一定的时间内，应随时调节体位，不要长时间处于一种姿势，如久坐。尤其长时间弯腰，最易引起腰椎间盘突出。

适当功能锻炼

适当的功能锻炼，可改善局部血液循环，减轻和消除腰椎间盘周围软组织的水肿，延缓和防止腰椎间盘突出，增强体质。

急性腰扭伤

——在做某一动作时突然感到腰部剧烈疼痛

概述

急性腰扭伤，俗称闪腰，为腰部软组织包括肌肉、韧带、筋膜等因外力作用突然受到过度牵拉而引起的急性扭伤。急性腰扭伤多见于青壮年，主要由肢体超限度负重，姿势不正确，动作不协调，突然失足，猛烈提物，活动时没有准备，活动范围过大等引起。

表现

多数患者有明显的腰部外伤史，一般是在抬重物或做某一动作时突然感到腰部剧烈疼痛，甚至自觉有撕裂声，动作被迫中止。腰痛在咳嗽、打喷嚏或腰部活动时加剧，重者不能坐起、站立或行走。

本病临床上常见棘上韧带、棘间韧带和骶腰韧带损伤，严重者可造成韧带撕裂或棘突上剥离。部分患者可能是腰椎后关节滑膜嵌顿，主要表现为伤后腰部立即发生难以忍受的剧烈疼痛，腰肌处于紧张状态和僵板。本病一般不造成神经损伤，部分特别严重的患者可能出现隐性脊椎裂。

家庭对症调养

急性腰扭伤后应卧床休息至少1周以上，积极治疗，防止转成慢性。

局部热疗

急性腰扭伤后的24小时内为急性期，这一时期不需要采取任何措施，务必卧床休息。度过急性损伤的最初几天后，可采用局部热疗——照红外线或热敷，使患处肌肉松弛，增加血液循环和淋巴回流，减少疼痛。

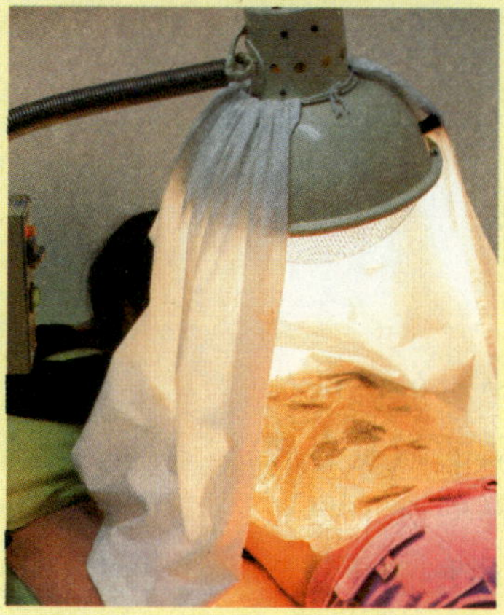

红外线照射

提示：

卧床休息疼痛减轻后可进行适当的腰背肌功能锻炼，锻炼方法见P120～P127超简单腰部、髋部保健操。

按摩法

急性腰扭伤后，不主张立即使用推拿等治疗方式，以免造成出血或渗出增加。但腰扭伤的同时伴有腰部小关节功能紊乱，可以使用下面的手法进行调整。

1 放松腰部

他人辅助按揉、拿捏、弹拨腰部扭伤处，力度合适，再慢慢沿着筋的方向进行理顺，以患者舒适为度，重复 3 ～ 5 次。

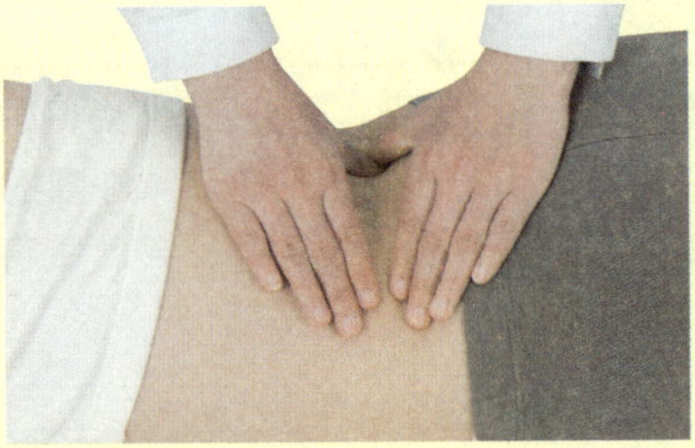

2 斜扳旋转

如腰扭伤后同时出现了滑膜嵌顿，需再用斜扳或旋转手法进行纠正。

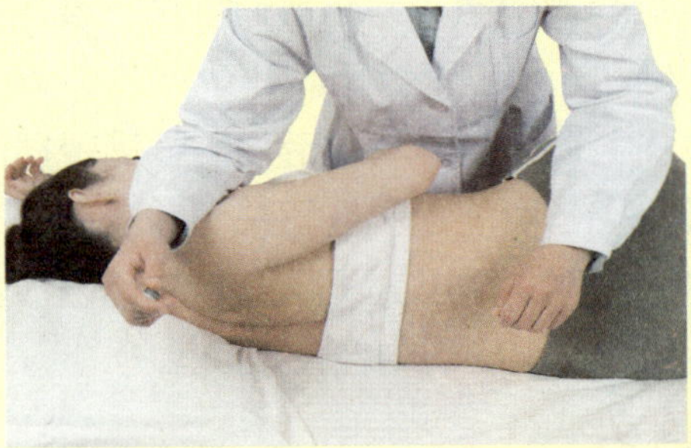

特别注意： 本步骤仅对椎间小关节滑膜嵌顿有效，且需要专业医师进行操作，家庭中不宜采用。

了解医生处方

● 局部痛点封闭

可用醋酸强的松龙进行痛点注射，一般封闭 1 次即可显效。如仍有疼痛，可隔 1 周再注射 1 次，2 ～ 3 次为 1 个疗程。

» 日常注意

睡软硬合适的床

急性腰扭伤后需要绝对的卧床休息。除此之外，床对身体的恢复有较大的影响。休息时，最好仰卧于垫一厚被的硬板床上，扭伤部位垫一软枕，能有效减轻疼痛和缓解肌肉痉挛。

掌握正确的姿势

扛、抬重物时要尽量让胸、腰部挺直，髋膝部屈曲；起身应以下肢用力为主，站稳后再迈步；搬、提重物时应取半蹲位，使物体尽量贴近身体。

慢性腰肌劳损

——腰部酸痛或胀痛，不能坚持弯腰工作

概述

慢性腰肌劳损又称腰背肌筋膜炎、功能性腰痛等，主要指腰骶部肌肉、筋膜、韧带等软组织的慢性损伤，导致局部无菌性炎症，从而引起腰骶部一侧或两侧的弥漫性疼痛。本病是慢性腰腿痛中常见的疾病之一，常与职业和工作环境有一定关系，“久坐族”是易发人群。

表现

1.腰部酸痛或胀痛，部分刺痛或灼痛。

2.劳累时加重，休息时减轻；适当活动和经常改变体位时减轻，活动过度又加重。

3.不能坚持弯腰工作。常被迫时时伸腰或以拳头捶击腰部以缓解疼痛，腰部有压痛点。

4.腰部外形及活动多无异常，也无明显腰肌痉挛，少数患者腰部活动稍受限。劳累、阴雨天气、受风寒湿影响则症状加重。

家庭对症调养

特效穴位

三焦俞、肾俞、气海俞、大肠俞、关元俞、志室、秩边

重点区域

足太阳膀胱经

按摩法

按摩对本病有较好疗效，但关键是要消除致病因素，即改变原来的腰部超负荷现象，才能达到满意的治疗效果。

1 按揉膀胱经

俯卧位，他人先用掌根按揉法柔和地沿两侧足太阳膀胱经从上向下按揉5～6次，用掌根在痛点周围按揉1～2分钟。

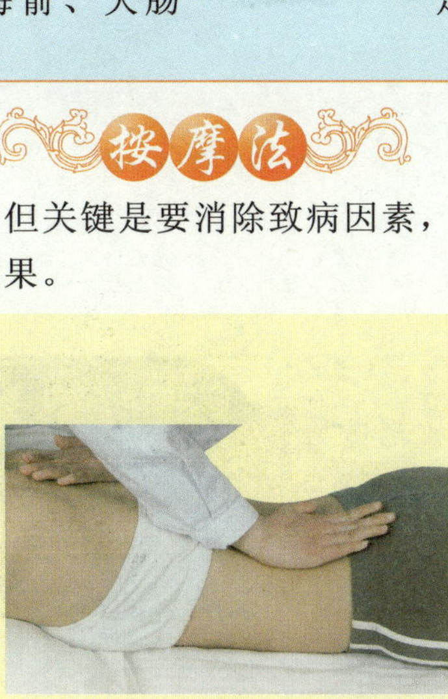

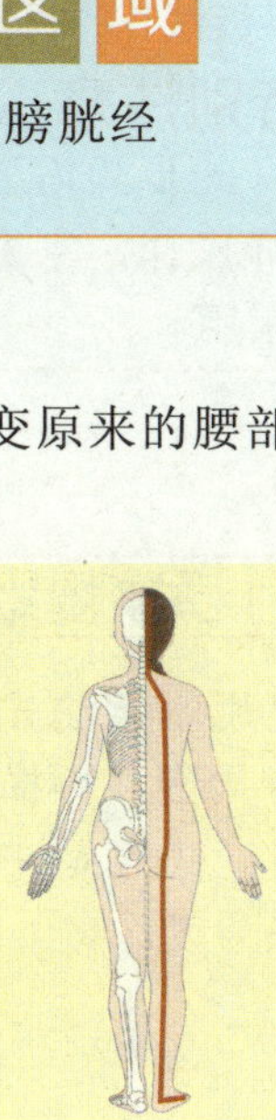

2 点揉特效穴

以双手拇指依次点揉两侧三焦俞穴、肾俞穴、气海俞穴、大肠俞穴、关元俞穴、志室穴、秩边穴，每个点揉约1分钟，以有酸胀感为度，再用双手拇指弹拨痉挛的肌肉10次。

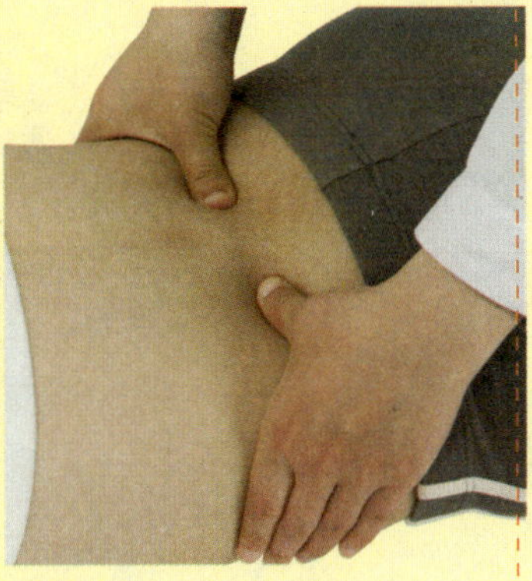

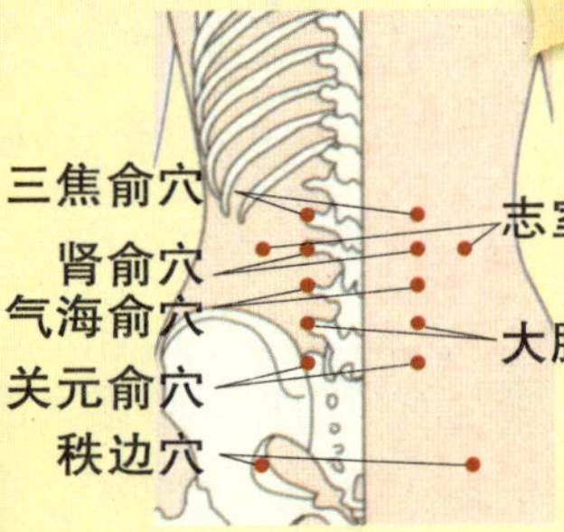

志室穴：平第2腰椎棘突下，旁开3寸，左右各一穴。

三焦俞穴：平第1腰椎棘突下，旁开1.5寸，左右各一穴。
肾俞穴：平第2腰椎棘突下，旁开1.5寸，左右各一穴。
气海俞穴：平第3腰椎棘突下，旁开1.5寸，左右各一穴。
大肠俞穴：平第4腰椎棘突下，旁开1.5寸，左右各一穴。
关元俞穴：平第5腰椎棘突下，旁开1.5寸，左右各一穴。
秩边穴：平第4骶后孔，旁开3寸，左右各一穴。

3 腰椎斜扳法

侧卧位，对腰椎间盘有突出症状者要施腰椎斜扳法，左右各1次。

！特别注意：

此步骤需要专业医师操作，家庭中不宜采用。

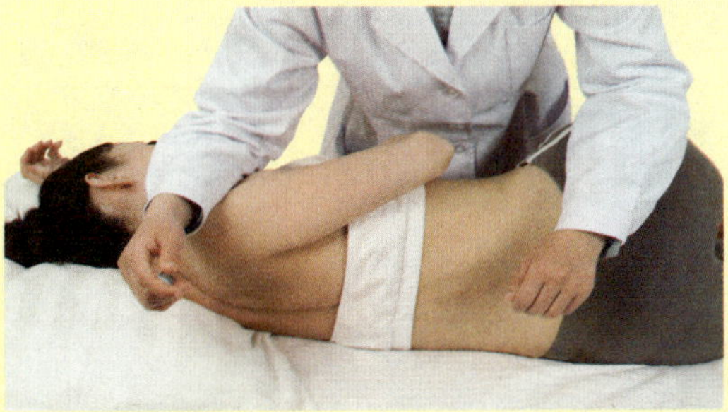

4 横擦腰骶部

用掌擦法先直擦腰背周围，再横擦腰骶部，力度适中，以透热为度。

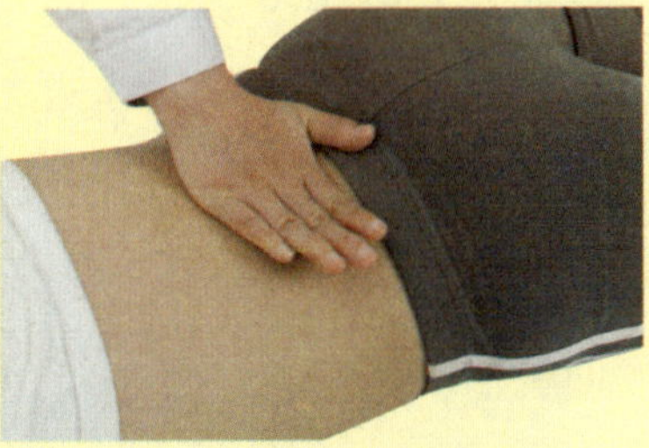

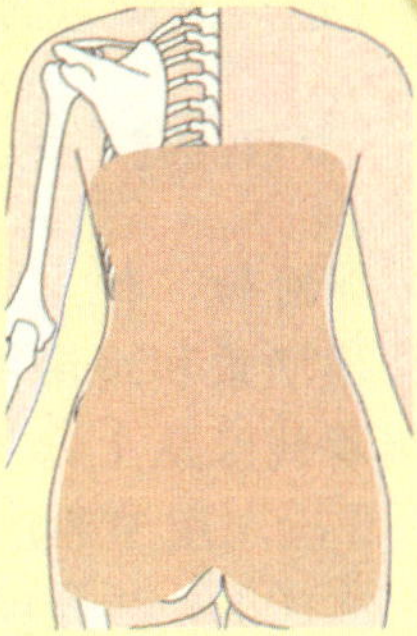

5 拍击腰骶部

双手空心掌，交替上下拍击腰骶部，约 2 分钟。

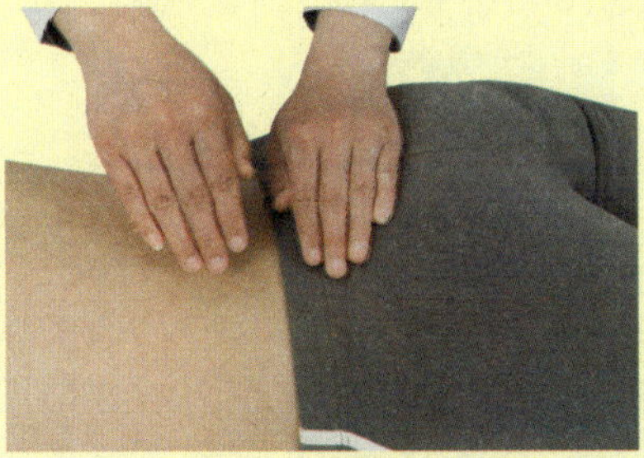

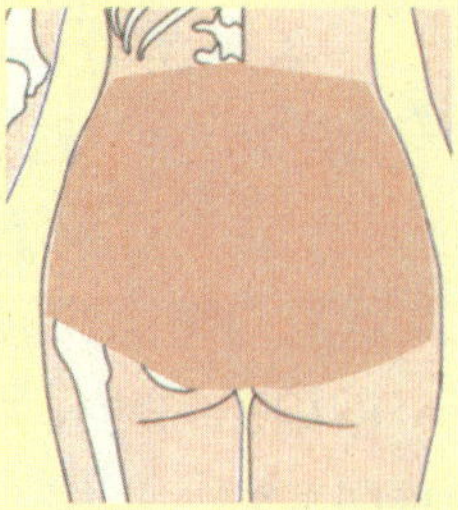

其他疗法

物理疗法

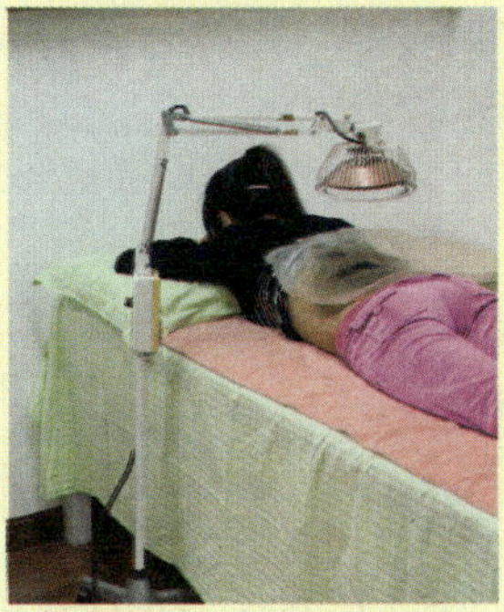

可遵医嘱选用微波、超短波、蜡疗、TDP 神灯照射进行治疗。

日常注意

腰部用力应适当

不可强力举重，不可负重久行，坐、卧、行走保持正确姿势，纠正不良的工作姿势，如弯腰过久，或伏案过低等。若需作腰部用力或弯曲的工作时，应定时做松弛腰部肌肉的体操和佩戴腰痛固定带或者腰痛治疗带。注意避免跌、仆、闪、挫。

劳逸适度

劳逸适度，多进行腰部锻炼，节制房事。

避免阴冷潮湿

避免阴冷潮湿的生活、工作环境，勿坐卧湿地，勿冒雨涉水，劳作汗出后及时擦拭身体、更换衣服，或饮姜汤水驱散风寒。

梨状肌损伤综合征

——一侧臀部或腰臀部疼痛不适

》概述

梨状肌为臀部深层的一块形似梨形的小肌肉。由于梨状肌在臀部深层与坐骨神经干紧密相邻的特殊关系，再加上解剖上的变异，容易损伤，导致疼痛、麻痹。因为遭受风寒湿、外伤、腰椎间盘突出继发等原因所致臀部梨状肌部位肌肉紧张、痉挛、疼痛，刺激或压迫坐骨神经而引起臀腿痛者，称梨状肌综合征。

》表现

一侧臀部或腰臀部疼痛不适，以梨状肌相对应的部位最明显，疼痛可放射至大腿后侧、小腿后外侧，小腿外侧可有麻木感，咳嗽、打喷嚏时无放射痛。一般疼痛以急性发作最为多见，症状严重的患者疼痛如同刀割般，行走困难，如“八字”形外旋跛行。

检查时可发现臀部肌肉萎缩、松弛，可扪及梨状肌肿胀如梨形的肌束，或触及沿梨状肌走行位置上的肌束，压痛明显，并有放射痛。

》家庭对症调养

特效穴位

居髎、环跳、委中、承山、昆仑、秩边

重点区域

腰部、背部、腿部

按摩法

1 按揉放松

俯卧位，他人综合使用轻柔的揉、按、揉等手法在患者侧臀部（沿臀大肌肌纤维方向）往返3～5次，使臀部痉挛的肌肉逐渐放松。

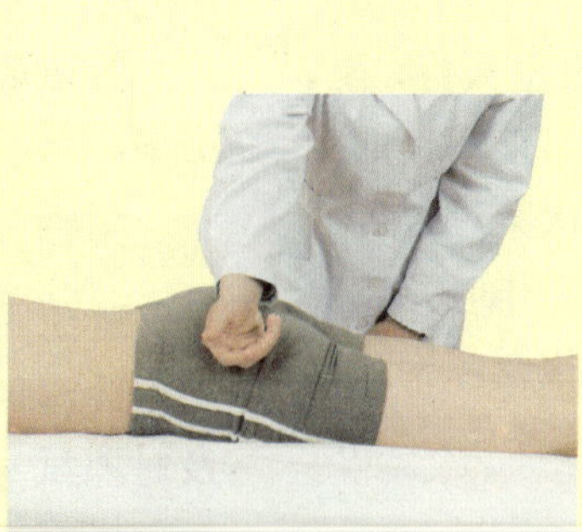

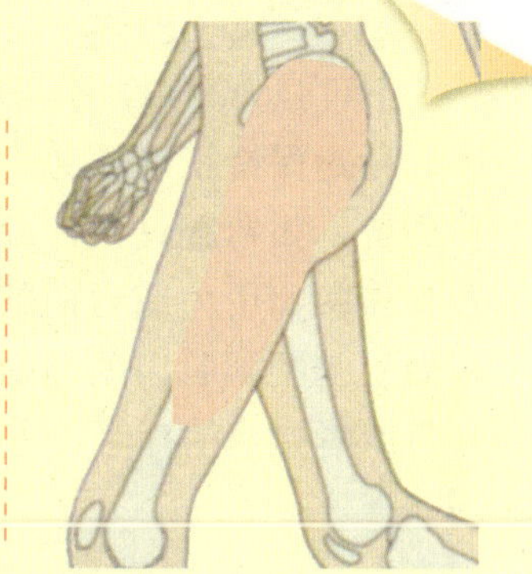

2 点压居髎

请他人（也可用工具辅助）用拇指由轻到重按揉、点压居髎穴 1 ～ 2 分钟。

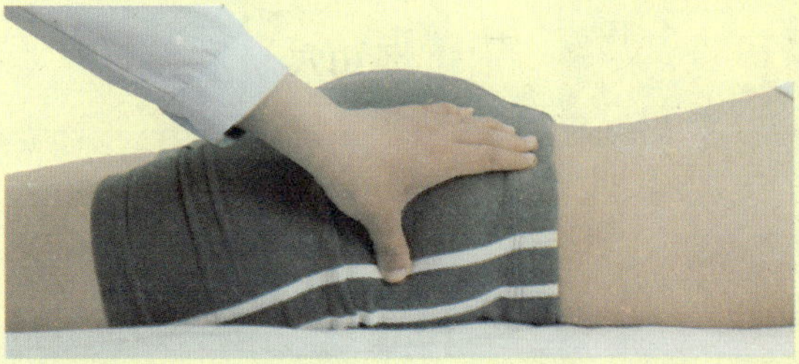

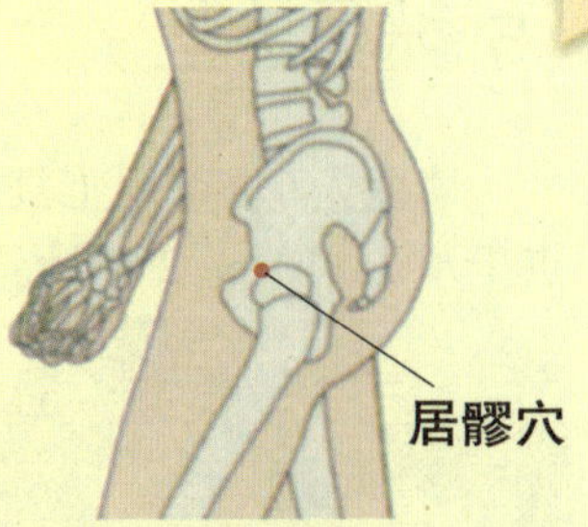

在髋部，当髂前上棘与股骨大转子最凸点连线的中点处，左右各一穴。

3 点压环跳

请他人（也可用工具辅助）由轻到重按揉、点压环跳穴 1 ～ 2 分钟。

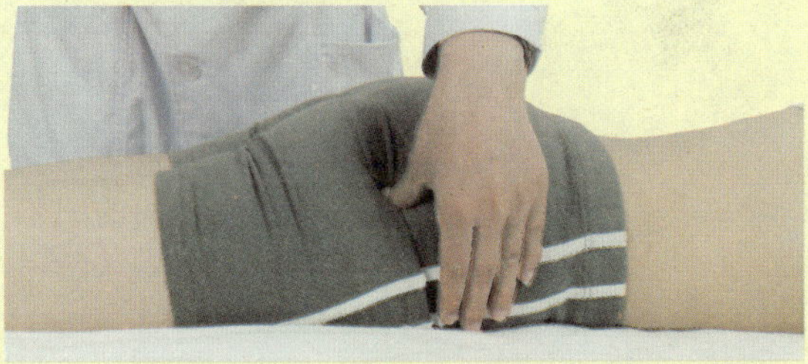

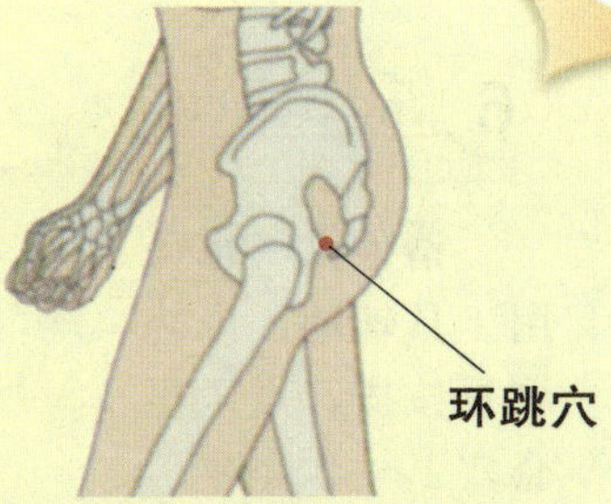

侧卧屈股，股骨大转子最凸点与骶管裂孔连线的外 1/3 与中 1/3 交点处，左右各一穴。

4 点压委中

请他人（也可用工具辅助）由轻到重按揉、点压委中穴 1 ～ 2 分钟。

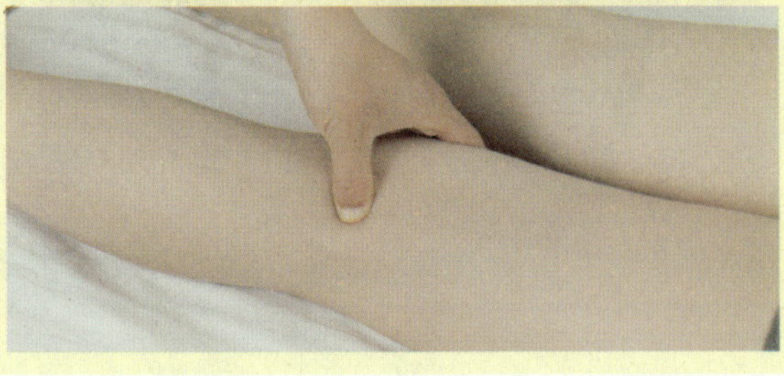

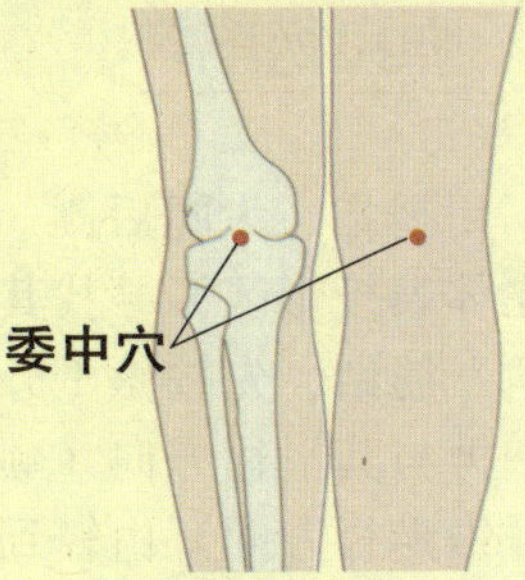

在腘横纹中点，当股二头肌腱与半腱肌肌腱的中间，左右各一穴。

5 点压承山

请他人（也可用工具辅助）由轻到重按揉、点压承山穴 1 ～ 2 分钟。

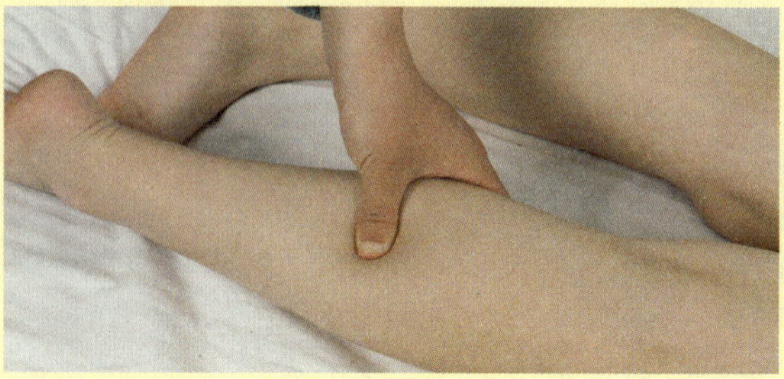

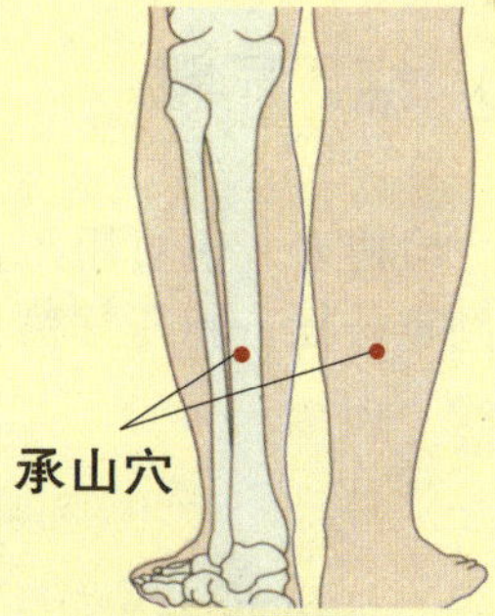

在小腿后面正中出现“人”字形凹陷处，即委中穴与足跟之中点处，左右各一穴。

6 点压昆仑

请他人（也可用工具辅助）由轻到重按揉、点压昆仑穴 1 ～ 2 分钟。

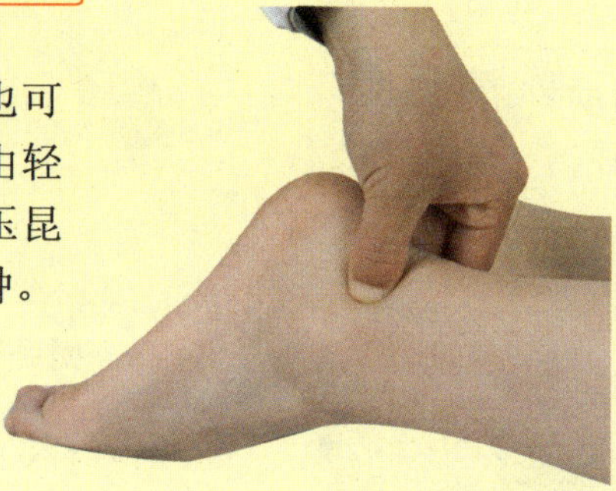

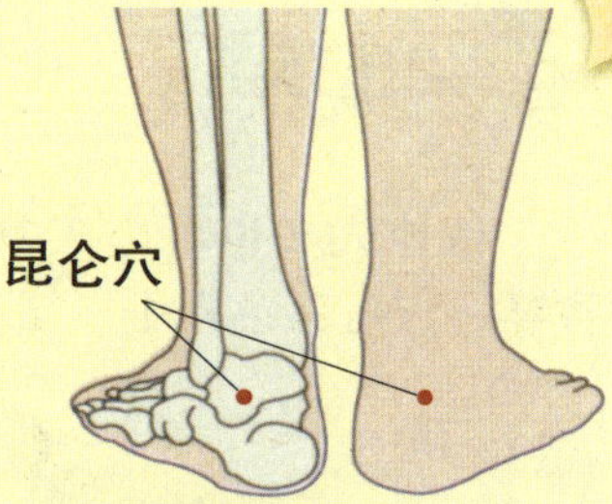

在足部外踝后方，当外踝尖与跟腱之间的凹陷处，左右脚各一穴。

7 弹拨松筋

用拇指在大腿后侧（梨状肌在体表投影区）寻找其“条索状”筋结，先按压 1 分钟左右，再与其平行方向（顺梨状肌纤维走行方向）由轻到重深沉而又缓慢地弹拨 3 ～ 5 次，并按揉。

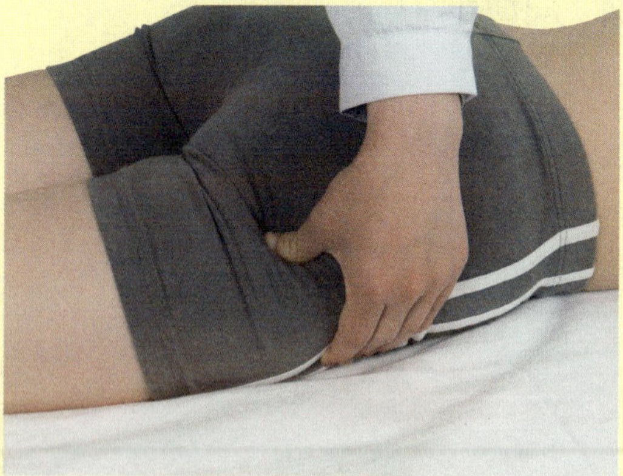

8 推擦骶棘肌

他人沿脊柱两侧骶棘肌自上而下直推到足跟处，重复 3～5 次。

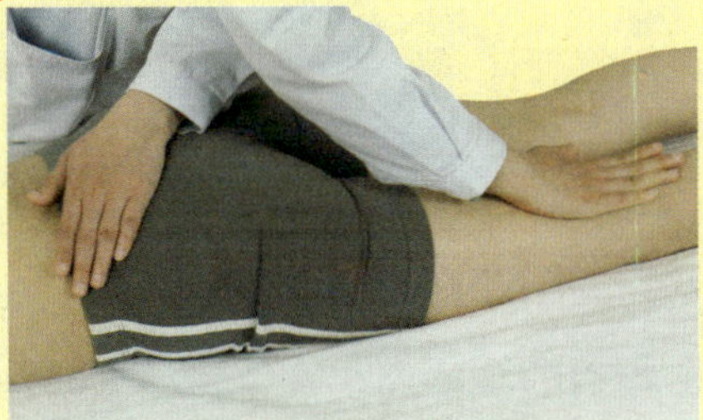

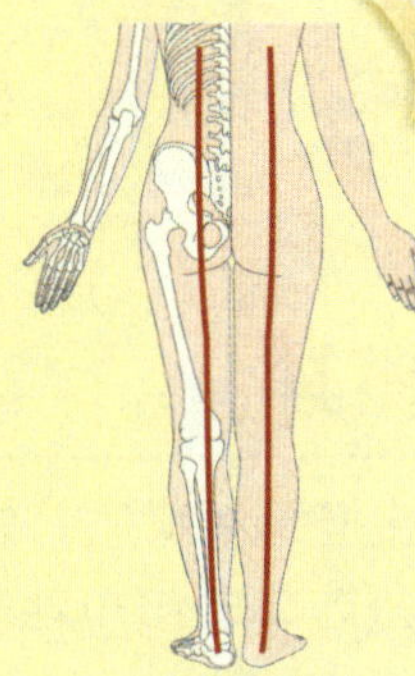

9 叩击梨状肌

沿梨状肌肌纤维方向进行拍打叩击约 1 分钟，重点是臀部梨状肌体表投影区。

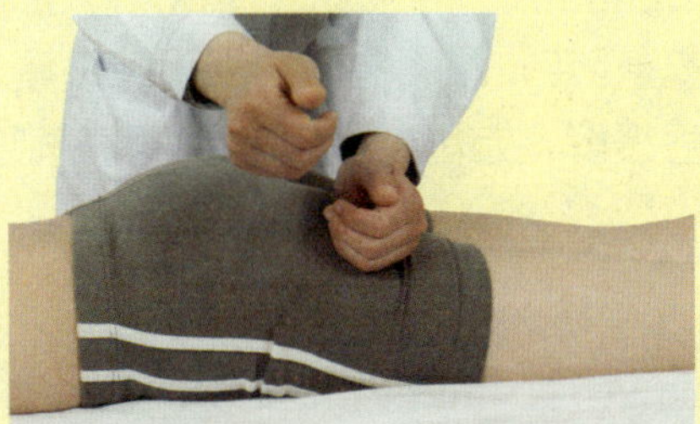

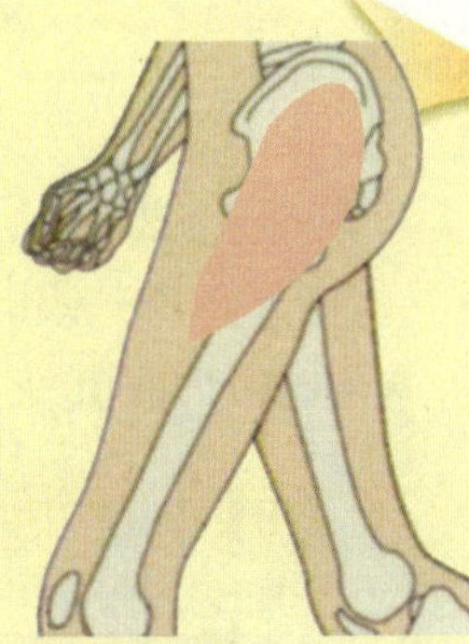

其他疗法

物理疗法

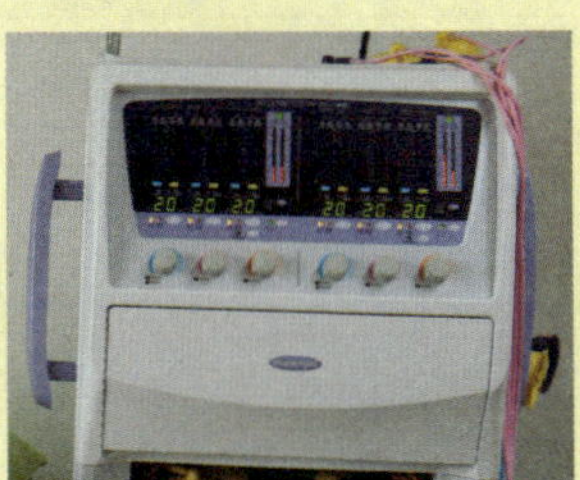

可根据医嘱选用微波、中频电、TDP 神灯照射等进行物理治疗。

日常注意

注意自我保护

日常工作及劳动中，应避免再次受伤，同时应避风寒，以免加重病情。

轻捶臀部

用空拳轻捶臀部，加速血液循环、促进致痛物质的排泄和吸收，从而缓解身体疼痛。

腰椎管狭窄症

——行走一段距离后出现下肢疼痛、麻木、无力

概述

腰椎管狭窄症，是指各种原因引起椎管各径线缩短，压迫硬膜囊、脊髓或神经根，从而导致相应神经功能障碍的一种疾病。它是导致腰痛及腰腿痛等常见腰椎病的病因之一，又称腰椎管狭窄综合征，多发于40岁以上的中年人。

表现

安静或休息时常无症状，行走一段距离后出现下肢疼痛、麻木、无力等症状，需蹲下或坐下休息一段时间后缓解，方能继续行走。随病情加重，行走的距离越来越短，需休息的时间越来越长。

家庭对症调养

特效穴位

腰阳关、肾俞、大肠俞、气海俞、命门、环跳、风市、委中、昆仑

重点区域

腰部、背部、腿部

按摩法

腰椎管狭窄症轻型及早期病例以非手术疗法——按摩法为主。

1 按揉背部、臀部穴位

他人依次按揉两侧腰阳关穴、肾俞穴、大肠俞穴、气海俞穴、命门穴、环跳穴，每穴按揉1～3分钟。

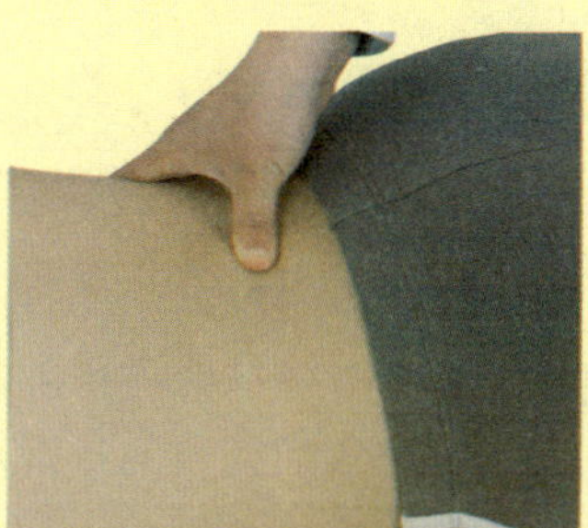

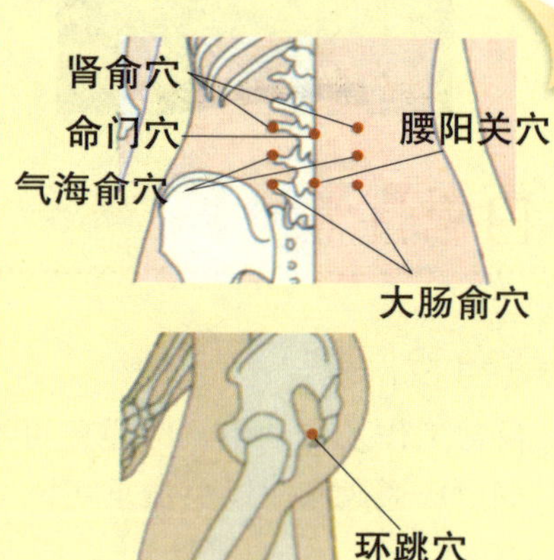

腰阳关穴：在腰部，当后正中线上，第 4 腰椎棘突下凹陷中，约与髂脊相平。
肾俞穴：第 2 腰椎棘突下，旁开 1.5 寸，左右各一穴。
大肠俞穴：第 4 腰椎棘突下，旁开 1.5 寸，左右各一穴。
气海俞穴：第 3 腰椎棘突下，旁开 1.5 寸，左右各一穴。
命门穴：后正中线上，第 2 腰椎棘突下凹陷中。
环跳穴：侧卧屈股，股骨大转子最凸点与骶管裂孔连线的外 1/3 与中 1/3 交点处，左右各一穴。

2 按揉风市、委中

请他人或自己（也可用工具辅助）按揉腿部风市穴、委中穴，力度适中，按揉 1～3 分钟。

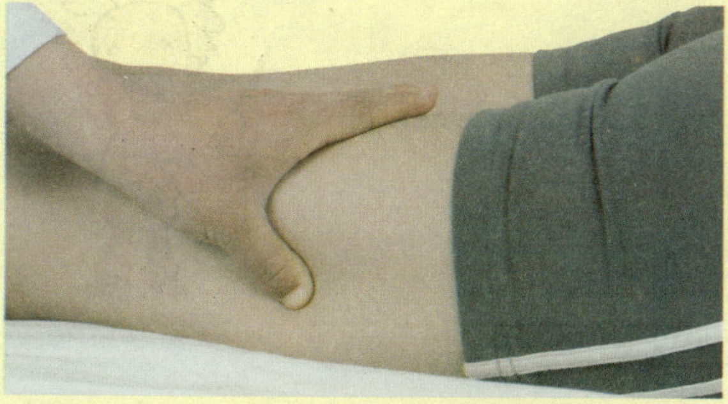

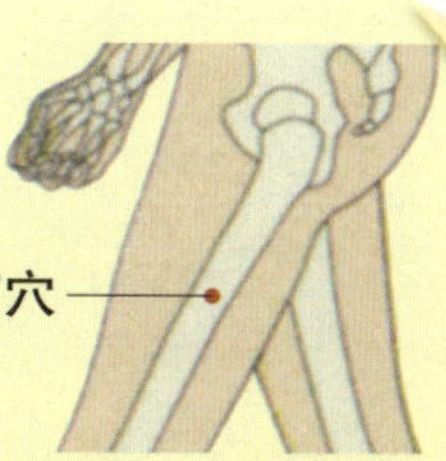

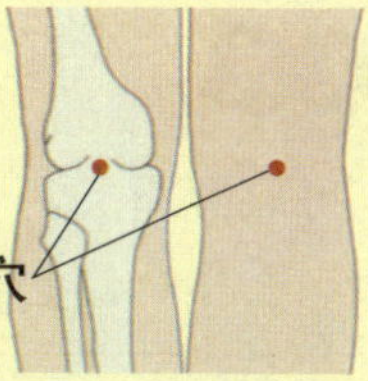

风市穴：大腿外侧正中，腘横纹上 7 寸，左右各一穴。

委中穴：在腘横纹中点，当股二头肌腱与半腱肌肌腱的中间，左右各一穴。

3 按揉昆仑

请他人或自己（也可用工具辅助）按揉腿部昆仑穴，力度适中，按揉 1～3 分钟。

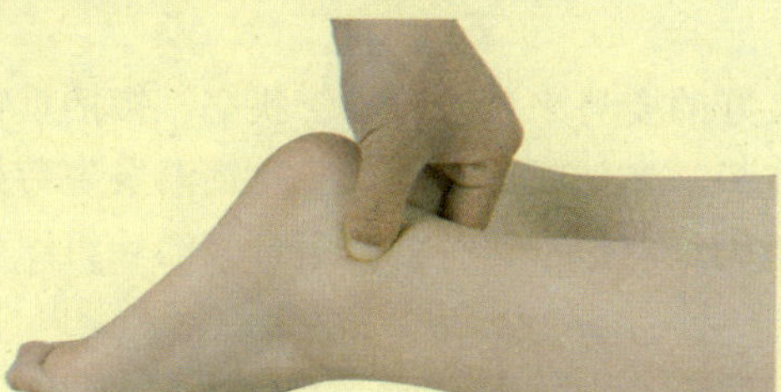

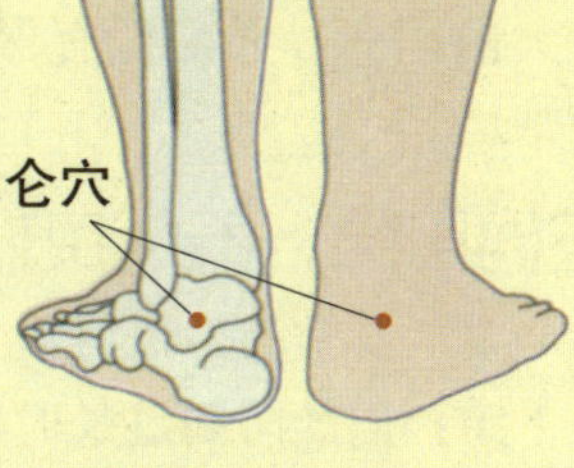

在足部外踝后方，当外踝尖与跟腱之间的凹陷处，左右各一穴。

4 下肢屈伸

请他人（也可用工具辅助）进行下肢屈伸的运动，节奏不要太快，重复10次。

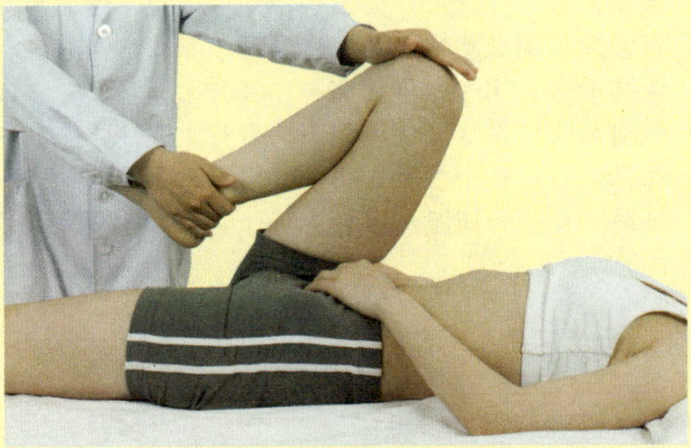

其他疗法

针灸法

可取腰阳关、肾俞、大肠俞、气海俞、命门、环跳、风市、委中、昆仑等穴位，每日1次，10次为1个疗程。

》日常注意

适度保护

睡床要软硬适中；避免腰部受到风、寒侵袭；避免腰部长时间处于一种姿势；对于经常使用腰部、劳动强度大的职业，要配戴有保护作用的宽腰带。

适当锻炼

坚持腰的保健运动，经常进行腰椎各方向的活动。加强背伸肌、腹肌的肌力锻炼，使腰椎的稳定性增加，从而推迟腰椎关节退变的速度。打太极拳对本病有较好的效果。

正确用腰，养成良好的姿势

要从日常的生活习惯开始，养成良好的姿势来预防腰椎管狭窄。搬抬重物时应先下蹲；用腰时间过长时应改变腰的姿势，多做腰部活动，防止逐渐发生劳损；坐立或伏案工作时间不要太久，应该避免因长期保持一种姿势所带来的软组织疲劳；剧烈运动前，注意准备活动及保护。

腰肌纤维织炎

——两侧腰肌及上方弥漫性钝痛

概述

腰肌纤维织炎又称肌风湿症、肌筋膜炎、肌筋膜综合征，是指因寒冷、潮湿、慢性劳损而使腰部肌筋膜及肌组织发生水肿、渗出及纤维性变，而出现的一系列临床症状。

表现

主要表现为腰背部弥漫性钝痛，尤以两侧腰肌及髂嵴上方更为明显。晨起痛，日间轻，傍晚复重，长时间不活动或活动过度均可诱发疼痛，病程长，且因劳累及气候变化而发作。

家庭对症调养

特效穴位

肾俞、命门

重点区域

足太阳膀胱经

按摩法

1 按揉腰背部

他人自上而下按揉背腰部，边按边揉，速度均匀，重复3～5次。

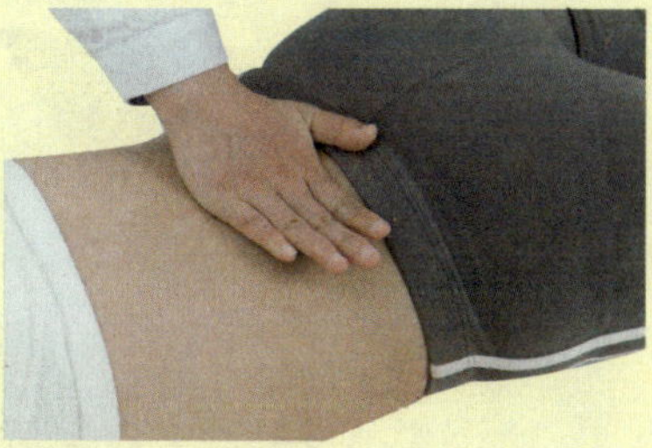

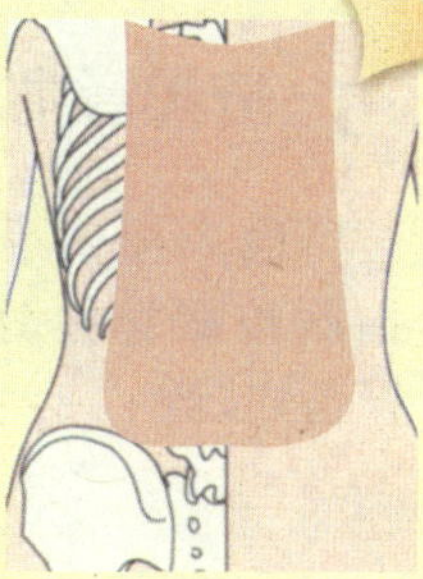

2 按压膀胱经

他人双手掌重叠，由上到下按压脊柱两侧的足太阳膀胱经，重复3～5次。

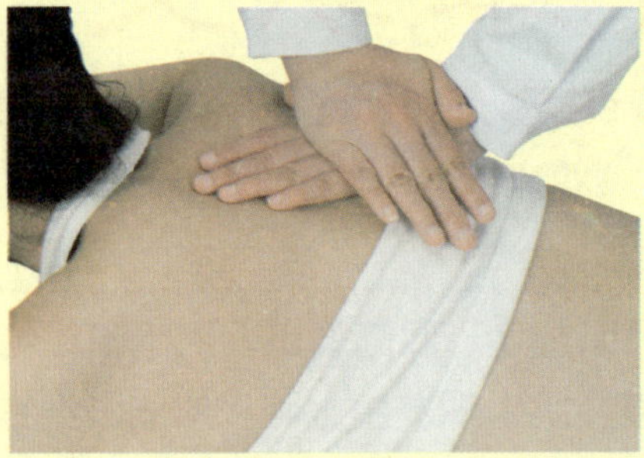

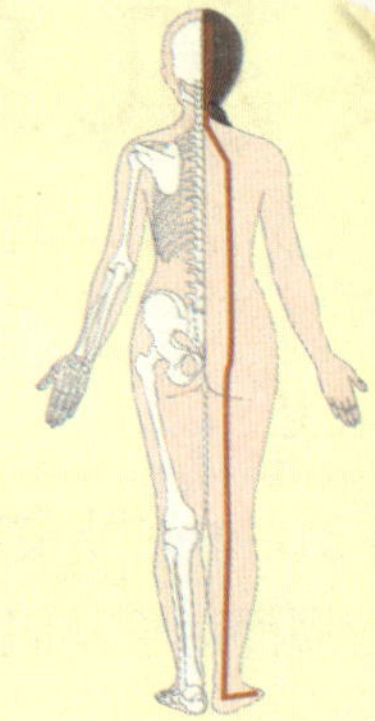

3 揿压脊柱两侧

他人单手握空拳，自上而下揿压脊柱两侧肌肉。

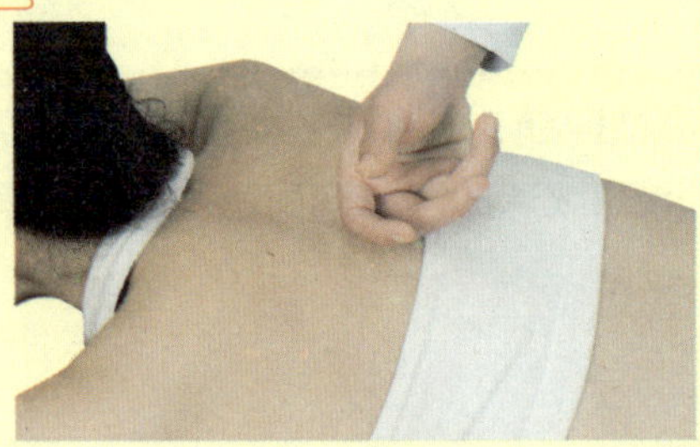

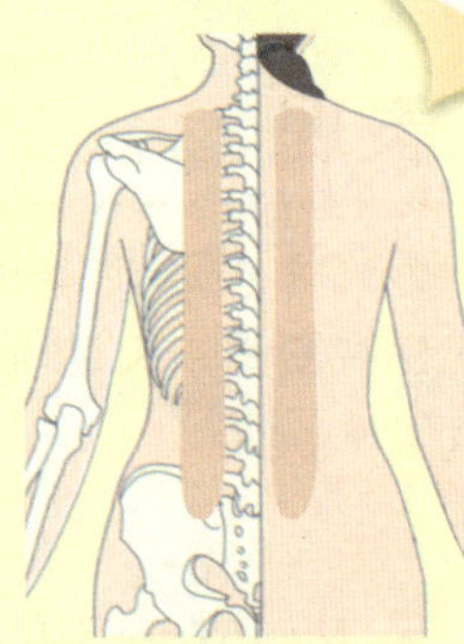

4 拍打背腰部

他人双手空拳虚掌，自上而下交替拍打背腰部，约1～2分钟。

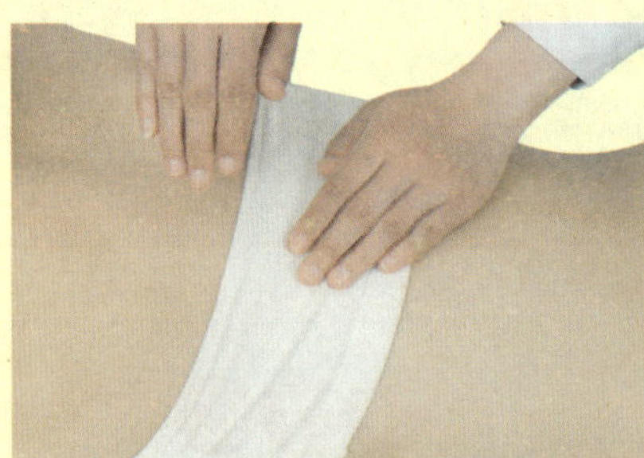

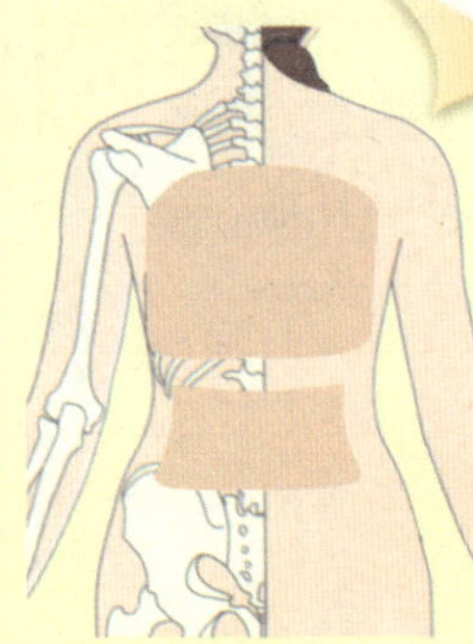

5 按揉肾俞

他人用两手拇指指腹按揉脊柱两侧的肾俞穴，约1～2分钟。

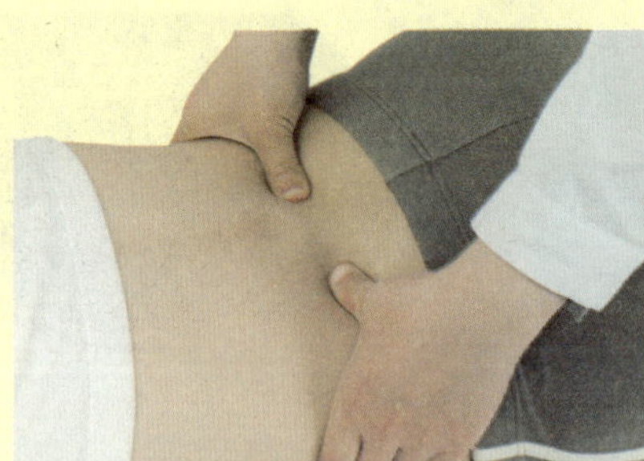

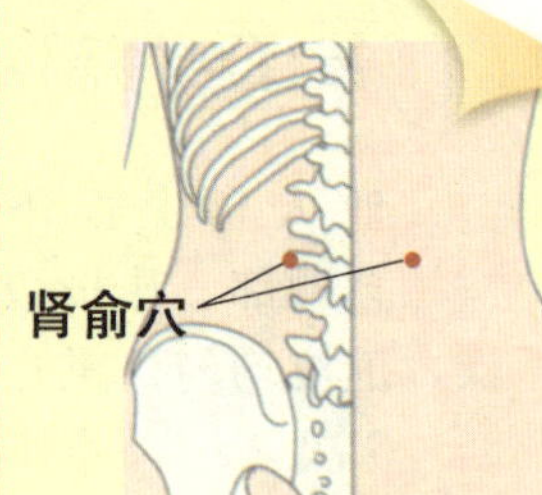

位于第2腰椎棘突下，旁开1.5寸处，左右各一穴。

6 搓擦命门

他人用掌心横搓擦命门穴及周围，约 1～2 分钟。

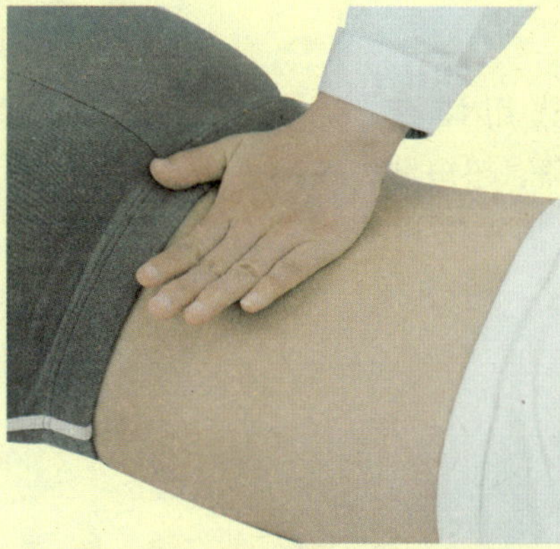

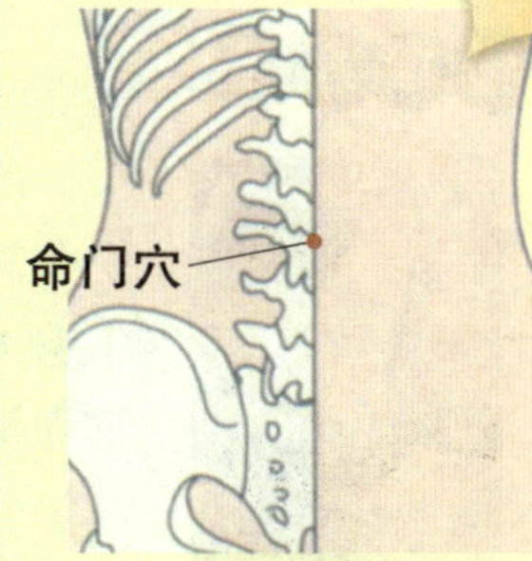

后正中线上，第 2 腰椎棘突下凹陷中。

7 直推背腰部

他人用双手掌根从上到下直推背腰部，从肩部直推到腰底部，重复 3～5 次。

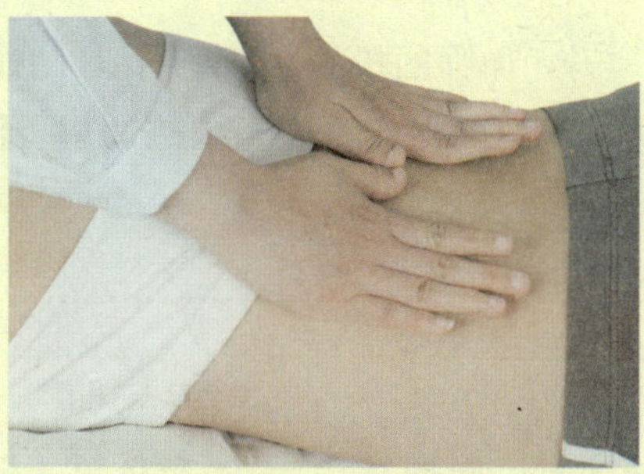

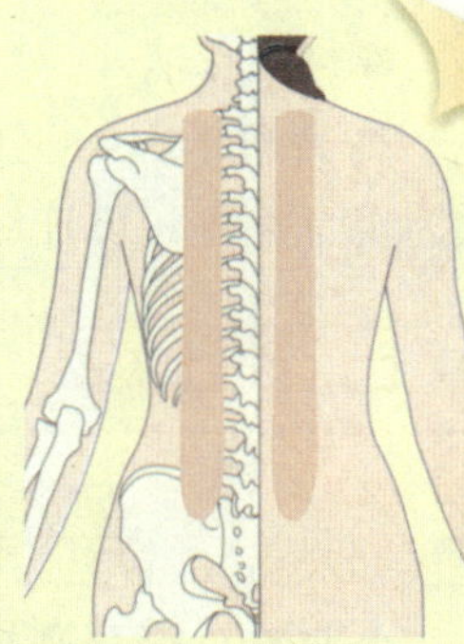

拔罐法

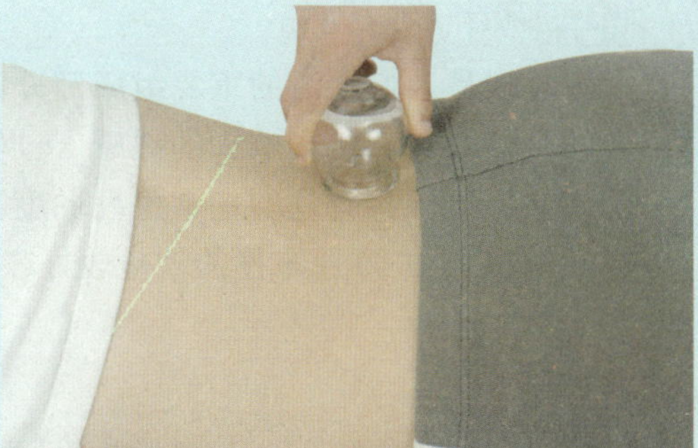

俯卧，以中、大号玻璃罐在肾俞穴、命门穴上拔罐，吸力要强，留罐10～15分钟。

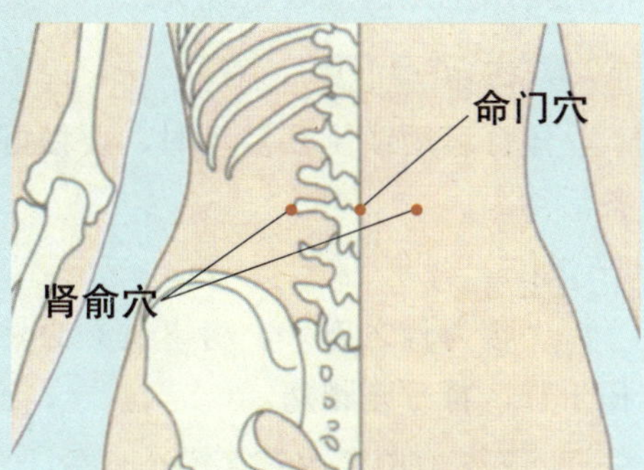

肾俞穴：第 2 腰椎棘突下凹陷中。

命门穴：在背部，当第 2 腰椎棘突下，旁开 3 寸，左右各一穴。

其他疗法

物理疗法

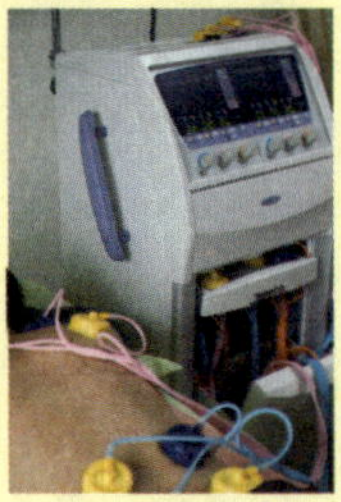

可选用蜡疗、中药熏蒸、超短波、中频电等方法进行物理治疗。

药物治疗

如疼痛剧烈，可服用消炎镇痛药，如消炎痛、布洛芬、芬必得等进行止痛。

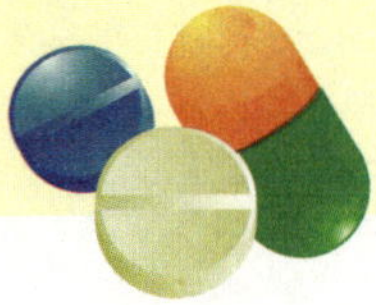

了解医生处方

●封闭疗法

2% 普鲁卡因 4 ～ 15 毫升，加强的松龙 25 毫克，封闭痛点。每周 1 次，3 ～ 5 次为 1 个疗程。可连续 3 ～ 4 个疗程，绝大多数病例均可治愈。

》日常注意

注意保暖，防止受凉

不要随意睡在潮湿的地方。根据气候的变化，随时增添衣服，出汗及雨淋之后，要及时更换湿衣或擦干身体。天冷时可用电热毯或睡热炕头。

做好准备活动

体育运动或剧烈活动时，要做好准备活动。

节制房事

“腰为肾之府”，房事过频必然有损于肾，肾亏则腰痛。

注意减肥，控制体重

身体过于肥胖，必然给腰部带来额外负担。特别是中年人和妇女产后，都是易于发胖的时期，适当节制饮食、加强锻炼都是必要的。

使用硬板软垫床

睡眠是人们生活的重要组成部分。床的合适与否直接影响人的健康，过软的床垫不能保持脊柱的正常生理曲度。在硬板床上加 10 厘米厚的软垫较好。

纠正不良的工作姿势，防止过劳

保持姿势正确，纠正不良姿势，如弯腰过久，或伏案过低等。人就像一台机器一样，过度运转或超负荷使用，必然会导致某些部件或整个机器的损害。腰部作为人体运动的中心，过度劳累必然造成损伤而出现腰痛，因此，在各项工作或劳动中要注意有劳有逸。

骨质疏松引起的腰痛

——疼痛沿脊柱向两侧扩散，仰卧或坐位时减轻

概述

千万不要认为腰痛就是腰椎间盘突出或是腰肌劳损，其实对于中老年人来说，骨质疏松也可能是导致腰痛的原因。

骨质疏松症中老年人易患，以疼痛、骨密度降低、易于发生骨折为主要临床特征，原发性骨质疏松症最常见的症状，以腰背痛多见。有资料统计，45岁以上的妇女，近1/3患有轻重不同的骨质疏松；而75岁以上的妇女，骨质疏松症的患病率高达90%以上。中老年女性是骨质疏松症的高发人群。

表现

疼痛沿脊柱向两侧扩散，仰卧或坐位时疼痛减轻，直立、后伸或久立、久坐时疼痛加剧，日间疼痛轻，夜间和清晨醒来加重，弯腰、肌肉运动、咳嗽、大便用力时加重。

家庭对症调养

中药外敷

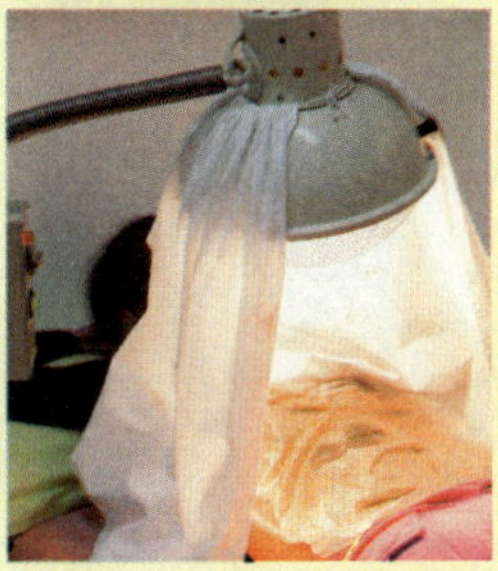

敷于体表的中药加红外线照射腰部，可以充分发挥中药的药理作用，促进局部血液循环，改善周围组织营养，达到消炎镇痛的目的。

蜡疗

腰部蜡疗，可使局部肌肉松弛、血液循环和淋巴回流增加，有利于消除疼痛。

日常注意

补充钙质

多食用含钙、维生素D丰富的食品，如鱼、虾、虾皮、海带、牛奶、乳制品、骨头汤、鸡蛋、豆类、杂粮、芝麻、瓜子、绿叶蔬菜等。

坚持科学的生活方式

如坚持体育锻炼，养成规律的运动习惯，如散步、退步走、慢跑、打球等，以不加重症状为度。多接受日光浴，不吸烟，不饮酒，少喝咖啡、浓茶及含碳酸饮料，少吃糖及食盐，动物蛋白也不宜摄入过多。

超简单腰髋部保健操

注意事项：

1.做所有的动作要量力而为，不要勉强，以身体能接受为度。

2. 高血压、低血糖患者在做起身、下俯动作时，切忌过猛，应遵医嘱。

扭腰运动

（步骤1～步骤4）

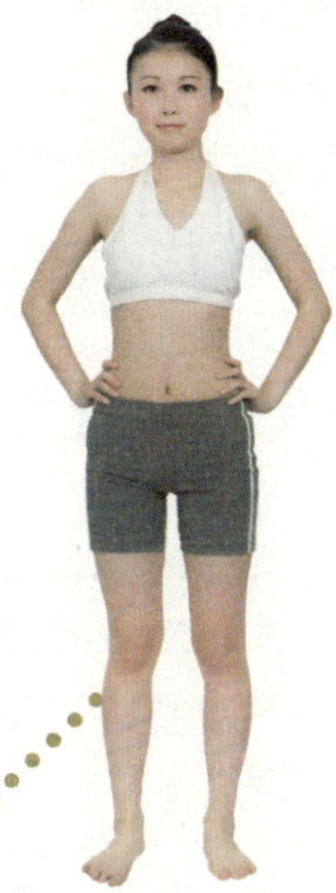

1

站立，双手叉腰，双脚分开，与肩同宽。

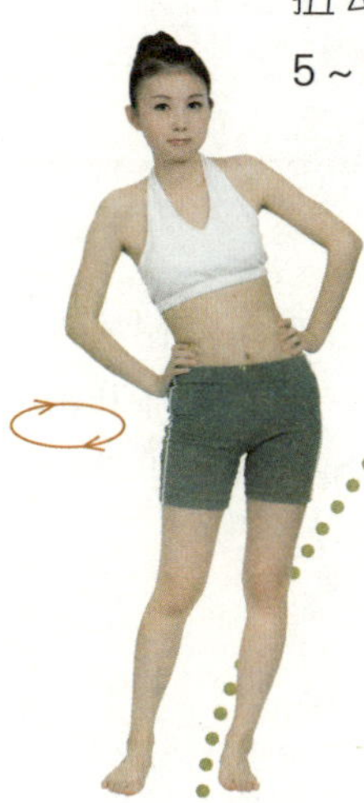

2

先按照顺时针方向扭动腰部，重复5～8次。

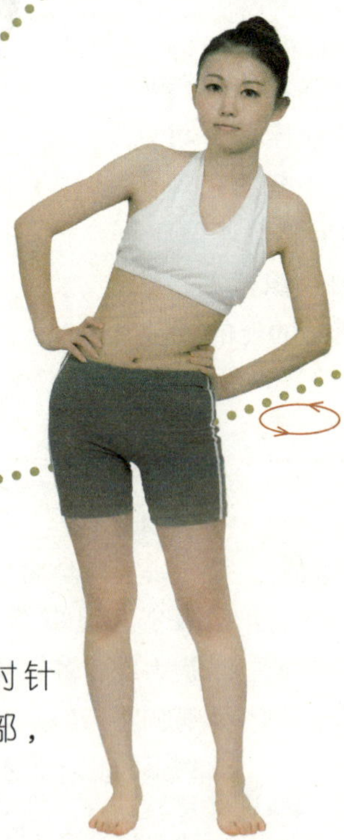

3

然后按照逆时针方向扭动腰部，重复5～8次。

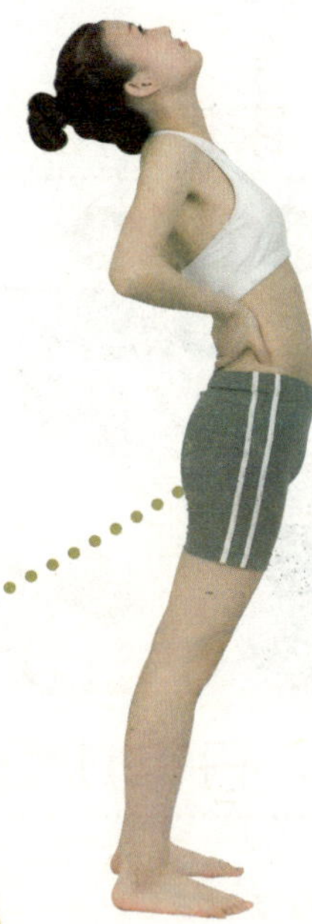

4

再向前和向后活动腰部，做屈曲和伸展运动，可以保持向后的姿势一段时间。

B 转体运动

（步骤5、步骤6）

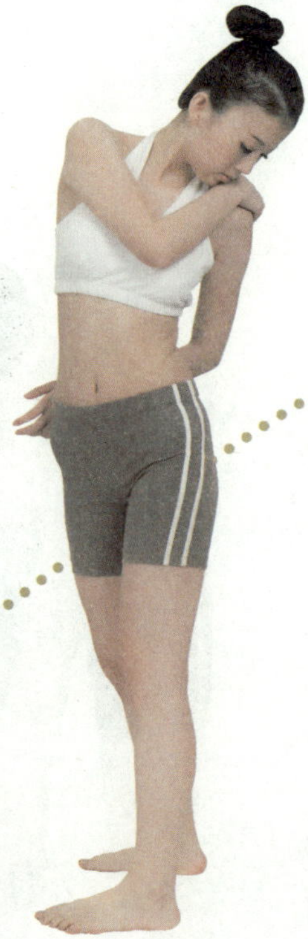

5

站立，双脚分开，与肩同宽，上身向左后方转体，同时左手轻放后腰，右手轻搭左肩，眼睛看对侧脚后跟。

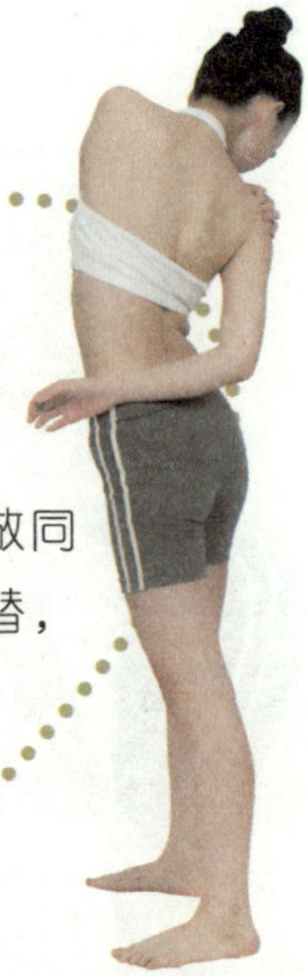

6

还原，换另一侧做同样练习，两侧交替，重复5～8次。

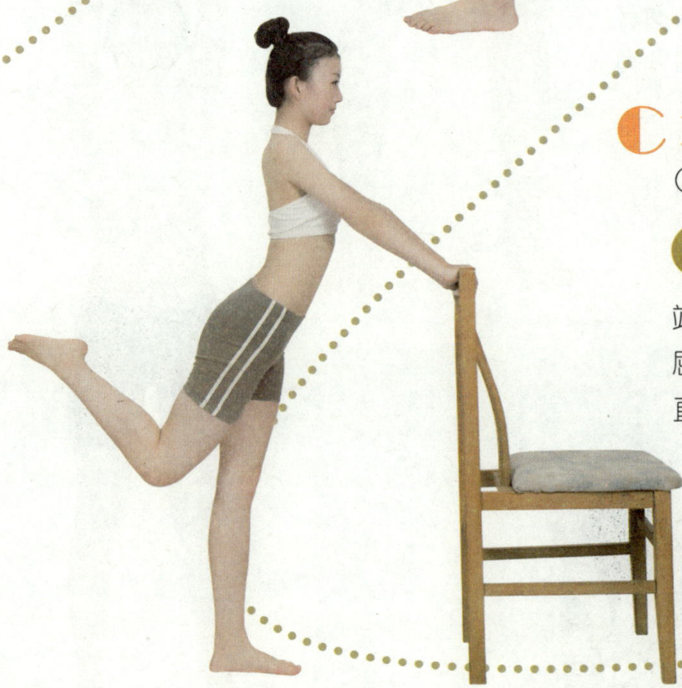

C 站立勾腿

（步骤7、步骤8）

7

站立，双手扶椅背，右腿屈膝向后勾腿，左腿伸直，保持10秒。

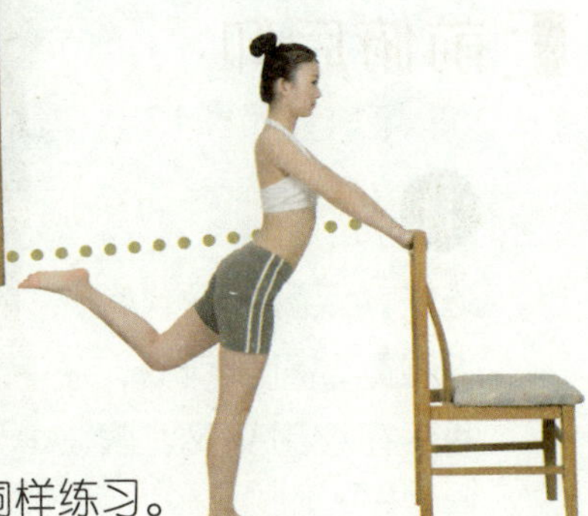

8

换另一侧做同样练习。

D凤凰顺翅

（步骤9、步骤10）

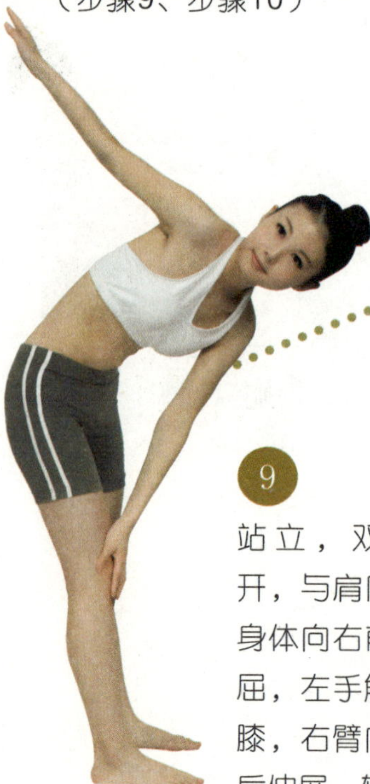

9

站立，双脚分开，与肩同宽，身体向右前方弯屈，左手触摸右膝，右臂向外向后伸展，转头。

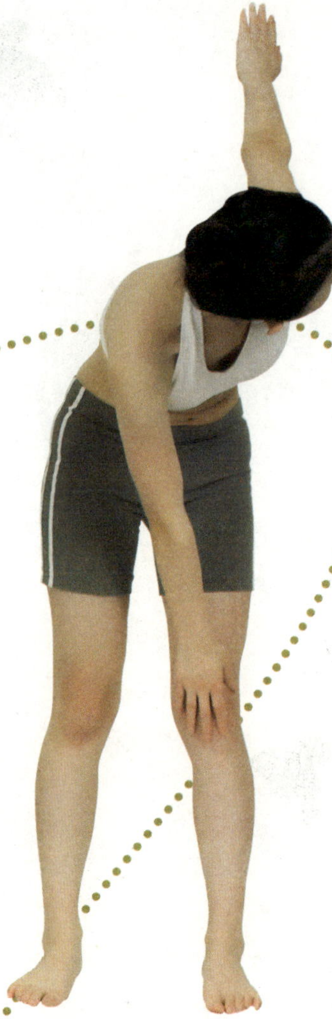

10

直立还原，换另一侧做同样练习，左右交替4次。

E前俯后仰

（步骤11、步骤12）

11

站立，双脚分开，与肩同宽，俯身向下，两手在膝前交叉，眼看双手。

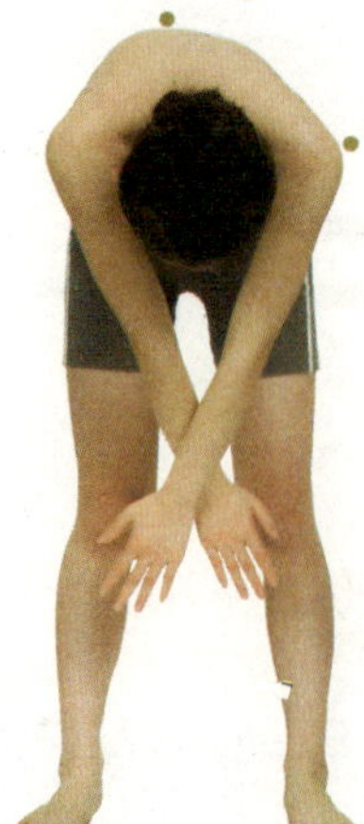

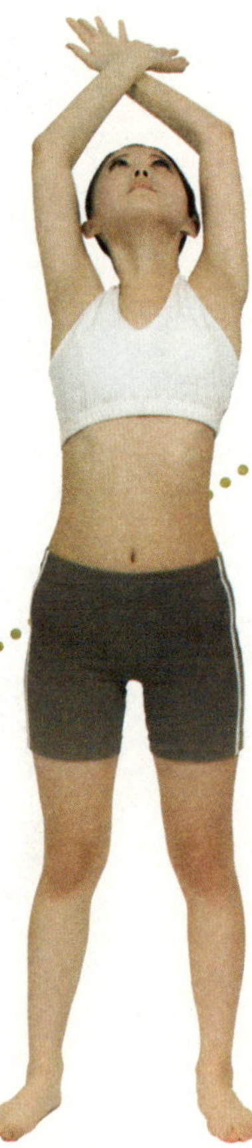

12

起身，双手举至头顶交叉，身体后仰，重复2次。

F 俯身触脚

（步骤13）

13

双脚开立，与肩同宽，身体向前俯，两手尽力向下触摸脚部，头向下垂，保持15～20秒，让脑部充血，是保持头脑思维敏捷的好方法。

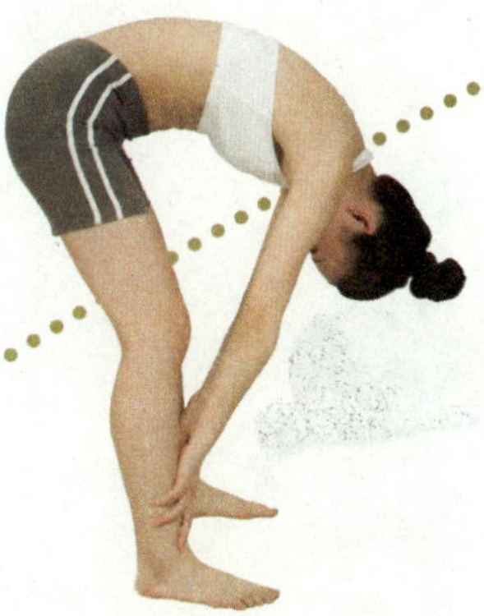

G 转体推掌

（步骤14、步骤15）

14

站立，双脚分开，与肩同宽，左手握拳，收于腰际，同时右掌向前、向上伸出，头向左后转。

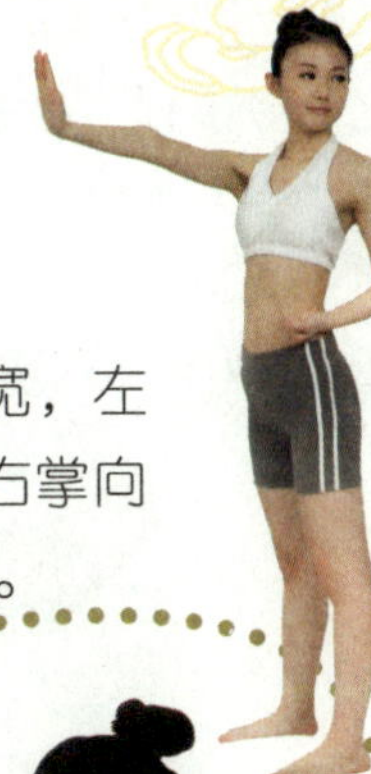

注意事项：

动作要缓慢，手腕稍用力，臂部不要僵硬，转体时头颈与腰部同时动，两腿不动，推掌与握拳抽回腰部的两臂速度应该一致。

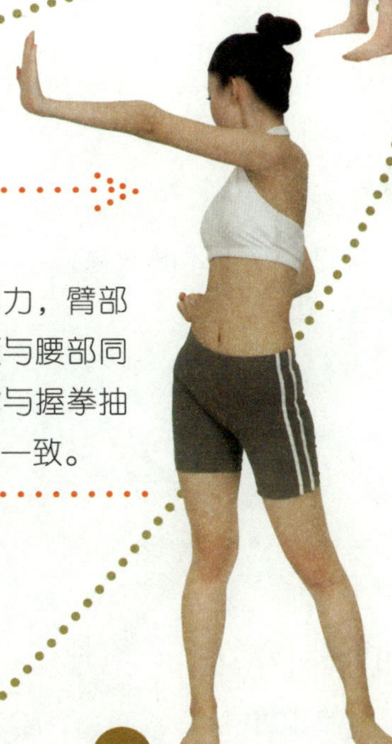

15

还原，换另一侧做同样练习，左右交替5～8次。

H 弓步插掌

（步骤16、步骤17）

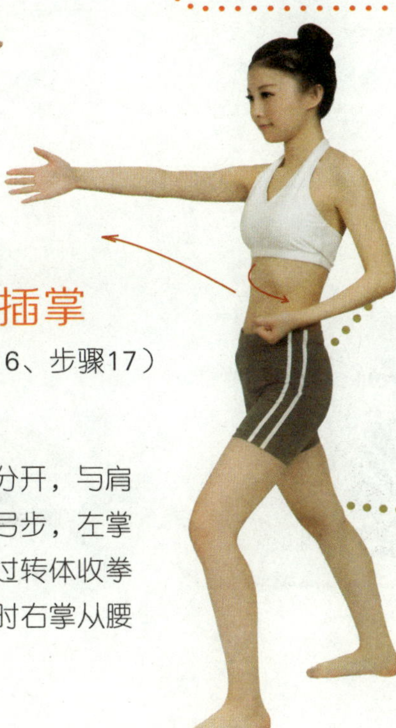

16

站立，双脚分开，与肩同宽，左腿弓步，左掌自胸前方划过转体收拳于腰际，同时右掌从腰际插出。

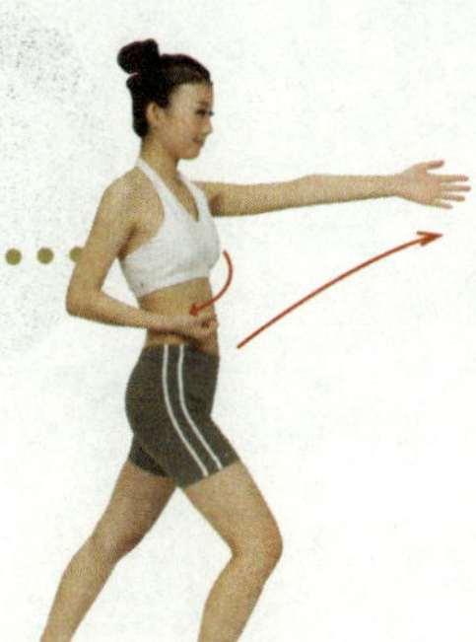

17

还原，换另一侧做同样练习，左右交替5～8次。

I 仰卧屈腿

（步骤18、步骤19）

18

仰卧，双手、双腿伸直。

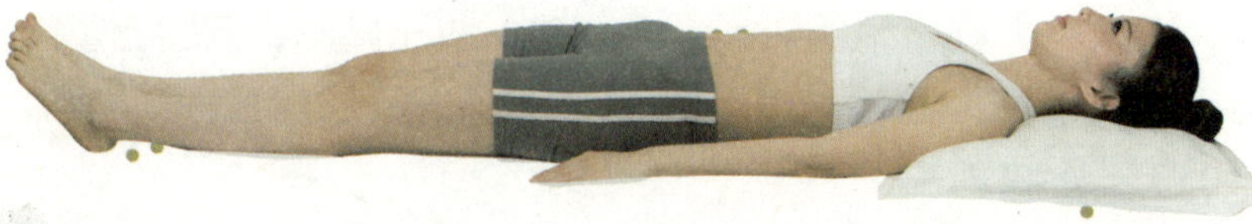

19

双腿弯曲，双手环抱双腿，再伸直，重复20次。

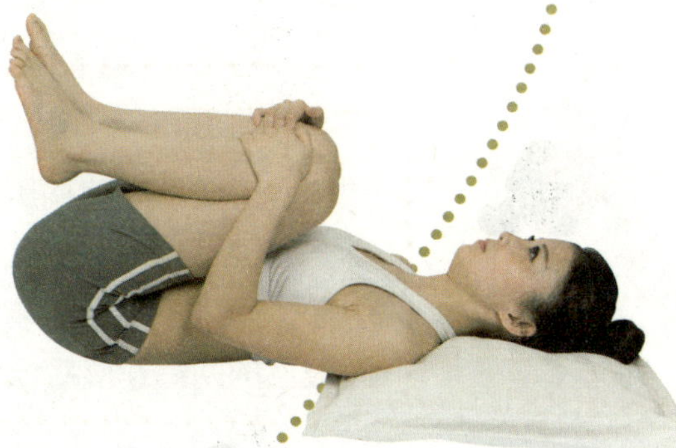

J 仰卧蹬车

（步骤20）

20

仰卧，双腿向上交替屈伸，似蹬自行车状，重复10次。

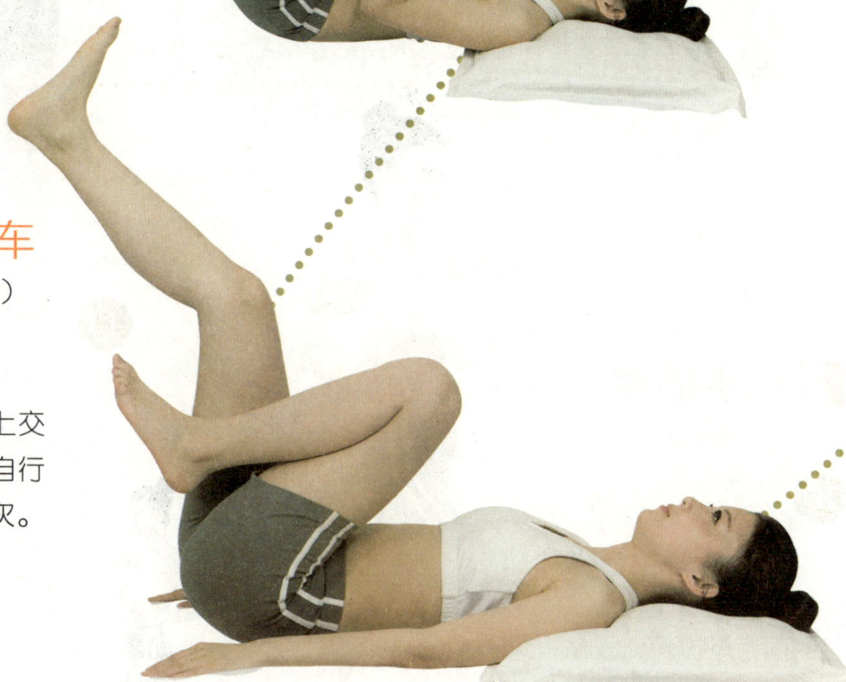

K 拱桥式

（步骤21、步骤22）

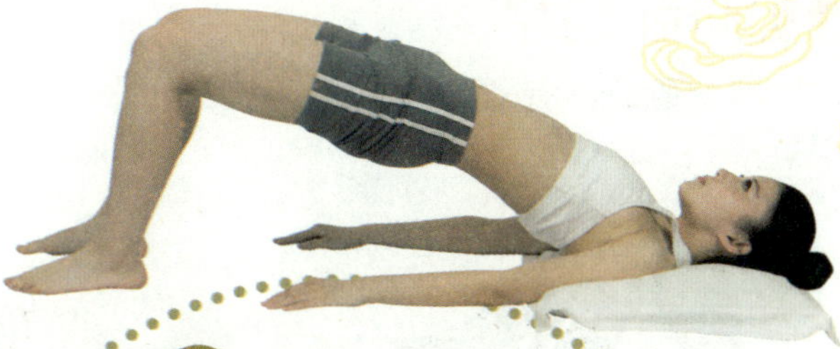

21

仰卧，双臂伸直放于体侧，双腿略分开弯曲。

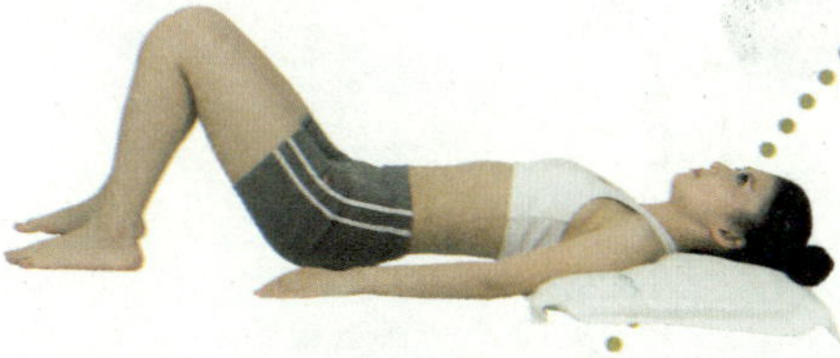

22

以双足、双肘和后头部为支点，用力将臀部抬高，如拱桥状，保持10秒，放松放下，重复10次。

你也可以这样做:

随着锻炼的进展，可将双臂放于胸前，仅以双足和头后部为支点进行练习。

L 抬肩触膝

（步骤23、步骤24）

23

仰卧，双腿略分开，屈膝，双手放于大腿上。

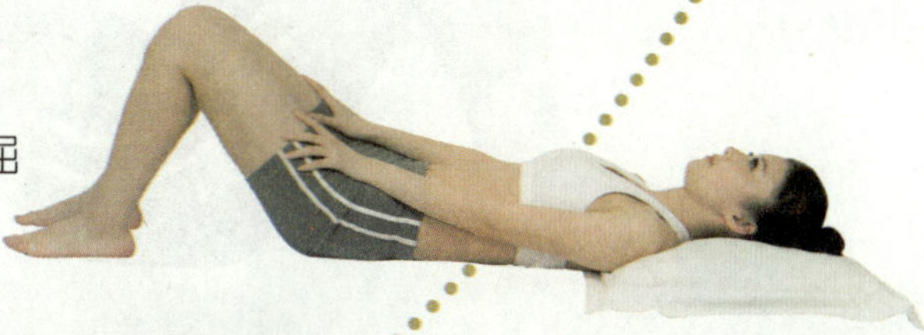

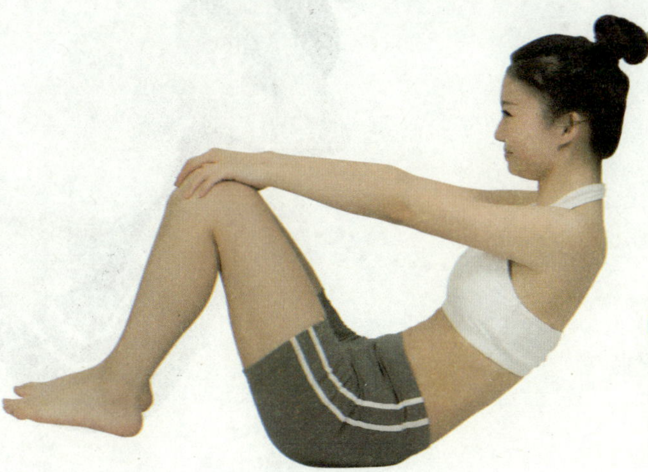

24

用腰、背的力量缓慢起身，双腿略抬起，双手触膝。

M 仰卧起坐

（步骤25～步骤27）

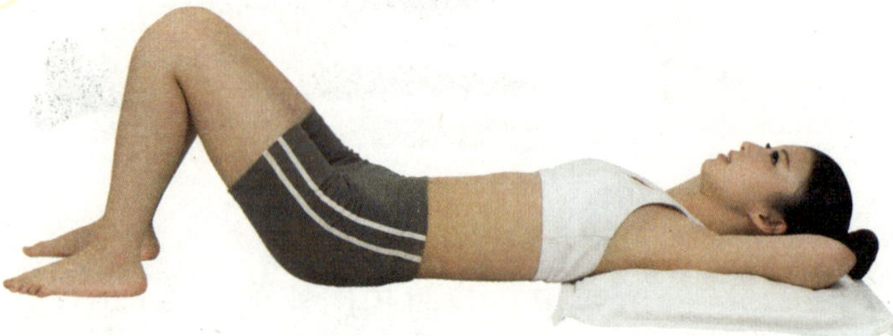

25

仰卧，双腿略分开，屈膝，双手放于头后。

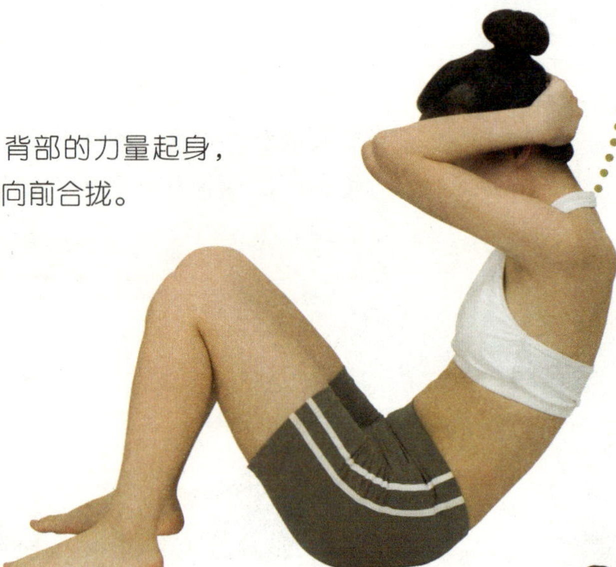

26

用腰、背部的力量起身，双臂略向前合拢。

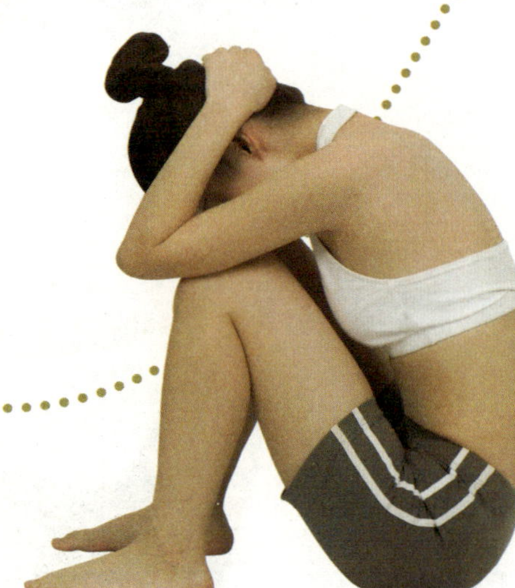

27

双臂放于双膝上，下巴抵住膝部，重复10次。

飞燕点水升级式

（步骤28～步骤31）

28

俯卧，上身趴在枕头上，双腿伸直。

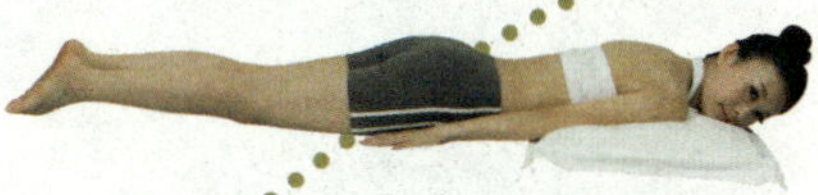

29

将左腿绷紧，努力向上抬高至身体极限，保持10秒，放下，换另一侧腿做同样练习。

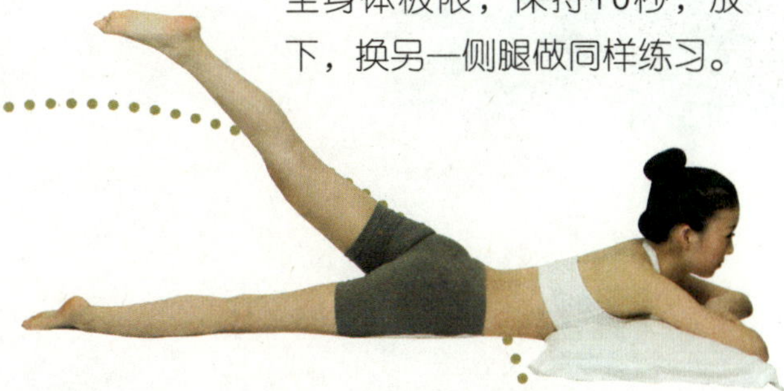

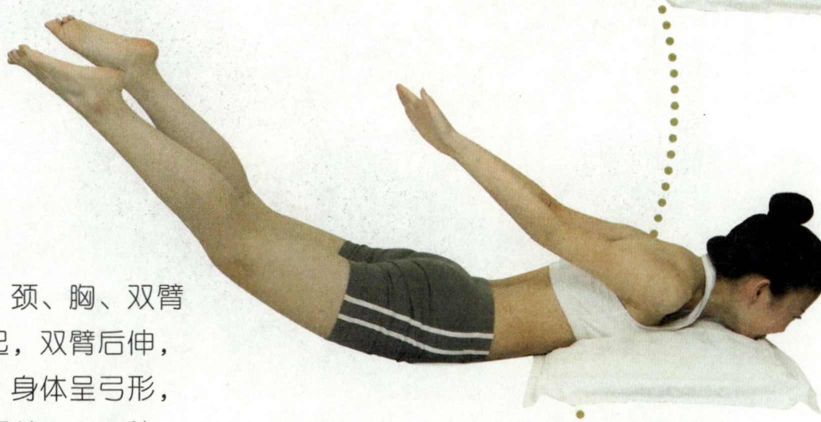

30

两臂向后，头、颈、胸、双臂及下肢同时抬起，双臂后伸，仅使腹部着床，身体呈弓形，如飞燕点水，保持5～10秒，还原，重复10次。

31

翻身侧卧，右腿抬高向上，至身体极限，保持10秒，换另一侧做同样练习。

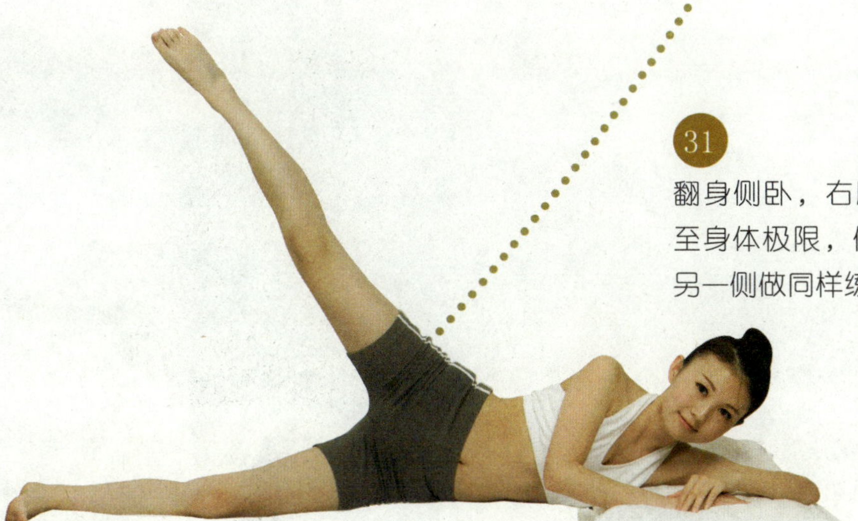

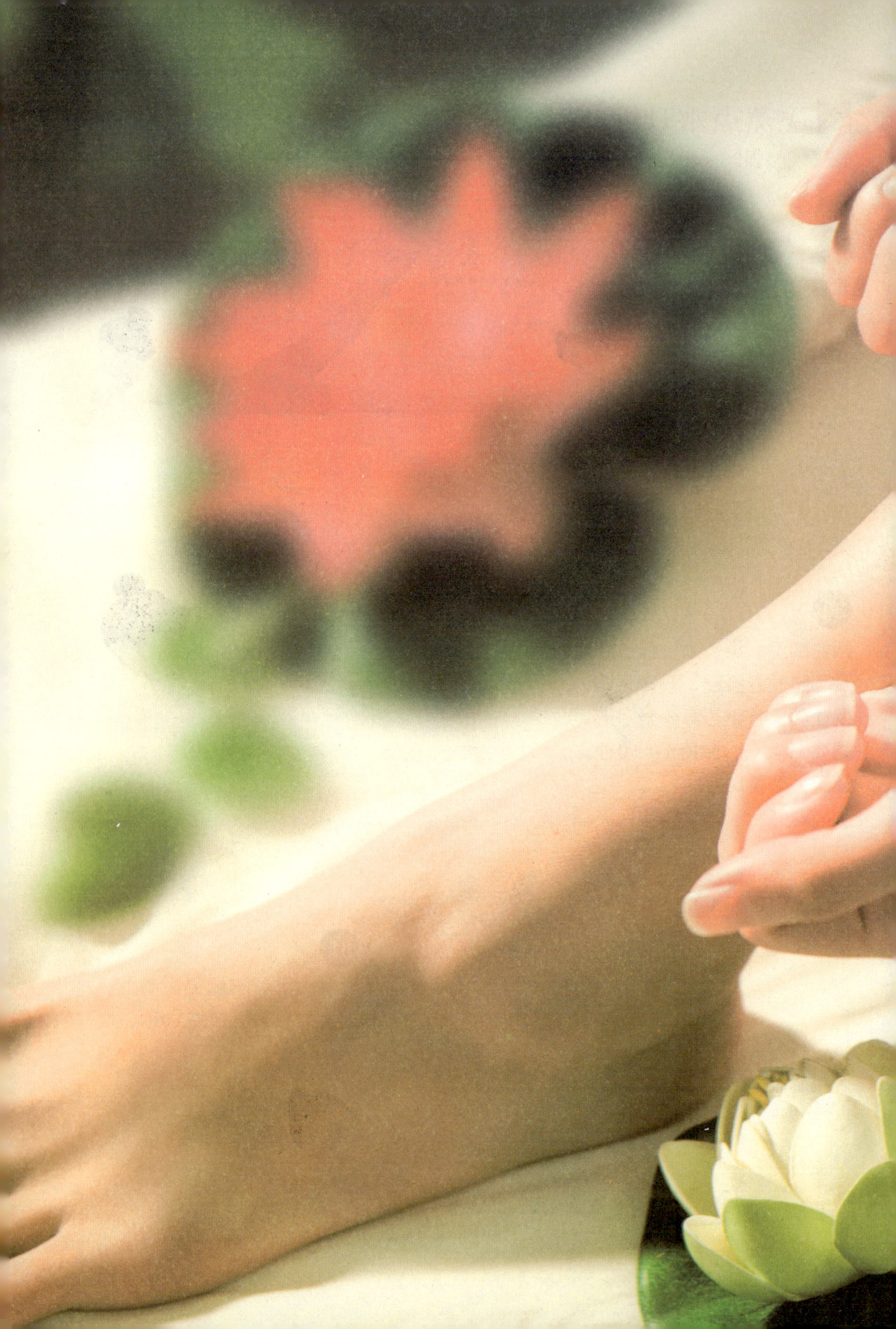

第5章

照料双腿，缓解腿部不适

- ◎了解我的腿部
- ◎腿部疼痛也许是这些原因引起的
- ◎腿部疼痛常见病症养护
- ◎超简单腿部保健操

了解我的腿部

本章中的双腿，主要是指身体的下肢，包括臀部、股部、膝部、小腿部和足部。

腿部的浅层结构由皮肤和浅筋膜构成，深层结构由深筋膜、肌肉、血管、神经和骨构成。其中，坐骨神经是人体最粗大的神经，它管理着下肢的感觉和运动，起始于腰骶部的脊髓，途经骨盆，并从坐骨大孔穿出，抵达臀部，然后沿大腿后面下行到足，由腰神经和骶神经组成。

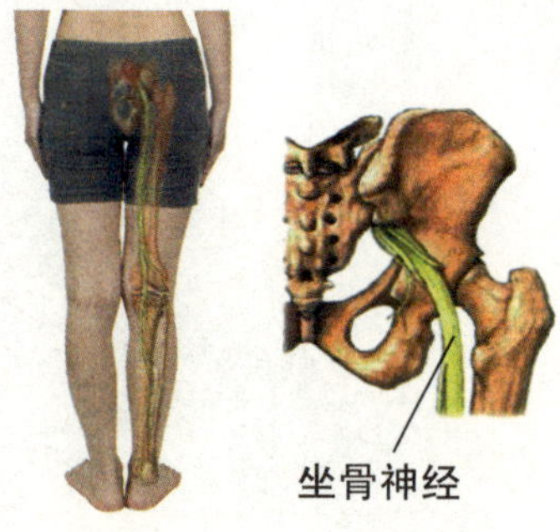

膝关节

由股骨内、外侧髁和胫骨内、外侧髁以及髌骨构成，关节腔内的辅助结构有膝交叉韧带（前、后交叉韧带）和内、外侧半月板，为人体最大且构造最复杂，损伤机会亦较多的关节。

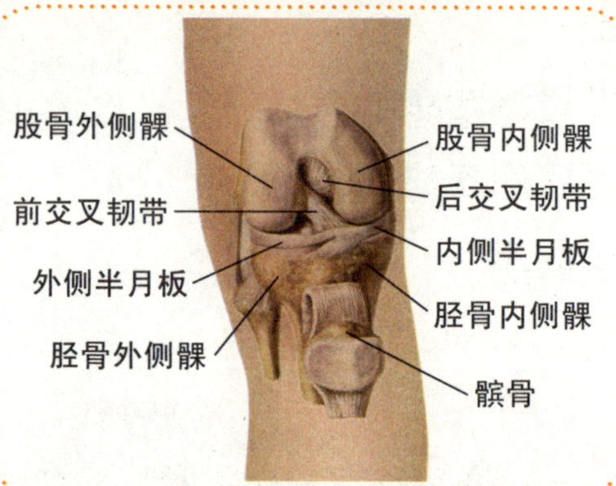

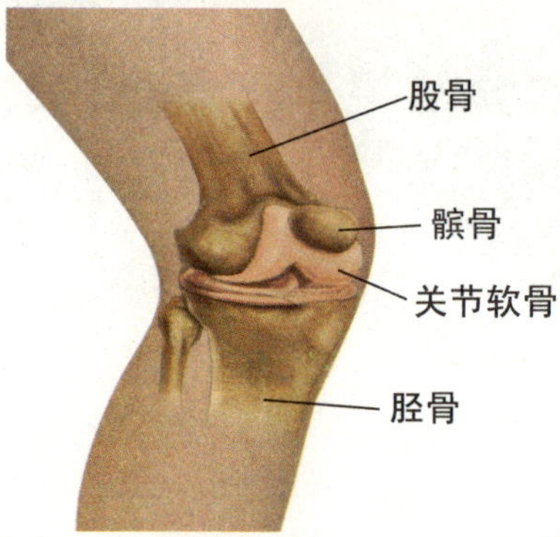

踝关节

由胫、腓骨下端的关节面与距骨滑车构成，踝关节容易发生扭伤，其中以内翻损伤最多见。

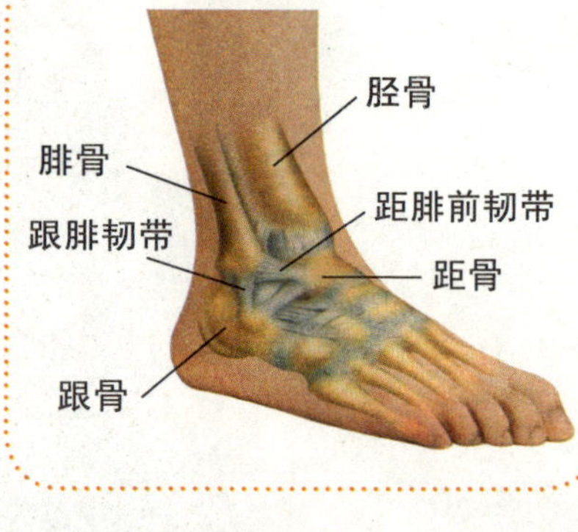

腿部疼痛也许是这些原因引起的

在生活中，很多人受到腿部疼痛的困扰。造成腿部疼痛的原因很多，如劳损、炎症、外伤等导致的韧带损伤、半月板损伤、滑膜炎、骨质增生、骨性关节炎等，均可引起疼痛，一般可以归纳为以下几种。

腿部的创伤

腿痛的原因有很多，例如在运动中或者不经意间造成了意外的拉伤、扭伤甚至是摔伤等。此时需要检查是否有腿部软组织损伤和骨折等。踝关节周围韧带（包括内侧韧带、外侧韧带、下胫腓韧带等）在保持踝关节的稳定性中发挥了重要的作用，因而也较易受到损伤。踝关节扭伤的发生率约占所有运动损伤的40%。

缺钙型营养不良

如果缺钙，例如很多儿童、老年人由于日常饮食上的不注意，导致缺钙，腿部骨头就会脆弱，支撑身体体重中会因为超负荷而出现腿部疼痛。

腰椎间盘突出

腰椎间盘突出引起的症状中，除了有腰痛之外，还往往伴随有腿痛。腰椎间盘突出造成坐骨神经局部及周围结构的病变，从而产生对坐骨神经的刺激压迫与损害，这也是绝大多数患者坐骨神经痛的原因。

关节性炎症

包括风湿性关节炎和类风湿关节炎，前者的症状表现为关节疼痛的部位变化多端，后者表现为腿部活动僵硬、不灵活。

坐骨神经痛

——用力、弯腰或剧烈活动后疼痛

》概述

坐骨神经是人体最粗大的神经，管理下肢的感觉和运动。坐骨神经痛是常见病、多发病，越来越多的都市白领深受其困扰。

坐骨神经痛并不是一种独立的疾病，它是由多种疾病引起的一组临床综合征。引起坐骨神经痛的原因很多，最为常见的原因是腰椎间盘突出症和椎管狭窄症、腰骶椎增生性脊柱炎，此外还有脊髓肿瘤、脊髓炎、内脏器官等疾病引起。

白领们常常在电脑或办公桌前一坐就是几个小时，但座椅的高低和坐姿不正，再加上女性长期穿高跟鞋，使得坐骨神经痛成了“办公室常见病”。但这种疼痛却很少引起患者重视。其实，一旦出现臀部疼痛，而又有过外伤史，切莫掉以轻心，应尽快到医院检查。

》类型

坐骨神经痛根据发病原因可分为原发性坐骨神经痛和继发性坐骨神经痛，其中继发性坐骨神经痛较为常见。

》表现

坐骨神经痛是以坐骨神经径路及分布区域疼痛为主的综合征，常常在用力、弯腰或剧烈活动等诱因下导致急性发作。其疼痛常自腰部向一侧臀部、大腿后、腘窝、小腿外侧及足部放射，呈烧灼样或刀割样疼痛，咳嗽及用力时疼痛可加剧，夜间更甚。

》家庭对症调养

坐骨神经痛的治疗要找准原因，有针对性地进行治疗。如果是腰椎间盘突出症引起的坐骨神经痛，就要首先治疗腰椎间盘突出症；如果是不良坐姿引起的姿势性坐骨神经痛，则首先需要调整坐姿。总而言之，只要能够治愈引发坐骨神经痛的原发疾病，那么坐骨神经痛自然就会减轻或痊愈。

特效穴位

肾俞、命门、八髎（上髎、次髎、中髎、下髎）、承扶、殷门、承山、昆仑、京门、悬钟、足三里、解溪

重点区域

足少阳胆经

按摩法

1 推按下肢

俯卧位，他人用双手掌沿腰骶、臀部、大腿后侧直至脚跟进行推动约15次，从上而下沿此路线揉5～8分钟。

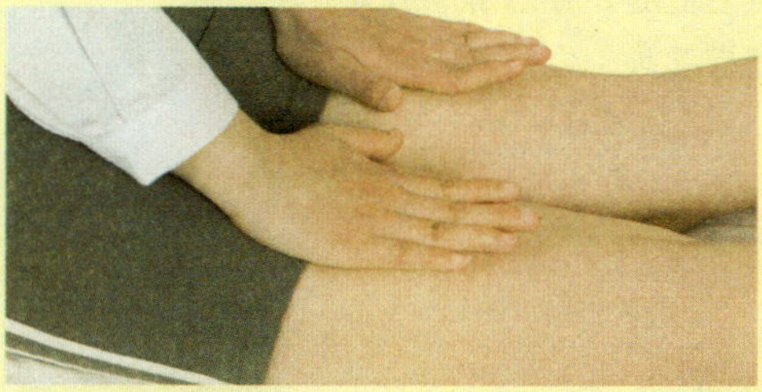

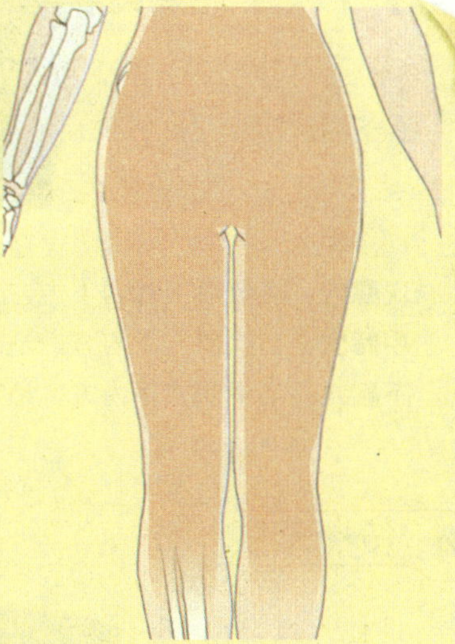

2 按揉肾俞

请他人（也可用工具辅助）按揉肾俞穴，力度适中，以局部略感酥麻疼痛为度，重复1～2分钟。

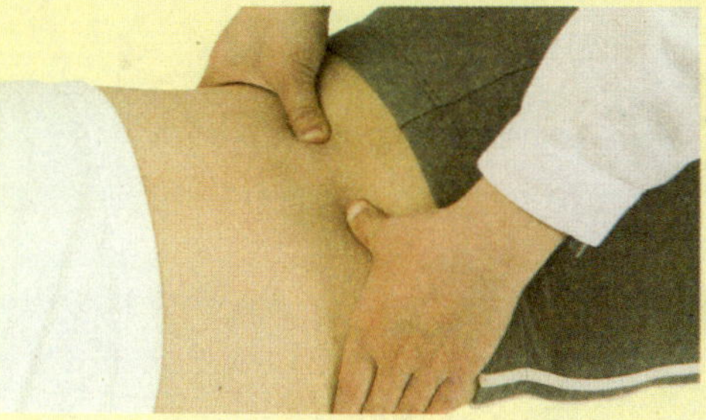

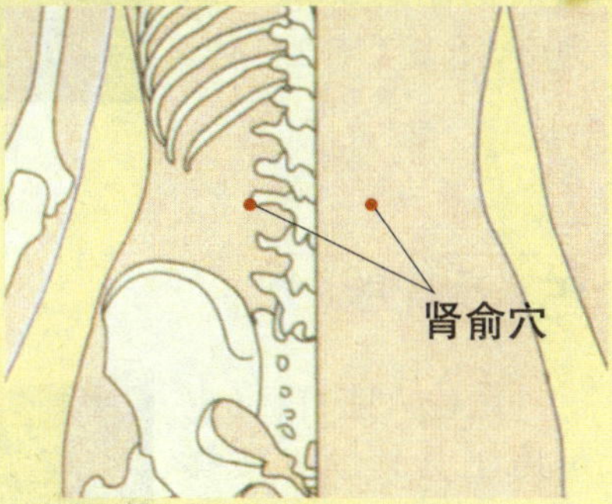

位于第2腰椎棘突下，旁开1.5寸处，左右各一穴。

3 按揉命门、八髎

请他人（也可用工具辅助）按揉命门穴、八髎穴（上髎穴、次髎穴、中髎穴、下髎穴），力度适中，以局部略感酥麻疼痛为度，重复 1 ～ 2 分钟。

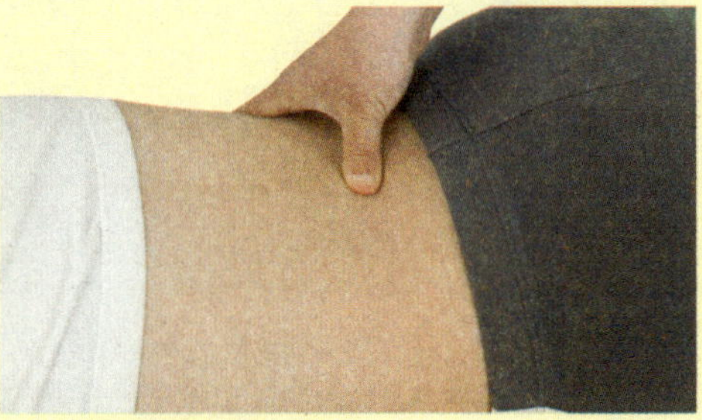

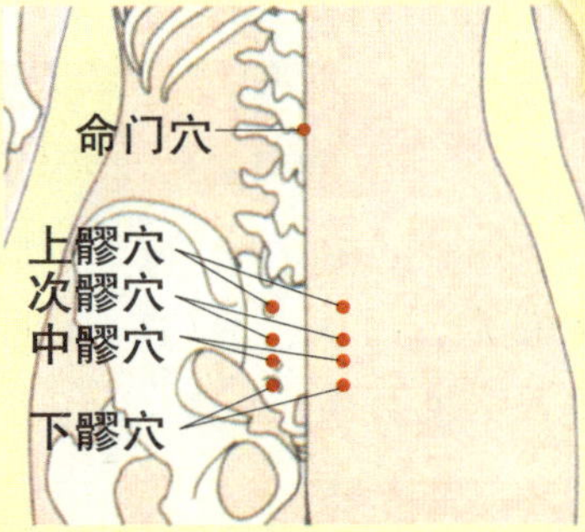

命门穴：后正中线上，第 2 腰椎棘突下凹陷中。

上髎穴：当髂后上棘与中线之间，适对第 1 骶后孔处，左右各一穴。

次髎穴：当髂后上棘内下方，适对第 2 骶后孔处，左右各一穴。

中髎穴：当次髎穴下内方，适对第 3 骶后孔处，左右各一穴。

下髎穴：当中髎穴下内方，适对第 4 骶后孔处，左右各一穴。

4 按揉承扶

请他人或自己（也可用工具辅助）按揉承扶穴，力度适中，以局部略感酥麻疼痛为度，重复 1 ～ 2 分钟。

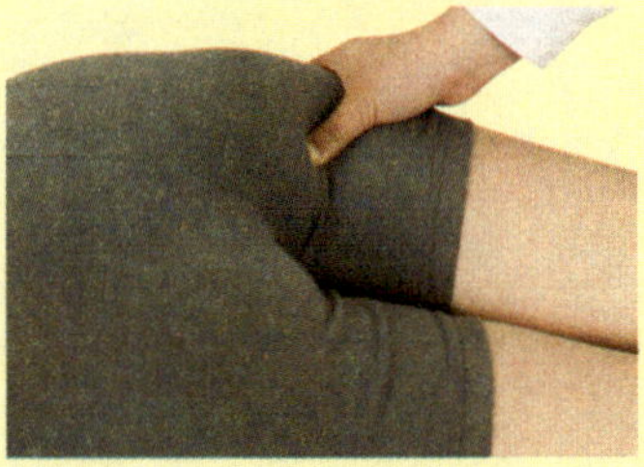

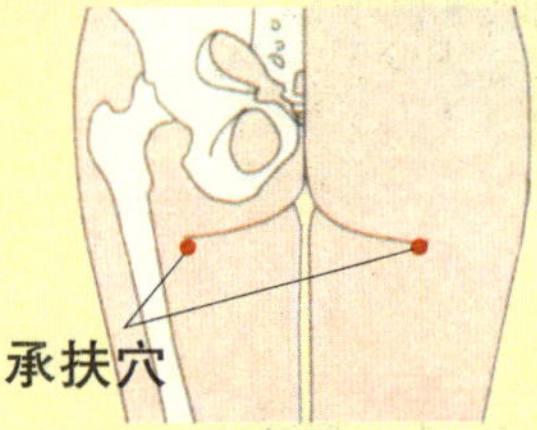

位于大腿后面，左右臀下臀沟中心点，左右各一穴。

5 按揉殷门

请他人或自己（也可用工具辅助）按揉殷门穴，力度适中，以局部略感酥麻疼痛为度，重复 1 ～ 2 分钟。

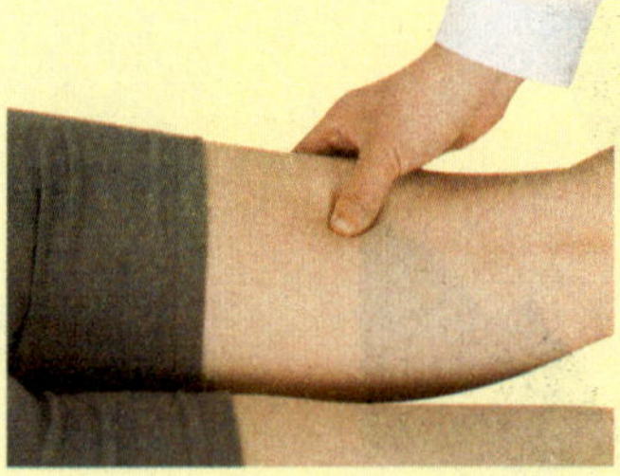

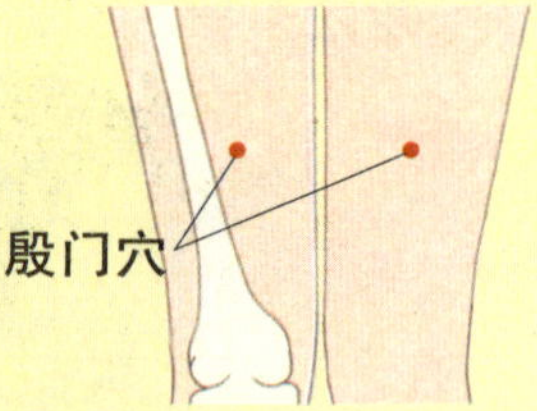

位于承扶穴与委中穴的连线上，承扶穴下 6 寸，左右各一穴。

6 按揉承山

请他人或自己（也可用工具辅助）按揉承山穴，力度适中，以局部略感酥麻疼痛为度，重复1～2分钟。

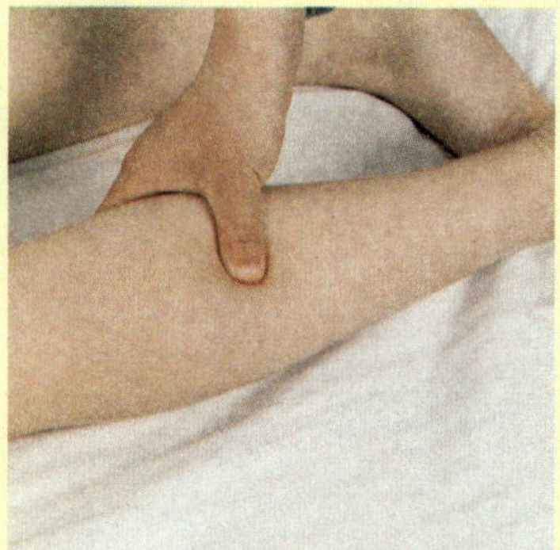

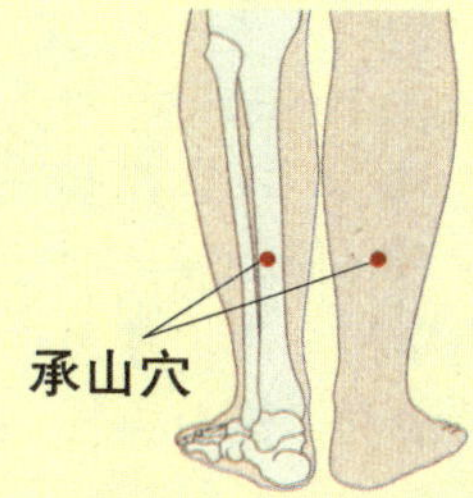

位于人体的小腿后面正中，委中穴与昆仑穴之间，左右各一穴。

7 按揉昆仑

请他人或自己（也可用工具辅助）按揉昆仑穴，力度适中，以局部略感酥麻疼痛为度，重复1～2分钟。

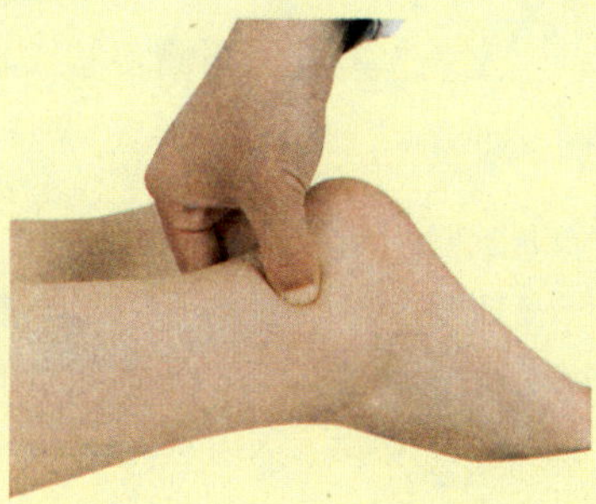

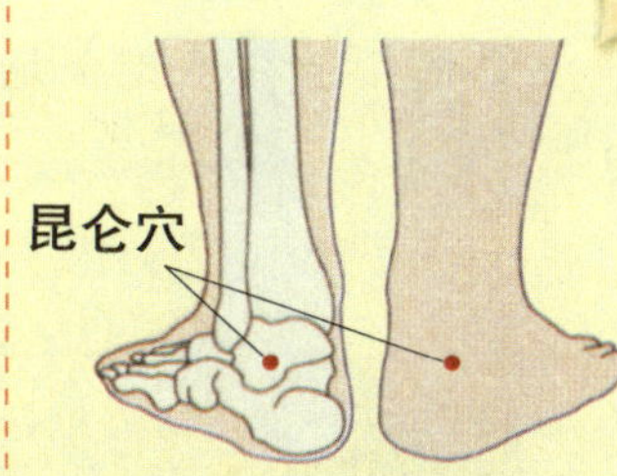

位于脚踝外侧，在外踝顶点与脚跟相连线的中央点，左右各一穴。

8 按揉胆经

从京门穴沿足少阳胆经路线向下按揉，直至悬钟，以环跳穴为主，揉3～5分钟。

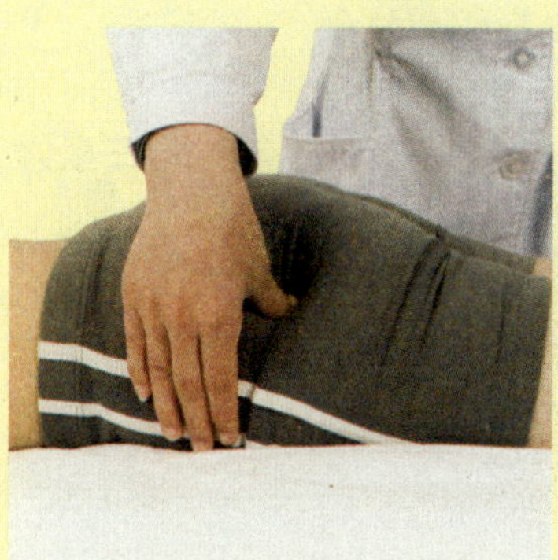

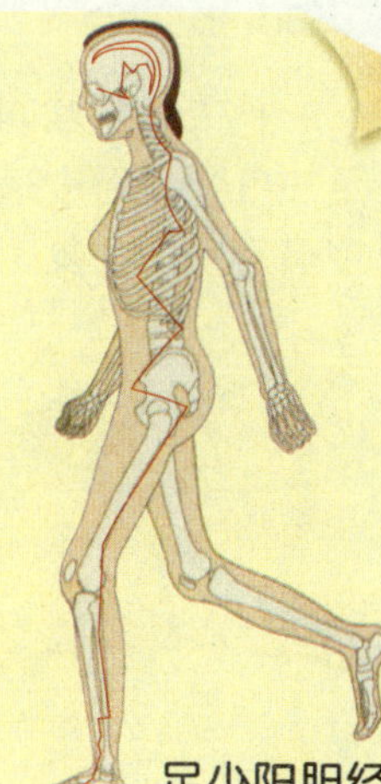

9 滑利关节

一手扶住患者髂嵴，一手拿住患者脚部，让患者屈膝髋，而后用力猛蹬3次，使患肢关节滑利，然后再推抚2～3次。

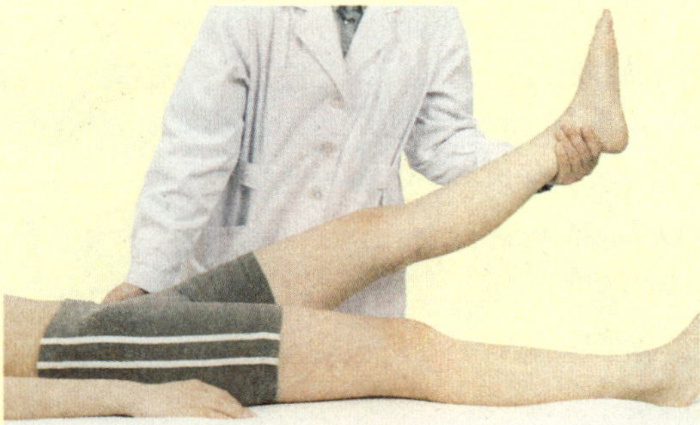

10 腿部下推

从髋关节往下推至足背，5～7次。

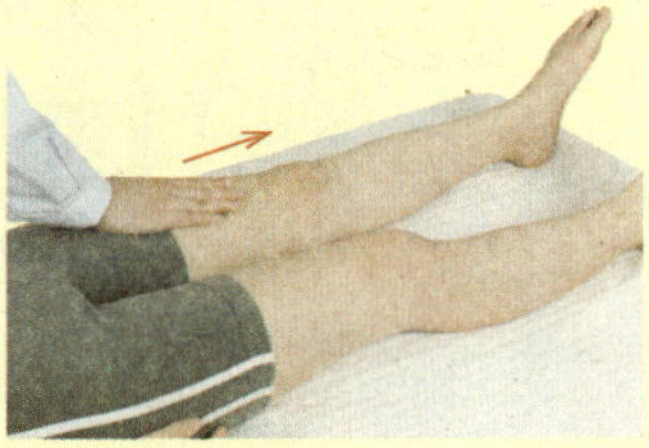

11 双手对搓

再用双手掌夹住患肢内外两侧对搓2～3次。

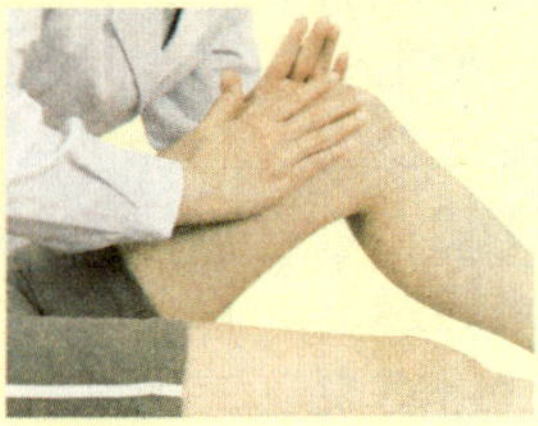

12 点揉足三里

他人辅助或自己（或用工具）点揉足三里穴，力度适中，以局部略感酥麻疼痛为度，重复1～2分钟。

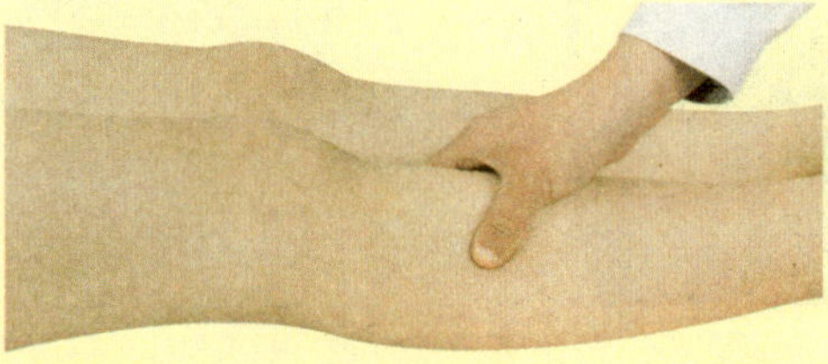

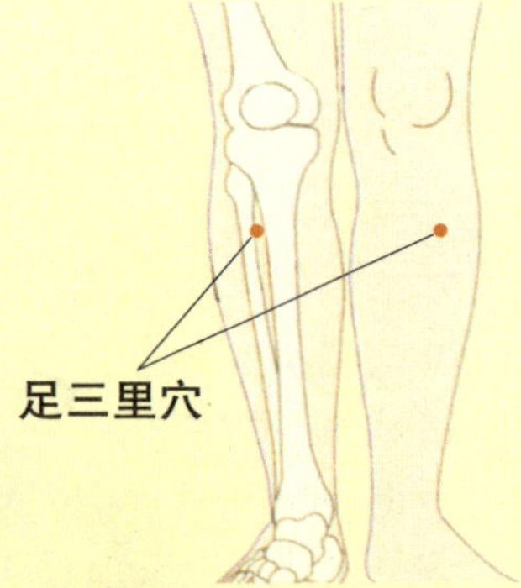

在小腿前外侧，当犊鼻穴下3寸，距胫骨前缘一横指，左右各一穴。

13 点揉解溪

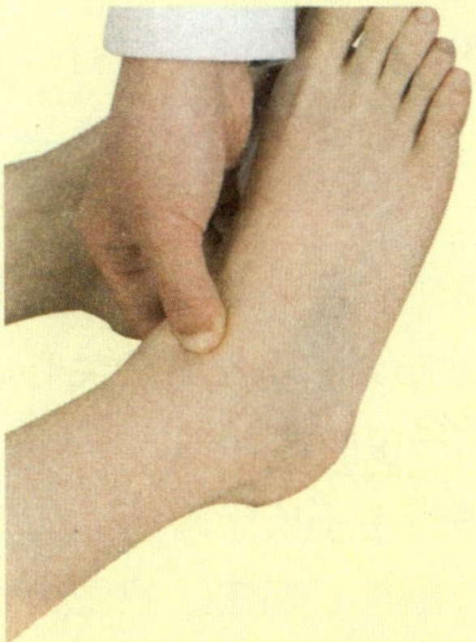

他人辅助或自己（或用工具）点揉解溪穴，力度适中，以局部略感酥麻疼痛为度，重复 1 ～ 2 分钟。

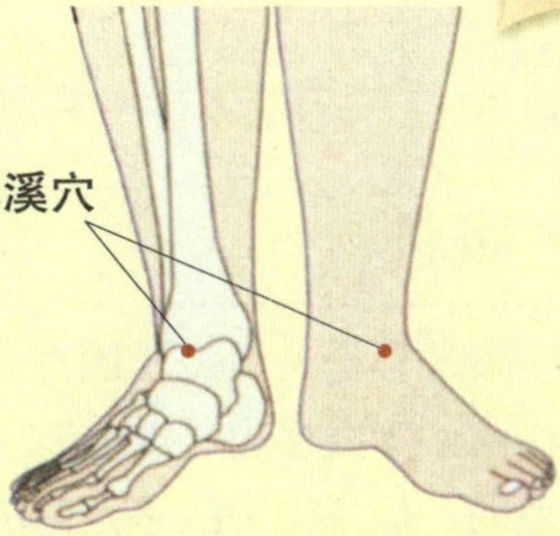

位于小腿与足背交界处的横纹中央凹陷处，左右各一穴。

其他疗法

物理疗法

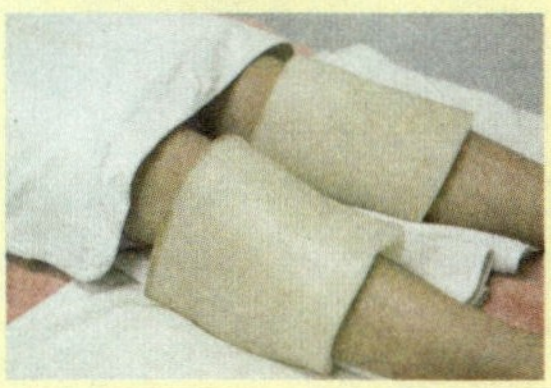

可选用超短波疗法、蜡疗等物理疗法进行治疗。

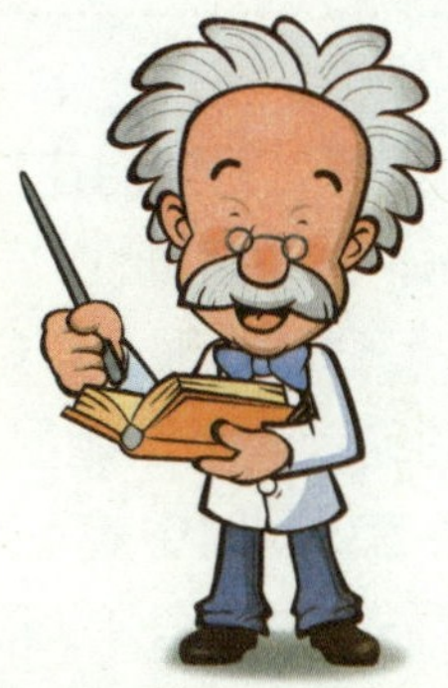

日常注意

保持良好的姿势和生活习惯

日常生活中保持正确的坐、立、行、卧等姿势，使脊柱处于一种正常的生理状态。避免长时间在阴暗潮湿的环境下久坐，站立时间过长要做适当的调整和休息。

适当锻炼

日常注意进行适当的锻炼，方法参见 P164 ～ P167“超简单腿部保健操”。

鞋跟适宜

经常穿高跟鞋的人，往往造成重心前倾，由于脊柱的受力发生改变，导致对腰椎间盘的压迫和磨损，易发生椎间盘突出，压迫坐骨神经。鞋跟高度宜限制在 4 厘米以下，切忌穿着高跟鞋快跑、跳舞，因为这样很容易在不知不觉中损伤腰部。

膝关节骨关节炎

——膝关节疼痛、活动受限，有明显压痛

》概述

膝关节骨关节炎是困扰广大中老年患者的常见病，素有“人老先从膝头老”的说法。本病多见于45岁以上的中老年人，虽然患骨关节炎并不会给患者带来生命危险，但是带来的是无穷的痛苦和严重的精神压力。

随着年龄增长，人体的膝关节诸骨由于长年磨损、关节过度活动等原因，关节软骨退变，软骨弹性降低、变薄、粗糙、增生，致使关节不稳定，造成病变引起相应部位骨质增生，致关节间隙狭窄，压迫关节周围组织韧带、关节囊、滑膜及关节周围肌肉，最终导致关节疼痛和功能丧失。

》表现

1.发病缓慢，多见于中老年肥胖女性，往往有劳累史。

2.常见疼痛，开始时往往在上下楼或者登山时出现疼痛，或者剧烈活动后出现，休息后缓解；后为持续性，劳累及夜间更甚，上下楼梯疼痛明显。

3.膝关节活动受限，开始时常常表现为晨僵或者久坐后出现，活动后可以恢复，后期关节活动受限逐渐明显，包括活动范围减小、下蹲困难，大便时非常疼痛，特别是女性患者如厕时更是不方便。

4.关节活动时可有弹响摩擦音，部分患者关节肿胀，也有部分患者出现腿打软，特别是上下楼梯和走不平路时更容易出现。

5.膝关节处有明显压痛，股四头肌可呈萎缩状。

》家庭对症调养

理论上讲，在膝关节骨关节炎的早期，如果得到及时治疗，软骨的变性能够得到恢复，但事实是病变的早期因为没有明显的临床症状，所以很难被发现，一旦出现临床症状，代表病变就达到了不可逆转的程度了。目前的组织工程研究还不能真正意义上修复软骨，故膝关节骨关节炎很难达到自愈的目的。目前对于膝关节骨关节炎的治疗主要是消除原因、减轻和缓解疼痛症状、延缓关节破坏和恢复关节活动度。

特效穴位

膝眼、阳陵泉、阴陵泉、鹤顶、梁丘、血海、足三里、犊鼻、伏兔、委中、承山、风市

重点区域

膝关节、下肢

按摩法

1 按揉膝周

仰卧位，先按揉大腿股四头肌约 5 分钟，着重在膝上部鹤顶穴、梁丘穴、血海穴、伏兔穴，每穴按揉 1 分钟。

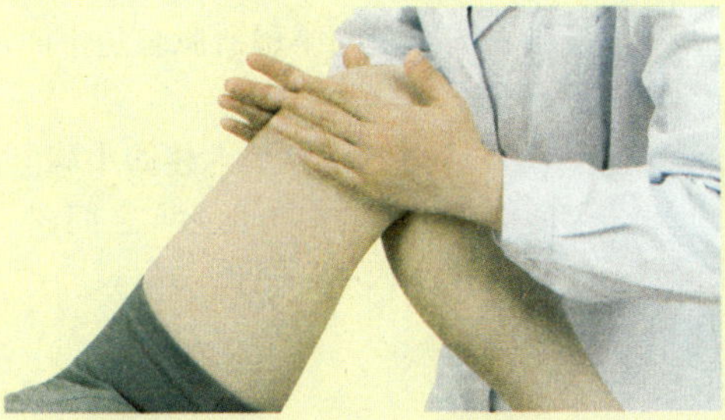

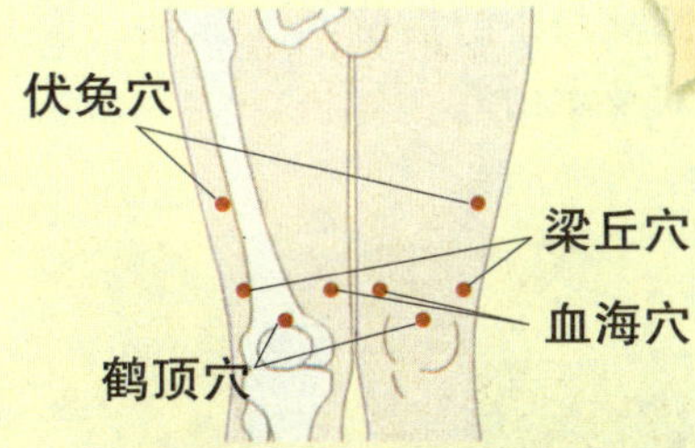

鹤顶穴：在膝上部，屈膝，髌底的中点上方凹陷处，左右各一穴。

梁丘穴：屈膝，当髂前上棘与髌底外侧端的连线上，髌底上 2 寸，左右各一穴。

血海穴：在大腿内侧，髌底内侧端上 2 寸，左右各一穴。

伏兔穴：当髂前上棘与髌底外侧端的连线上，髌底上 6 寸，左右各一穴。

2 按揉、弹拨韧带

对膝关节韧带、内外侧副韧带以按揉与弹拨的手法进行操作，重点按压膝眼穴、鹤顶穴、阳陵泉穴、梁丘穴，每穴 1 分钟。

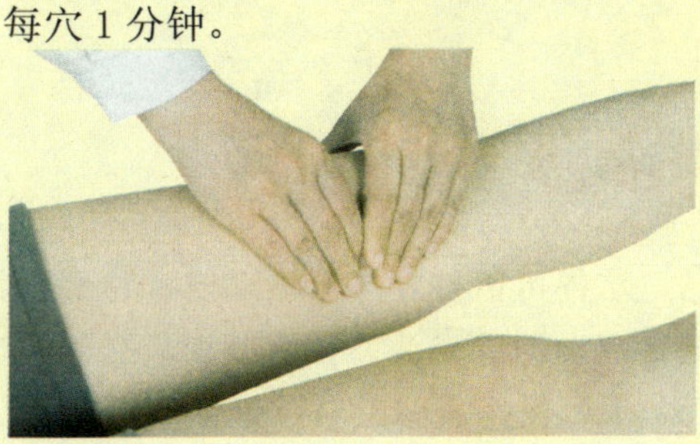

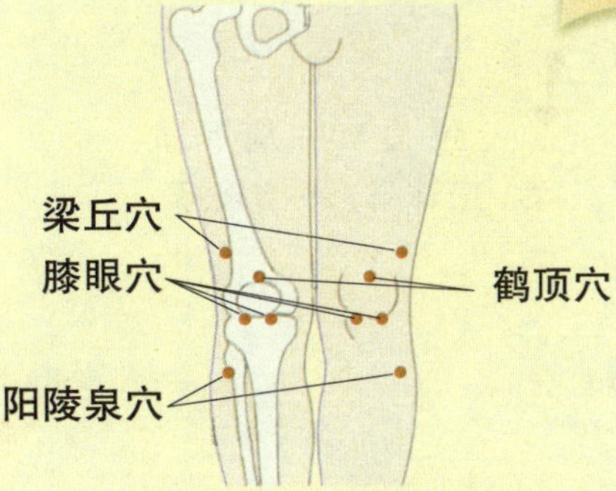

鹤顶穴：屈膝，髌底的中点上方凹陷处，左右各一穴。

膝眼穴：屈膝，在髌韧带两侧凹陷处，在内侧的称内膝眼，在外侧的称外膝眼，左右各一穴。

阳陵泉穴：在小腿外侧，当腓骨头前下方凹陷处，左右各一穴。

梁丘穴：屈膝，当髂前上棘与髌底外侧端的连线上，髌底上 2 寸，左右各一穴。

3 提拿腿部

俯卧位，以提拿法施于大腿后侧、腘窝与小腿后侧约 5 分钟，重点在委中穴及承山穴。

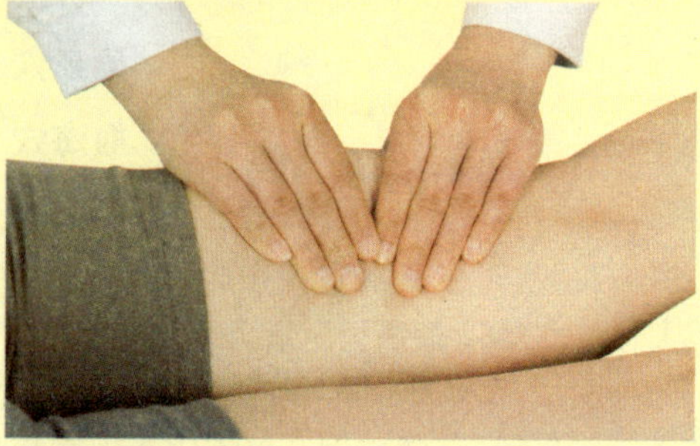

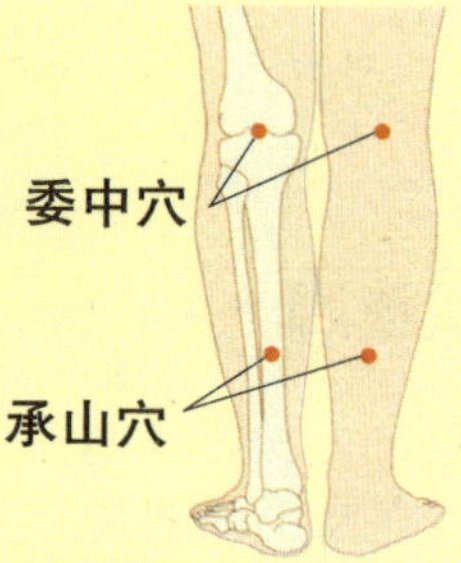

委中穴：在腘横纹中点，当股二头肌腱与半腱肌肌腱的中间，左右各一穴。

承山穴：位于人体的小腿后面正中，委中与昆仑穴之间，左右各一穴。

4 屈腿摇膝

仰卧，屈腿，摇膝，配合膝关节的伸屈、旋内、旋外被动活动，最后在膝关节周围擦热。

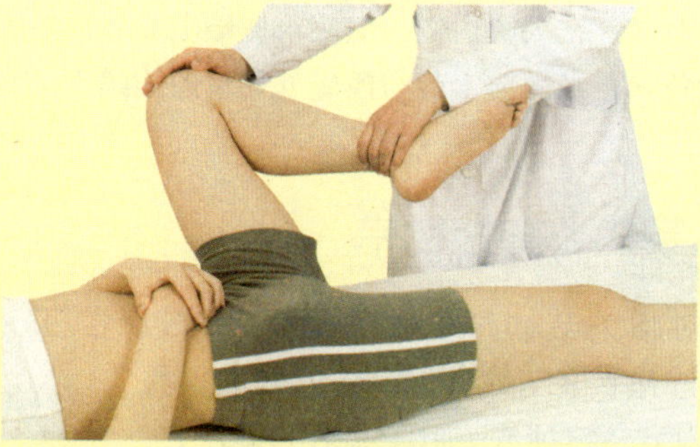

提示：

膝关节肿痛严重者，应休息，不予按摩。

休息疗法

在膝关节骨关节炎发作期间应予休息，这样可以减轻关节活动时，骨赘对骨关节面及关节囊等软组织的刺激，以减轻疼痛，消除炎症。在缓解期也必须适当休息，要在病情允许的范围内工作和生活，不可使受累的关节负担过重。

其他疗法

物理疗法

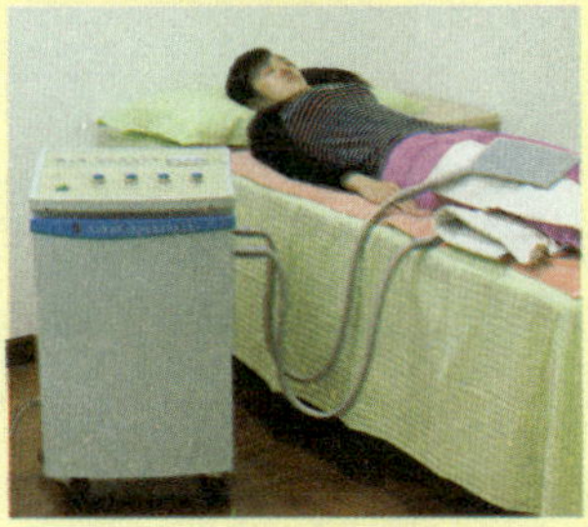

超短波疗法

可以采用蜡疗、超短波、中频电、磁疗等物理疗法，能有效改善局部血液循环，起到消炎止痛作用。

药物疗法

对于早中期膝关节骨关节炎患者，在保持适当体重、调整生活方式、进行合理运动锻炼及肌力锻炼的同时，针对病情的具体情况可给予不同的治疗，包括止痛药物、营养软骨药物、关节润滑剂等。

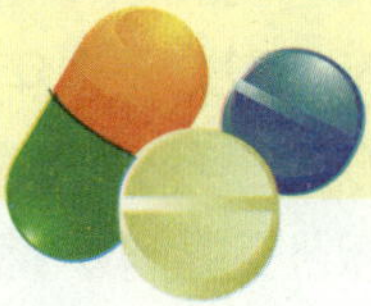

日常注意

注意保暖

膝关节遇到寒冷血液循环会变差，往往使疼痛加重，故在天气寒冷时应注意保暖，必要时戴上护膝，防止膝关节受凉。避免在潮湿处睡卧，不要汗出吹风，不要在出汗后即洗凉水浴或洗脚，以防风、湿、寒三邪对膝关节的侵害。

避免超负荷的活动与劳动

避免长时间站立及长距离行走，避免深蹲、负重、上下楼梯等活动，因为它们会增加关节承受力及加速关节退变。

双下肢剧烈运动者（如舞蹈演员、运动员、搬运工等）更要注意劳逸结合。有些老年人为了活动关节，刻意去爬楼梯、练下蹲，或以半蹲姿势做膝关节左右大幅度摇晃动作，这些都是不可取的。因为人在爬楼梯时，关节负重是正常时的 4 ～ 5 倍，不恰当的运动会加重关节的磨损，只能加重病情。

保持正常体重

过于肥胖者要适当控制饮食，注意调整饮食结构，减少热量的摄入，将体重控制在适当的范围之内，减轻关节的压力和磨损程度。

适当补充钙质

老年人可以适当补充钙质、维生素 D 等与骨代谢关节密切的食物或药物，同时从事适度的体育锻炼，以减慢骨组织的衰老和退行性改变进程。

适当锻炼

有规律的运动能够通过加强肌肉、肌腱和韧带的支持作用而有助于保护关节，预防骨关节病的发生。锻炼要因人制宜、适时适量、循序渐进、持之以恒，运动量宜小不宜大，动作宜缓慢而有节律。方法可参见下文（P164 ～ P167 超简单腿部保健操）。

膝关节半月板损伤

——有明显外伤史，活动时关节有疼痛

》概述

膝关节半月板为纤维软骨组织，呈周缘厚、内缘薄的楔形，从平面上看为半月形，故称为半月板。半月板充填于股骨髁与胫骨髁之间，有增强膝关节稳定的作用。膝关节半月板损伤是体育运动中非常常见的一种运动创伤，往往由于关节活动不协调，如踢球时踢空、对脚，或跑动中被绊倒等膝关节扭伤时引起撕裂。

该病多见于青年，在从事剧烈运动和特殊职业的人员中，如球类运动员、矿工以及搬运工等，日常劳作、生活中，挑、抬重物，或骑自行车匆忙下车站立不稳，或在激烈的足球、篮球等运动中，运动员拼抢时，都可能发生半月板撕裂。长期从事蹲位或半蹲位工作，如汽车修理工，反复蹲下起立，半月板磨损严重，也会发生损伤。

》表现

多数有明显外伤史，急性期膝关节有明显疼痛、肿胀和积液，关节屈伸活动障碍。急性期过后，肿胀和积液可自行消退，但活动时关节仍有疼痛，尤以上下楼、上下坡、下蹲起立、跑、跳等动作时疼痛更明显，严重者可有跛行或膝关节屈伸功能障碍，部分患者有“交锁”现象，或在膝关节屈伸时有弹响。膝关节间隙处的压痛是半月板损伤的重要依据。

》类型

膝关节半月板损伤可分为急性期、慢性期之不同。

》家庭对症调养

随着关节镜外科的开展和普及，对于半月板损伤最理想的治疗方法应该是破裂处缝合，使其愈合。在掌握适应证及正确手术操作的情况下，患者满意度可以达到95%以上。

急性期如关节有明显积液（或积血），应在严格无菌操作下抽出积液；如关节有“交锁”，应用手法解除“交锁”，然后用石膏固定膝关节于伸直位4周。在固定期间和去除固定后，都要积极锻炼股四头肌，以防肌肉萎缩。慢性期可结合以下辅助疗法。

特效穴位

鹤顶、梁丘、血海、伏兔

重点区域

膝关节、下肢

按摩法

1 松筋理顺

仰卧，点按膝关节周围软组织，采用松解分筋理顺法3～5分钟，重点按揉鹤顶穴、梁丘穴、血海穴、伏兔穴，每穴按1分钟。

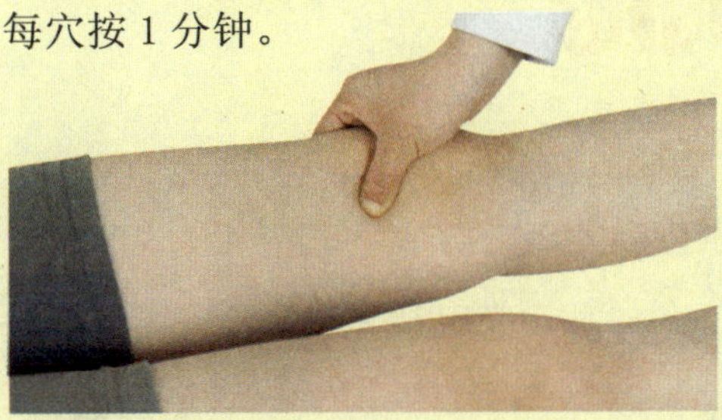

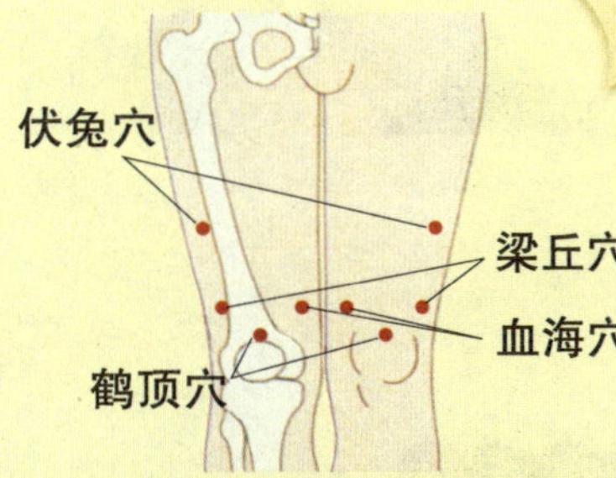

鹤顶穴：屈膝，髌底的中点上方凹陷处，左右各一穴。

梁丘穴：屈膝，当髂前上棘与髌底外侧端的连线上，髌底上2寸，左右各一穴。

血海穴：在大腿内侧，髌底内侧端上2寸，左右各一穴。

伏兔穴：当髂前上棘与髌底外侧端的连线上，髌底上6寸，左右各一穴。

2 按揉髌骨

用拇指按揉髌骨及其周围3～5分钟。

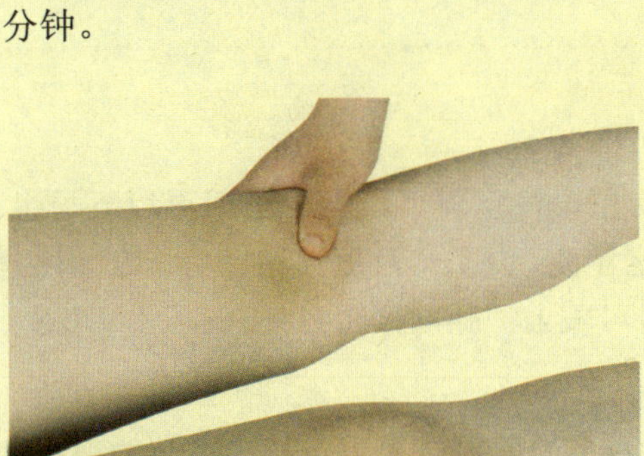

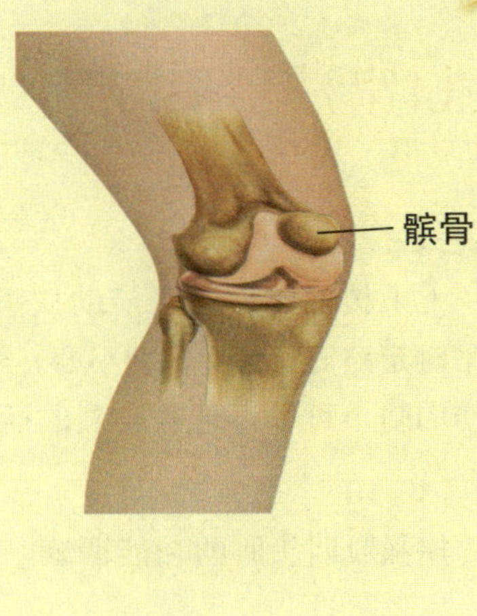

3 按揉膝关节

按揉、活动膝关节，力度适中，按揉 3 ～ 5 分钟。

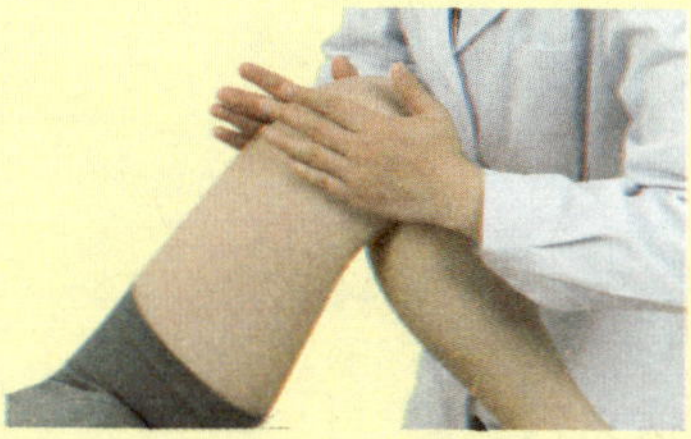

4 扩膝活动

他人一手扶膝，另一手握住脚踝，将膝关节尽量屈曲，然后再直接伸直膝关节，重复 2 ～ 3 次。

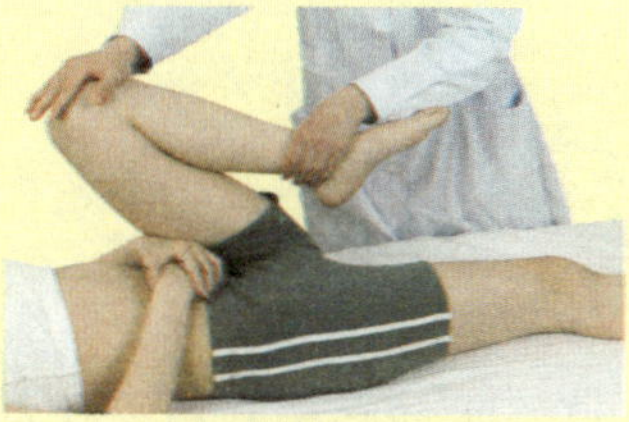

其他疗法

物理疗法

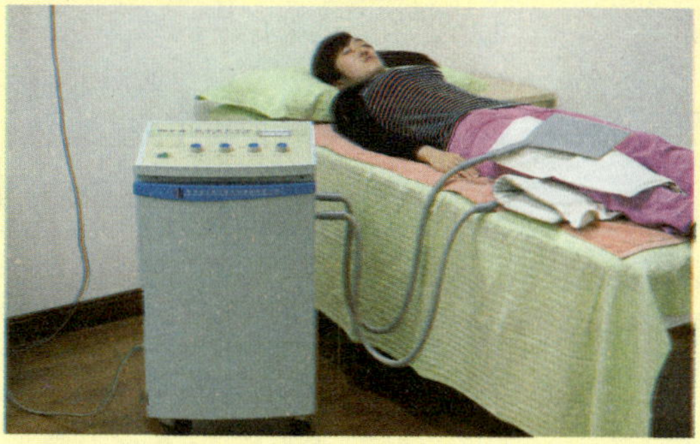

超短波疗法

可选用超短波、中频、频谱、中药外敷等疗法，达到消炎、止痛、改善血液循环的目的。

日常注意

注意自我保护

上下楼梯时，可以借助扶手，不要匆忙，注意脚下，当踩稳后再迈下一步。在平时走路时，也要多加小心，尤其是中老年人。得了半月板损伤以后一定要注意，受伤的腿不可以再进行剧烈的运动，平时可戴上护膝以预防意外。

加强锻炼

加强股四头肌的功能锻炼，如徒手锻炼和负重锻炼等，可提高关节的稳定性。

风湿性关节炎

——关节红、肿、热、痛明显，疼痛游走不定

概述

风湿性关节炎是一种常见的急性或慢性结缔组织炎症。受累关节多为膝、踝、肩、肘、腕等大关节，常见由一个关节转移至另一个关节，可反复发作并累及心脏。若风湿活动影响心脏，则可发生心肌炎，甚至遗留心脏瓣膜病变。

表现

风湿性关节炎有两个特点：一是关节红、肿、热、痛明显，关节周围有压痛拒按，晨僵、不能活动，发病部位常常是膝、髋、踝等下肢大关节；二是疼痛游走不定，即一个关节的疼痛好转后或还未明显好转，另一关节又受到侵袭发生疼痛。

家庭对症调养

急性发作期应到专科就诊，明确病因病情，及时规范治疗，以免耽误治疗时机。有条件的可配合以下疗法。

特效穴位

主穴：大椎、足三里、阴陵泉、阿是穴

配穴：

肩关节痛：肩髃、肩髎

肘关节痛：曲池、手三里、少海

腕关节痛：阳池、合谷、外关

髋关节痛：环跳、风市

重点区域

关节炎周围区域

按摩法

1 轻轻按摩

用推、理、揉手法，轻轻按摩，使患部周围肌肉松弛、气血畅行，重点操作患处周围，重复10分钟。

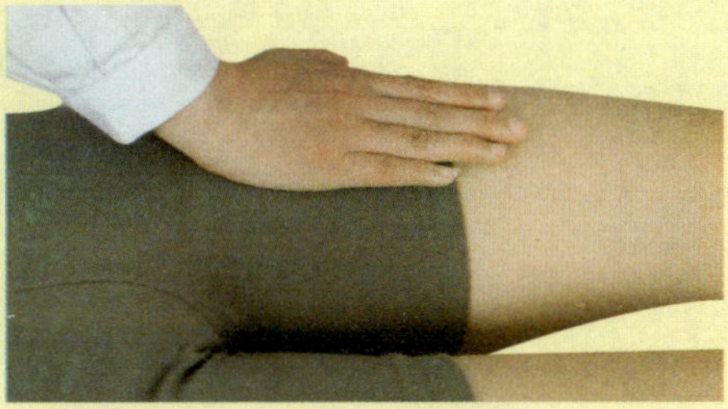

2 舒筋活络

用点、按、捏、拿手法，重点按压患处周围穴位，达到舒筋活络止痛的目的，每个穴位约 1 分钟。

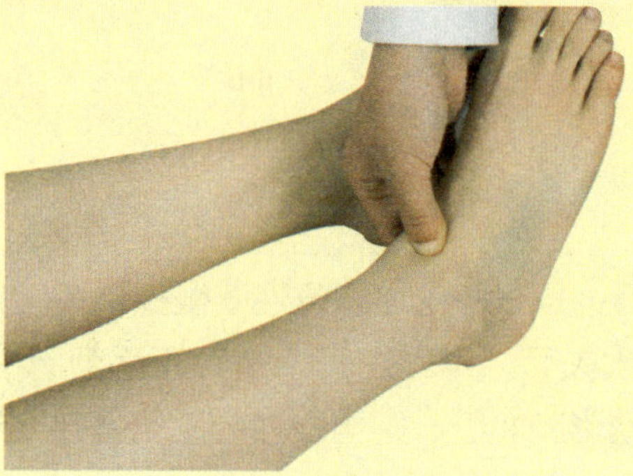

3 结束治疗

用摇、滚、揉等手法，做结束时放松处理，重复 10 分钟。以上步骤 2～3 天 1 次。

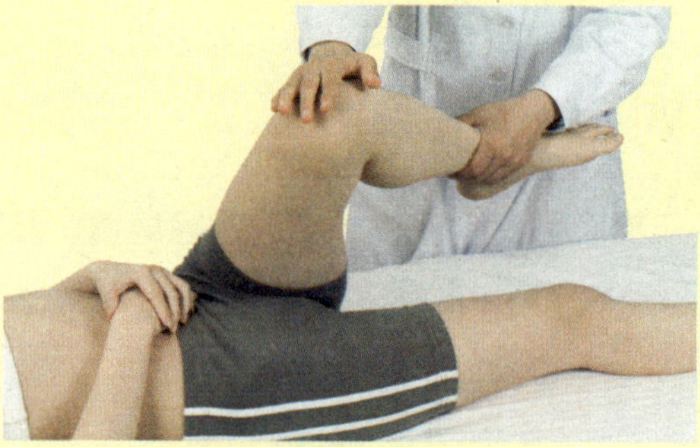

提示：

操作时切忌用猛力、暴力，以免造成损伤。

艾灸法

艾灸具有祛除寒湿的特点，对风湿性关节炎有一定疗效。具体操作方法如下：

1 灸大椎穴

点燃艾条使用温和灸疗法灸大椎穴 15～20 分钟。

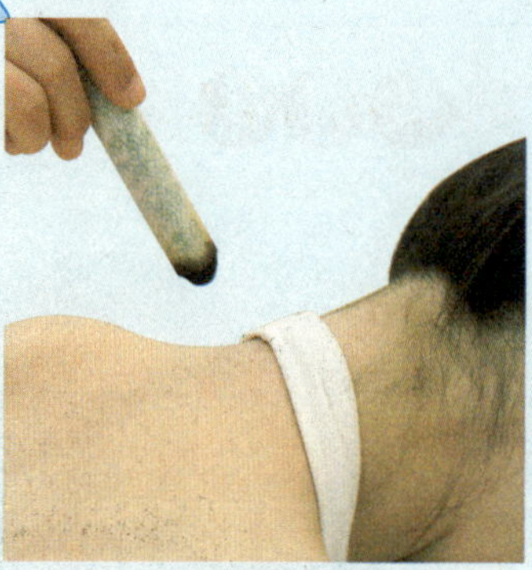

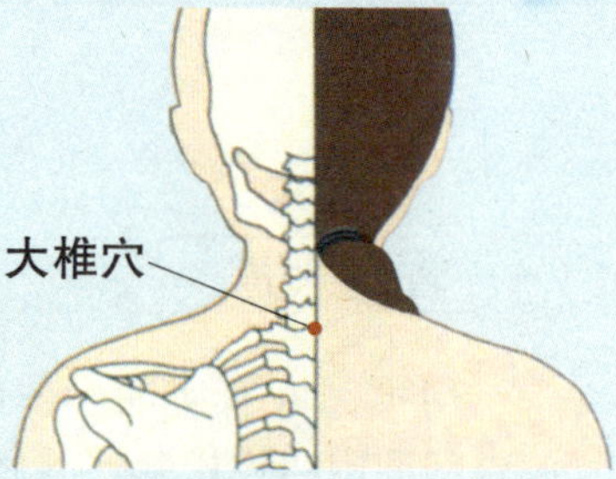

第 7 颈椎棘突下凹陷中。

2 灸足三里穴

点燃艾条使用温和灸疗法灸足三里穴15～20分钟。

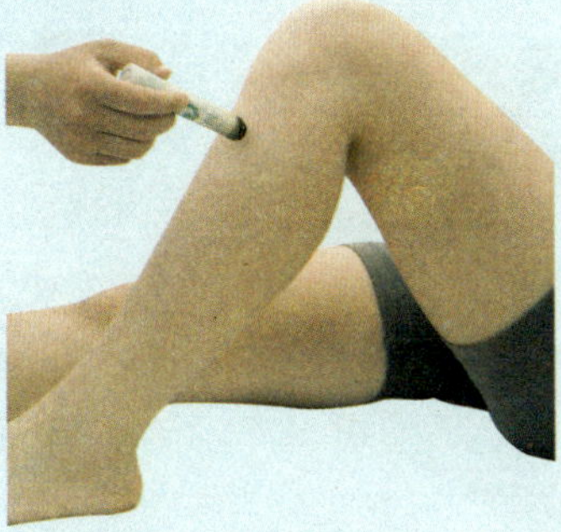

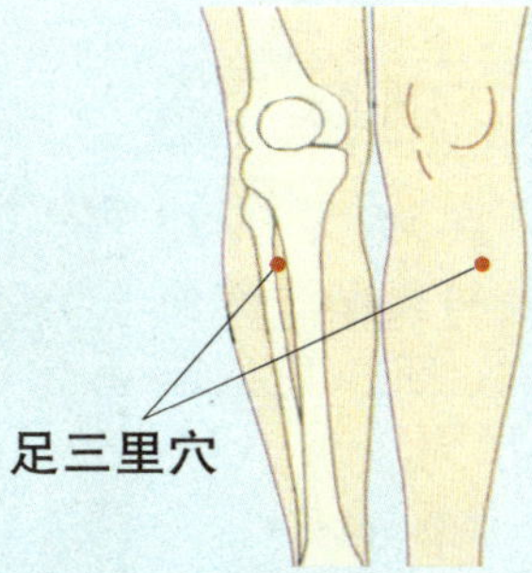

在小腿前外侧，当犊鼻下3寸，距胫骨前缘一横指，左右各一穴。

3 灸阴陵泉穴

点燃艾条使用温和灸疗法灸阴陵泉穴、阿是穴，每穴灸15～20分钟。

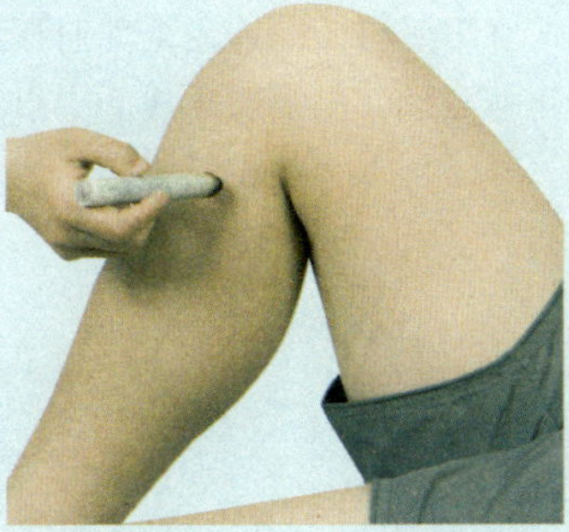

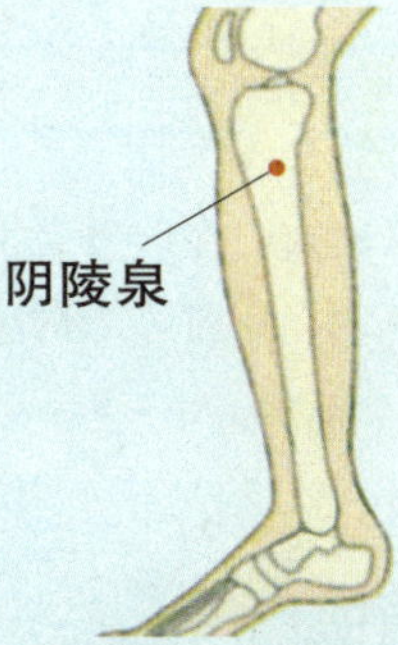

阴陵泉： 在小腿内侧，胫骨内侧髁后下方凹陷处，左右各一穴。

阿是穴： 即疼痛所在的位置。

4 如肩关节痛

点燃艾条使用温和灸疗法灸肩髃穴、肩髎穴，每穴灸15～20分钟。

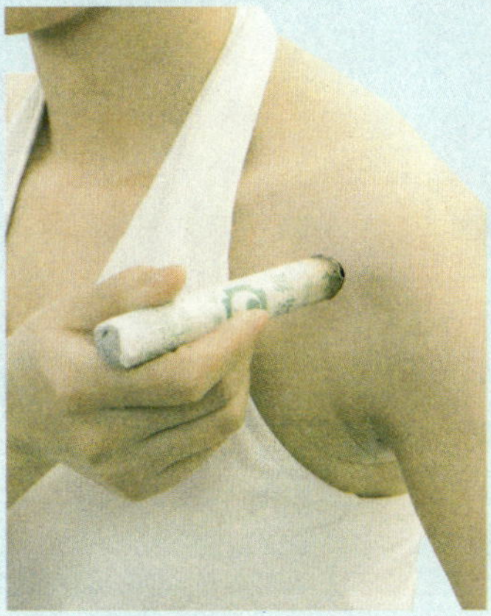

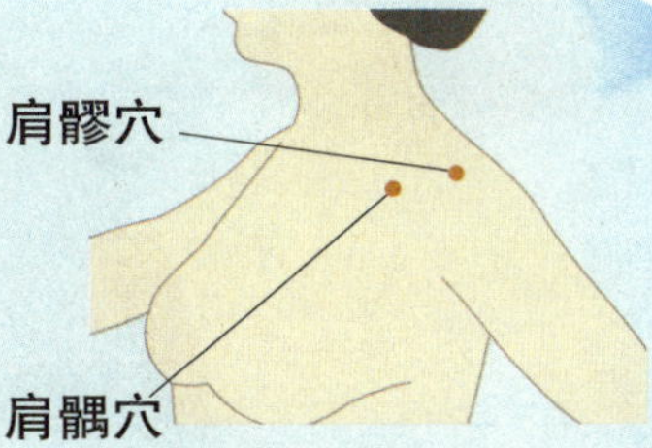

肩髃穴： 肩峰端下缘，当肩峰与肱骨大结节之间，三角肌上部中央，左右各一穴。

肩髎穴： 肩峰后下方，上臂外展时，当肩髃穴后寸许凹陷中，左右各一穴。

5 如肘关节痛

点燃艾条使用温和灸疗法灸曲池穴、手三里穴、少海穴，每穴灸15～20分钟。

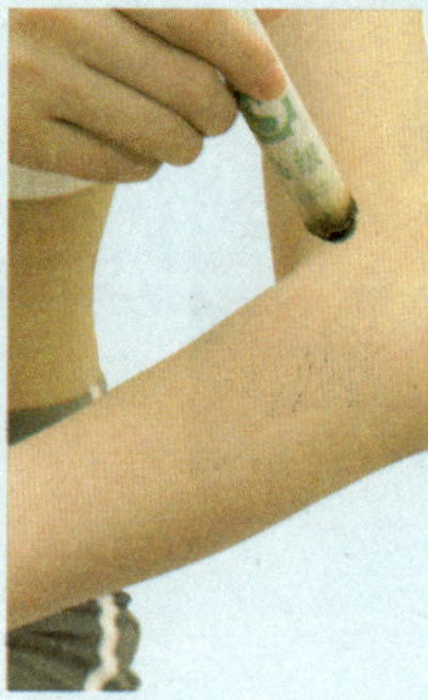

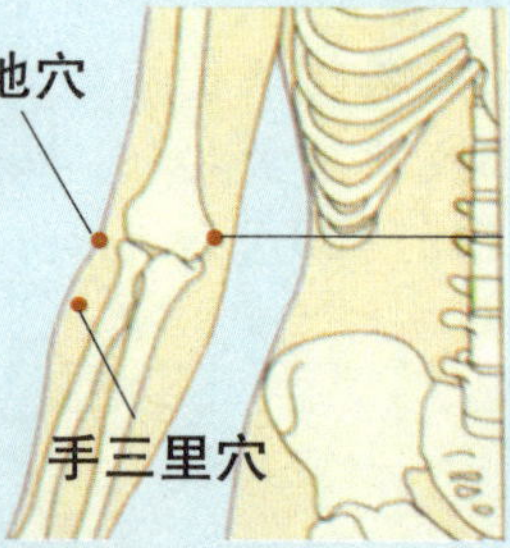

曲池穴：肘横纹外侧端，屈肘，当尺泽穴与肱骨外上髁连线中点，左右各一穴。

手三里穴：在前臂背面桡侧，当阳溪与曲池连线上，肘横纹下2寸，左右各一穴。

少海穴：屈肘，当肘横纹内侧端与肱骨内上髁连线的中点处，左右各一穴。

6 如腕关节痛

点燃艾条使用温和灸疗法灸合谷穴、阳池穴、外关穴，每穴灸15～20分钟。

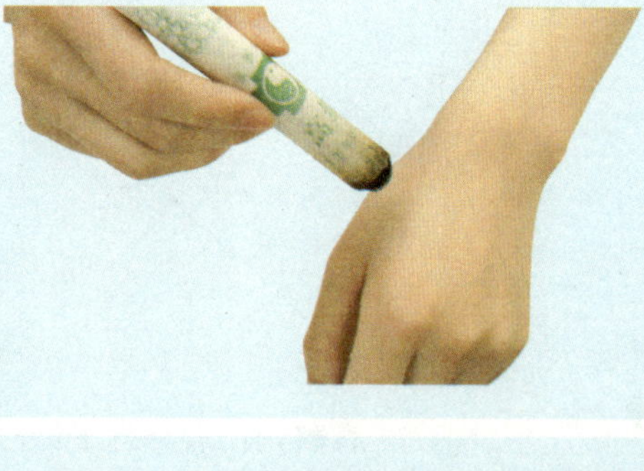

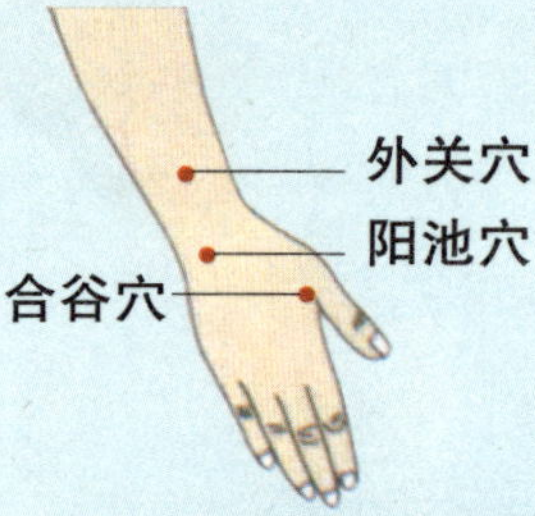

合谷穴：在手背，第1、第2掌骨间，当第2掌骨桡侧的中点处，左右各一穴。

阳池穴：在腕背横纹中，当指伸肌腱的尺侧缘凹陷处，左右各一穴。

外关穴：在前臂背侧，当阳池与肘尖的连线上，腕背横纹上2寸，尺骨与桡骨之间，左右各一穴。

7 如髋关节痛

点燃艾条使用温和灸疗法灸环跳穴、风市穴，每穴灸15～20分钟。

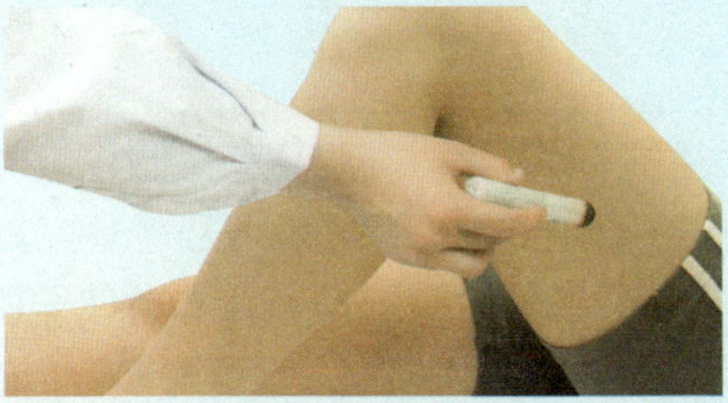

提示：

每日1次，10次为1个疗程。

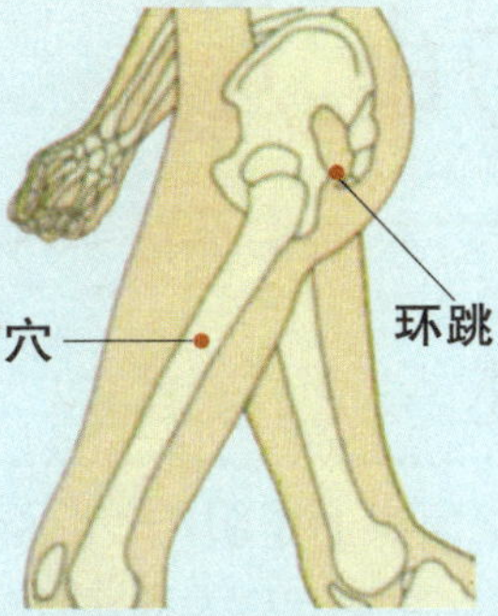

环跳穴：侧卧屈股，股骨大转子最凸点与骶管裂孔连线的外1/3与中1/3交点处，左右各一穴。

风市穴：大腿外侧正中，腘横纹上7寸，左右各一穴。

其他疗法

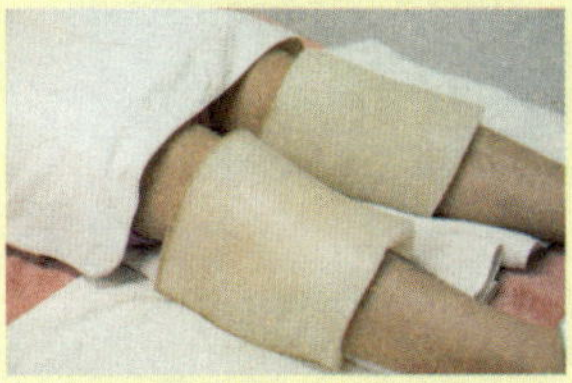

蜡疗

可采用超短波、中频电、蜡疗、TDP神灯照射等物理疗法缓解关节疼痛。

日常注意

避免风寒

寒冷和潮湿是诱发风湿性关节炎的主要原因，因此在生活中需要避免风寒侵袭，居住环境最好通风向阳，保证室内适宜的温度和湿度。经常去户外活动。夏季不要长时间吹空调，夜里睡觉要注意保暖，不要在风口或者水泥地上睡觉，避免淋雨，不穿湿衣和湿鞋，冬季更需要注意关节的保暖。夏天可进行日光浴疗法，在中午阳光最强时，将病变部位暴露于日光下照射，其余部位可用伞遮挡阳光。照射时间一般在20～30分钟。

预防感染

很多患者都是先得扁桃体炎、鼻炎、咽炎等感染性疾病，然后发生风湿性关节炎，因此要积极预防这些疾病的发生。感冒流行期间尽量避免外出，一旦出现症状需要及时进行治疗。

适当锻炼

适度参加有氧运动如步行、跑步、游泳、健身操、太极拳、骑自行车等，以增强体质。经常按摩局部关节，加快血液循环，减少局部血液和炎性物质淤滞。

腿抽筋

——小腿肌肉突然发生的强直性、疼痛性的痉挛

概述

腿抽筋事实上是肌肉受到强烈刺激而发生的一种收缩，一般小腿和脚趾的肌肉痉挛最常见，在医学上称为腓肠肌痉挛。腓肠肌痉挛是痉挛性疼痛中最常见的一种，其特点是腓肠肌突然发生的强直性、疼痛性的痉挛，持续时间大多由数秒钟至数分钟不等。

疲劳、睡眠休息不足或休息过多导致局部酸性代谢产物堆积，睡眠姿势不正确，外界环境的寒冷刺激，均可引起肌肉痉挛。

笔者临床中常会遇到腿抽筋的老人，他们大都补过钙，而且经过详细检查，大部分的确不缺钙，而是患有下肢动脉硬化闭塞症。

因此，腿抽筋应先确诊是什么原因引起的。如果是骨质疏松、缺钙引起的，可进行补钙治疗；而有心血管病、脑中风、高血压、高血脂、糖尿病病史的患者，一旦出现下肢酸痛、抽筋、行走不利的症状，则应该首先排除是否为下肢动脉闭塞症。

表现

发作时疼痛难忍，尤其是半夜抽筋时往往会把人痛醒。

家庭对症调养

特效穴位

委中、阳陵泉、足三里、承山、昆仑、太溪

重点区域

小腿、脚部

按摩法

1 拿捏小腿后侧

用手拇指与其余四指用力对合，从上到下反复拿捏小腿后侧肌肉，约1分钟。

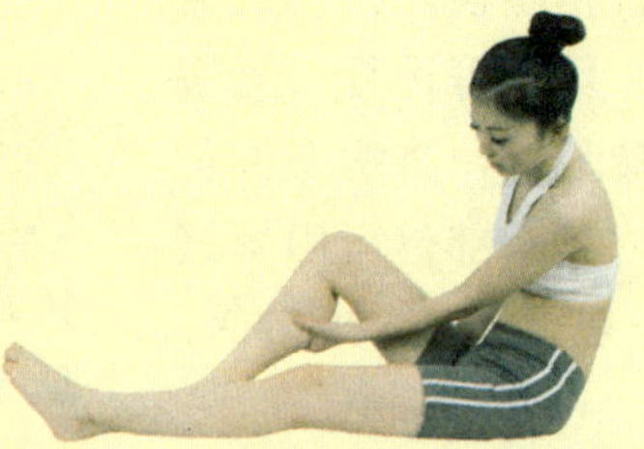

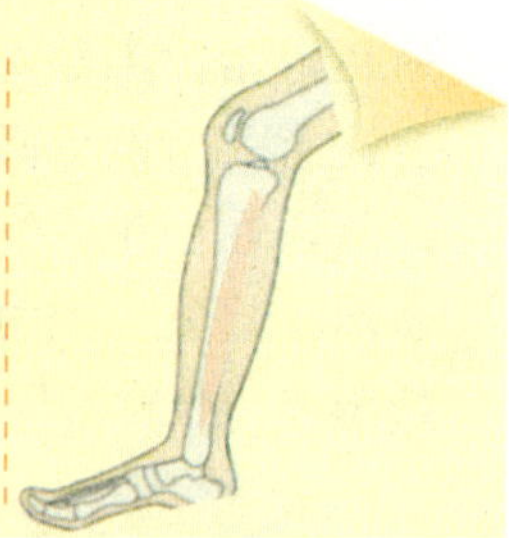

2 按揉委中

将中指尖放在患肢的委中穴上，拇指放在髌骨上方，用力揉按约 1 分钟。

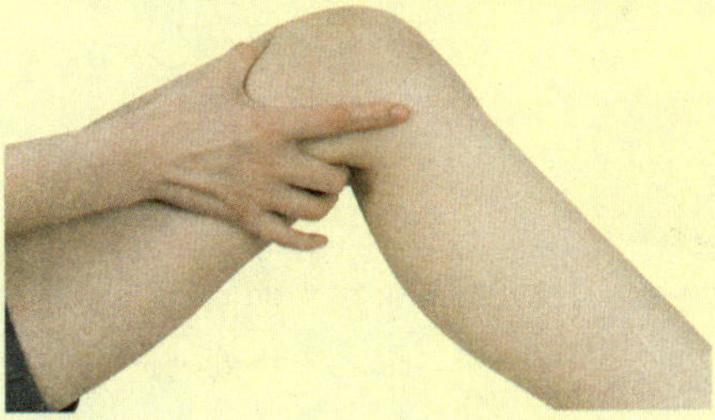

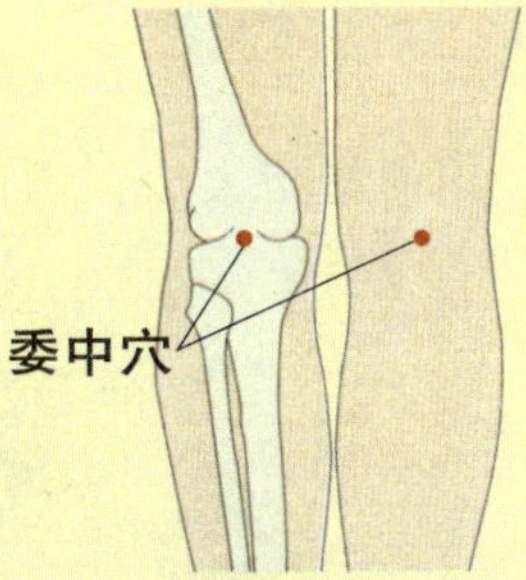

在腘横纹中点，当股二头肌腱与半腱肌肌腱的中间，左右各一穴。

3 按揉阳陵泉

将大拇指指腹放在患肢阳陵泉穴上，其余四指放在腿前部，用力按揉 1 分钟。

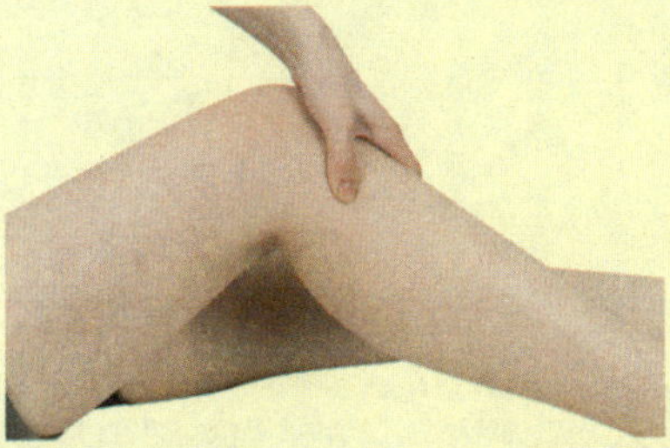

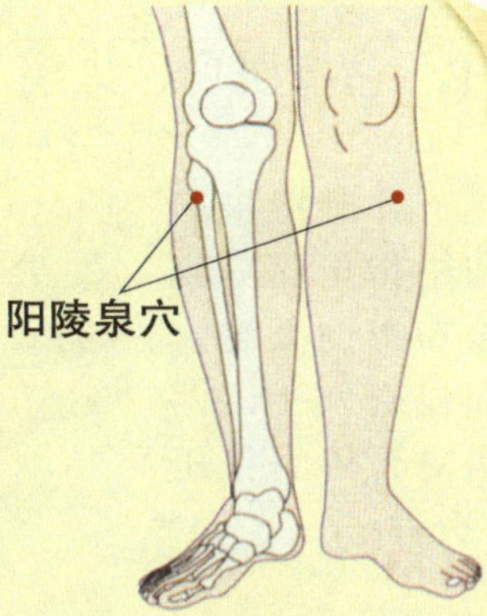

在小腿外侧，当腓骨头前下方凹陷处，左右各一穴。

4 按揉足三里

将健侧手食指与中指重叠，中指指尖放在患肢足三里穴上，适当用力按 1 分钟。

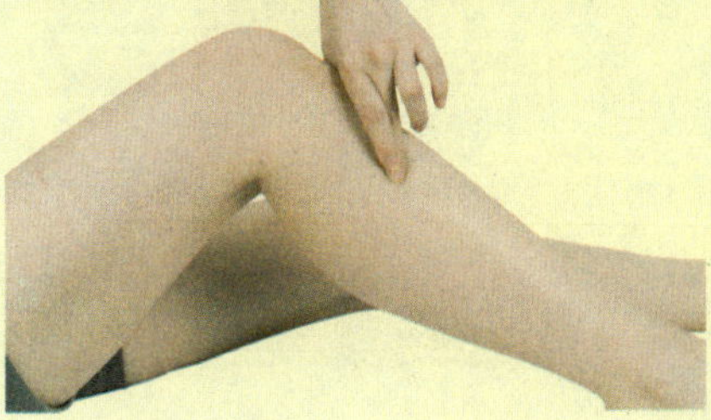

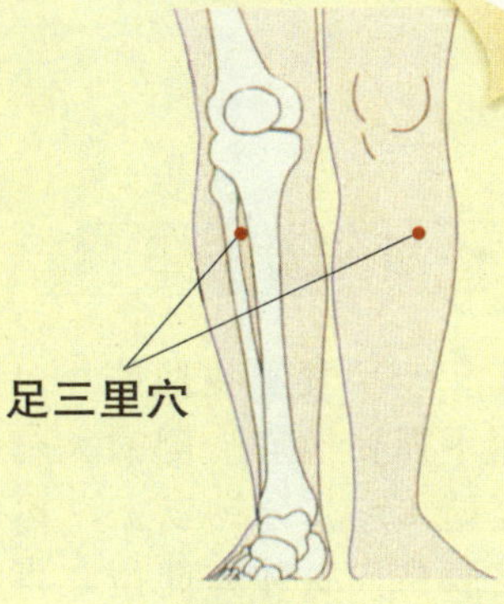

在小腿前外侧，当犊鼻下 3 寸，距胫骨前缘一横指，左右各一穴。

5 掐压承山

用拇指指尖放在承山穴上，适当用力掐压 1 分钟。

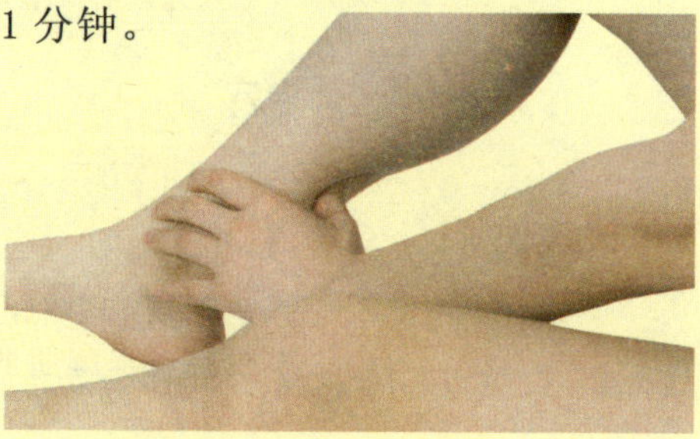

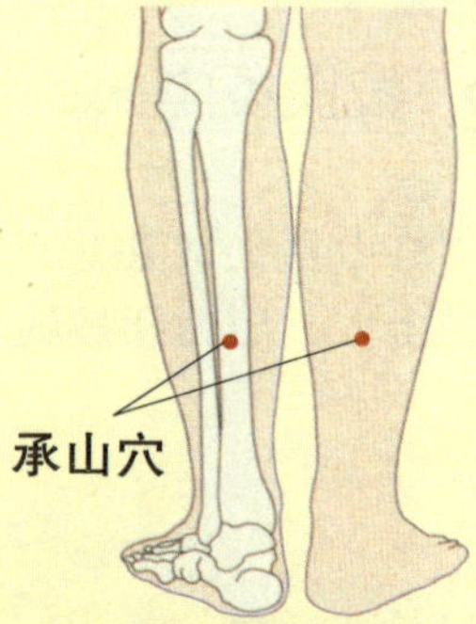

在小腿后面正中出现“人字形”凹陷处，即委中穴与足跟之中点处，左右各一穴。

6 合按昆仑、太溪

用拇指指腹和中指指腹分别按在患侧太溪穴和昆仑穴上，两指对合用力按压 1 分钟。

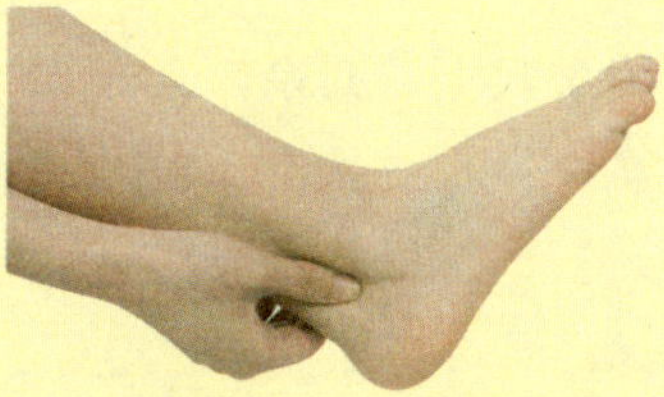

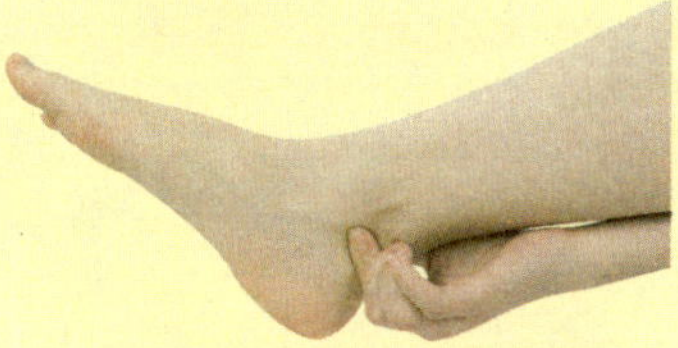

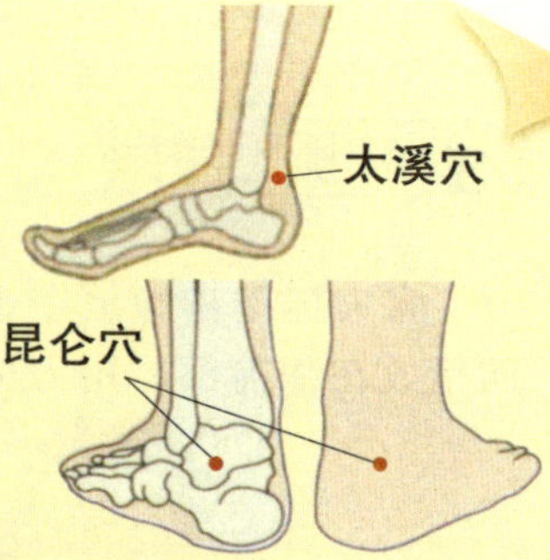

太溪穴：位于足内侧，内踝后方与跟腱之间的凹陷处，左右各一穴。

昆仑穴：在足部外踝后方，当外踝尖与跟腱之间的凹陷处，左右各一穴。

拉筋法

1 抓脚趾拉伸

一旦发生腿抽筋，可以马上用手抓住抽筋一侧的大脚拇趾并坚持 1～2 分钟以上，然后慢慢将脚掌向身体方向拉，再慢慢伸直脚，然后用力伸腿。

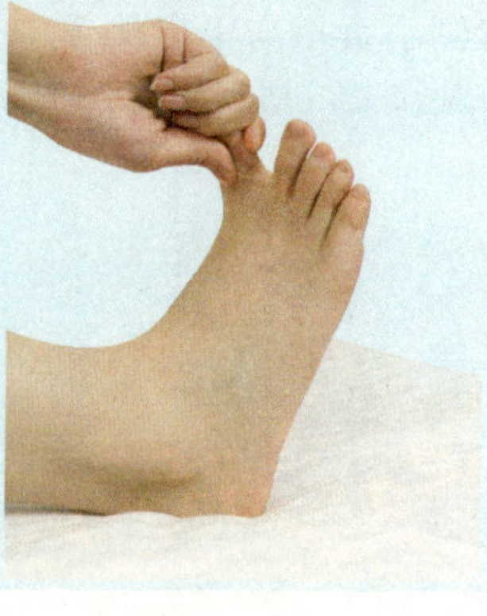

2 按摩小腿肚

再用双手使劲按摩抽筋的腿肚。

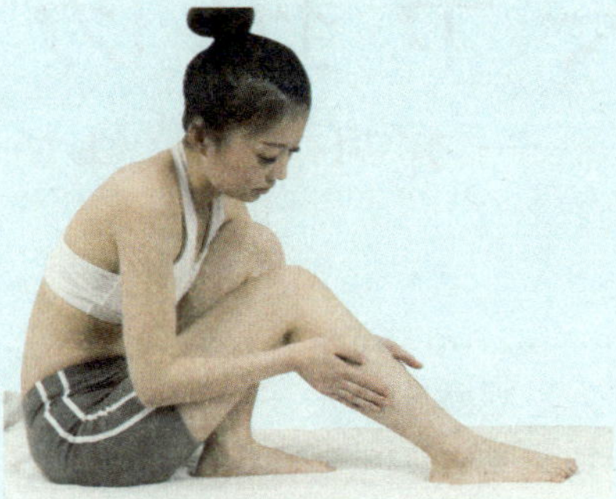

3 扶墙站立

身体向前靠在墙上，脚后跟着地，然后将体重集中于发生抽筋的腿。

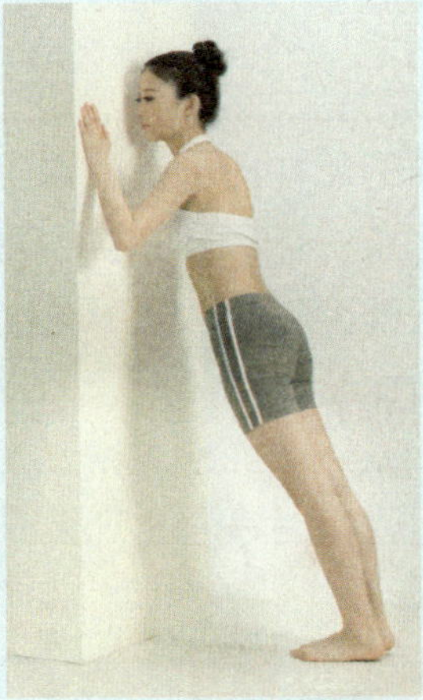

》日常注意

注意补充钙和维生素 D

可吃钙片，也可吃含钙丰富的食物如虾皮、牛奶、豆制品等。

做好准备活动

锻炼时要充分做好准备活动，让身体活动开，这时下肢的血液循环顺畅，再参加各种激烈运动或比赛，就能避免腿抽筋。

注意保暖

不让局部肌肉受寒。很多人睡觉时喜欢把被子捂得紧紧的，这样在仰卧的时候，被子可能压住足部，使腓肠肌和足底肌肉紧绷，紧绷的肌肉很容易发生痉挛。此时只要将被褥拉松一些就可以了。

踝关节扭伤

——有明确的急性扭伤史，踝部疼痛、肿胀

概述

踝关节扭伤俗称崴脚，是在外力作用下，关节骤然向一侧活动而超过其正常活动范围，引起关节周围软组织（如关节囊韧带、肌腱等）发生撕裂伤。轻者仅有部分韧带纤维撕裂，重者可使韧带完全断裂或韧带及关节囊附着处的骨质撕脱，甚至发生关节脱位。关节扭伤日常最为常见，其中以踝关节最多。

表现

多数患者有明确的急性扭伤史，踝部疼痛、肿胀，局部皮肤发青或青紫，关节运动障碍，步行困难。如局部有尖锐疼痛，伴踝关节畸形或异常活动时，应考虑骨折，尽快到医院就诊。

家庭对症调养

轻度踝关节扭伤症状消除需要几天时间，而重度踝关节扭伤则需要6～8周才能痊愈。

特效穴位

阳陵泉、丘墟、悬钟

重点区域

脚踝、腿部

保守治疗

急性踝关节扭伤通常采用保守治疗，原则为RICE（rest，休息、制动；ice，冷敷；compression，加压包扎；elevation，抬高患肢）。应当在损伤初期严格遵守这一原则，并辅以理疗以促进消肿。具体方法如下：

1 冷敷

扭伤后 24 小时以内，及时将冷水浸泡过的毛巾放于患处，每 3 分钟左右更换 1 次。

也可用冰块装入塑料袋内进行外敷，每次 20 ～ 30 分钟。

2 热敷

如果踝关节扭伤已超过 24 小时，则可改用热敷疗法。

将热水或热醋浸泡过的毛巾放于患处，5 ～ 10 分钟后毛巾已无热感时进行更换。每天 1 ～ 2 次，每次热敷约 30 分钟即可。此时热敷可改善血液和淋巴循环，有利于患处瘀血和渗出液的吸收。

3 加压包扎

3 周内采用支具或护具进行相对制动和保护，尽量避免负重。

4 抬高患肢

在休息时要注意抬高肢体轻轻活动踝关节，以促进静脉回流，利于消肿。

提示：

可在非负重情况下积极活动足趾及行小腿肌肉的等长收缩，以促进消肿。急性期过去后，可逐步开始主动全范围活动度锻炼、负重，加强腓骨肌力量，以增强踝关节的稳定性，避免遗留有踝关节不稳，日后再次发生扭伤。

按摩法

对于局部出现大块青紫斑者，不宜立刻施用手法。扭伤 3 天后，可进行轻手法按摩，方法如下：

1 按揉踝部

仰卧位或坐位，对踝部及其周围施行按揉，从局部向周围推，力度适中，按揉约 1 分钟。

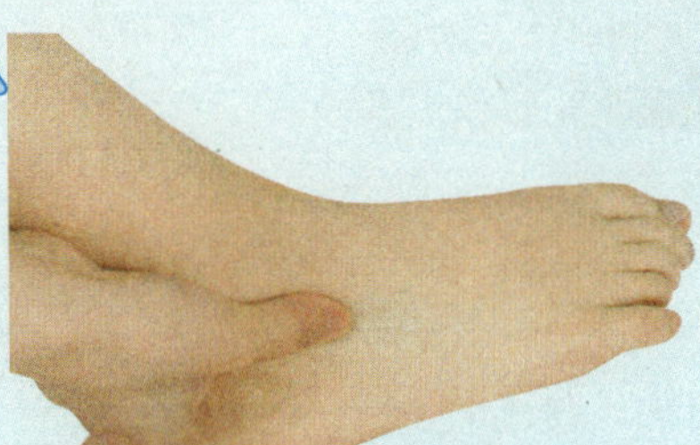

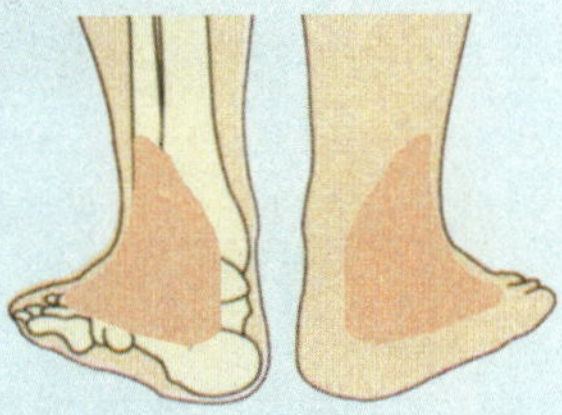

2 按揉丘墟

按揉丘墟穴，力度适中，按揉约 1 分钟。

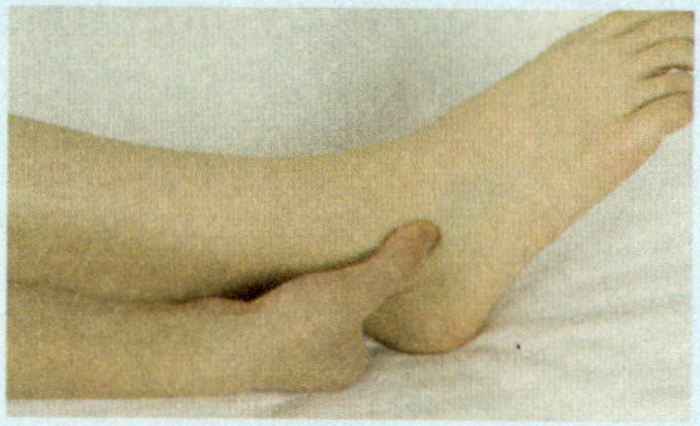

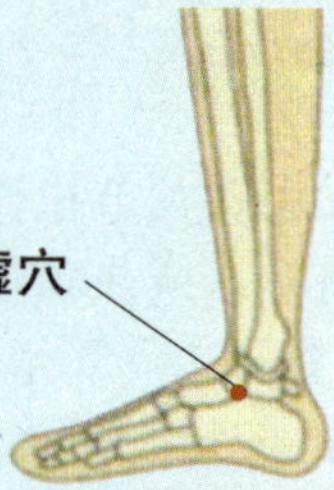

足外踝的前下方，当趾长伸肌腱的外侧凹陷处，左右各一穴。

3 按揉悬钟

按揉悬钟穴，力度适中，按揉约 1 分钟。

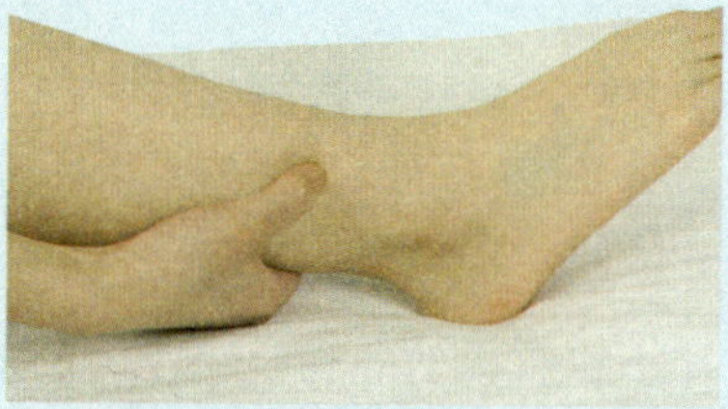

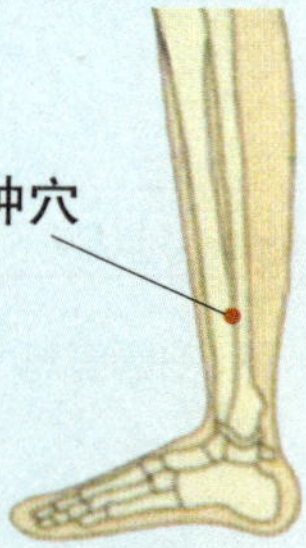

在外踝尖上 3 寸，腓骨前缘，左右各一穴。

4 按揉阳陵泉

自外踝开始按揉，经小腿外侧至阳陵泉，重点按揉阳陵泉约 1 分钟。

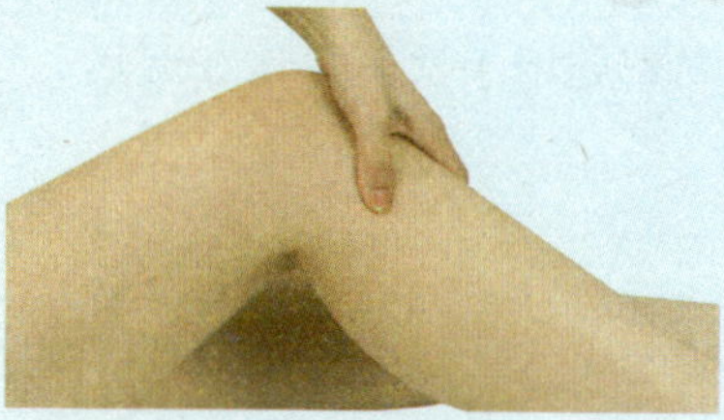

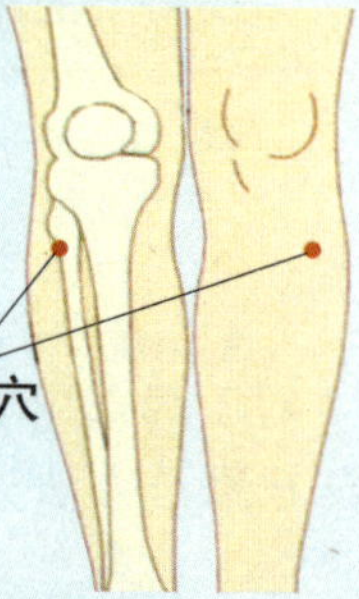

在小腿外侧，当腓骨头前下方凹陷处，左右各一穴。

5 梳理韧带

用拇指或掌根推患部，接着在患侧踝关节韧带处于松弛状态下，对其局部的韧带进行纵向梳理。

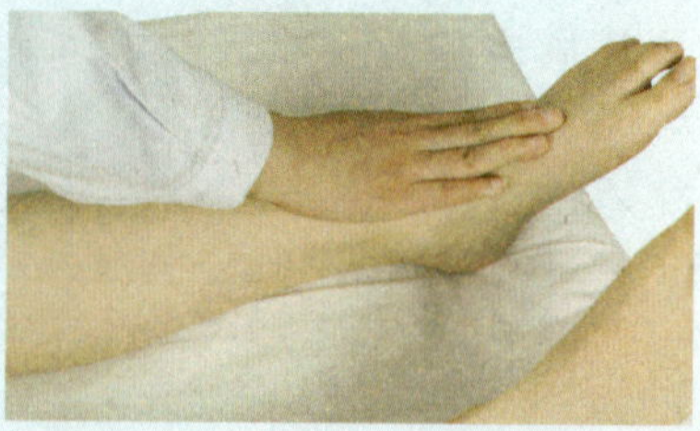

6 踝关节小幅度活动

受伤部位做踝关节小幅度的屈伸及环转活动，幅度不要过大，以不感觉疼痛为宜。重复 3 次，然后将踝关节固定于中立位。

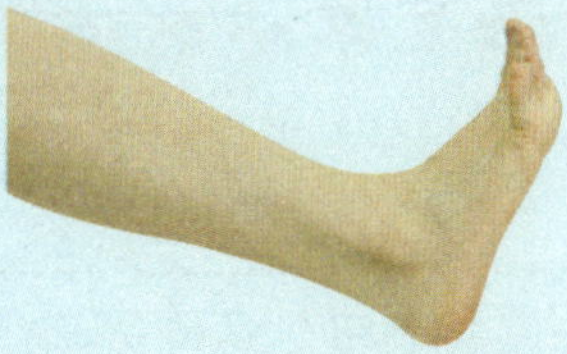

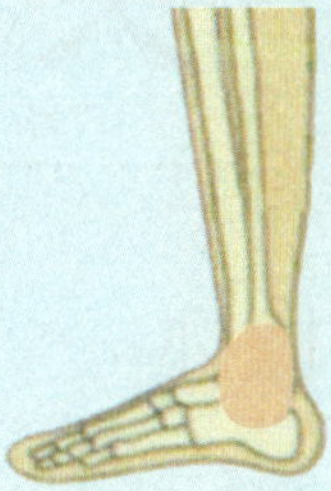

提示：

治疗手法宜轻柔，在恢复期手法可适当加重。

其他疗法

中药外敷熏洗

处方1：

大黄 2 份，侧柏叶 2 份，泽兰 1 份，黄柏 1 份，防风 1 份，乳香 1 份。共研细末，用水、蜂蜜调煮，外敷患处。每次持续敷 1 小时左右，每日 2 次，也可煎水熏洗患处。

处方2：

当归、羌活、红花、白芷、乳香、没药、骨碎补、续断、防风、木瓜、川椒、透骨草各 12 克。以上药装入布袋，放于蒸笼内，蒸热后敷于患处，每次持续敷 1 小时左右，每日 2 次，也可煎水熏洗患处。

日常注意

肌力练习

加强下肢柔韧性、平衡能力和肌肉力量的练习，以增强稳定性和灵敏度。

做好充分的准备活动

运动前要做好充分的热身准备活动，运动时可佩戴护具，以限制关节的过度活动。

多穿高帮鞋

踝关节不稳者平日行走于不平路面或参加运动时可穿高帮鞋，以提供对踝关节的保护支持。

膝关节滑膜炎

——膝关节发软及活动受限，肿胀持续不退

概述

膝关节滑膜炎，是指膝关节受到急性创伤或慢性劳损时，引起滑膜损伤或破裂，导致膝关节腔内积血或积液的一种非感染性炎症反应疾患。滑膜主要分布在关节周围，能分泌润滑液润滑关节，如果受到各种病因刺激或直接刺激造成滑膜损伤，会产生炎症反应。膝盖是人体滑膜最多、关节面最大和结构最复杂的关节，所以膝关节滑膜炎也最为常见。

类型

分为急性创伤性滑膜炎和慢性损伤性滑膜炎。急性创伤性滑膜炎，多发生于爱运动的青年人；慢性损伤性滑膜炎多发于中老年人，身体肥胖者或膝关节过度负重的人。

表现

慢性损伤性滑膜炎可能无明显外伤史，主要表现为膝关节发软及活动受限，肿胀持续不退，不敢下蹲。活动增多时加重，休息后减轻。久病者，可有膝关节囊肥厚感。所以如果发现有类似的情况应及时就诊，明确诊断，排除其他因素的可能。

家庭对症调养

关于治疗膝关节滑膜炎的方法，西医认为，目前还没有能力使滑膜炎的病理逆转，患者只能使用止痛药、抽积液等来缓解症状。中医则可以通过按压膝关节周围穴位，达到活血祛瘀、缓解症状的目的。

特效穴位

环跳、委中、伏兔、风市、膝眼、血海

重点区域

膝关节、腿部

按摩法

1 点压六穴

用大拇指点压患有膝关节滑膜炎的腿部周围 6 处穴位：环跳穴、伏兔穴、风市穴、膝眼穴、委中穴、血海穴，力度要由轻入重，至相应穴位有麻痛感为度，每处穴位点压 2 分钟。

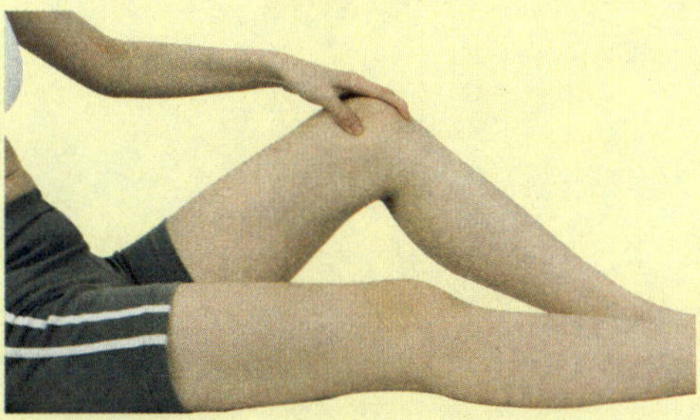

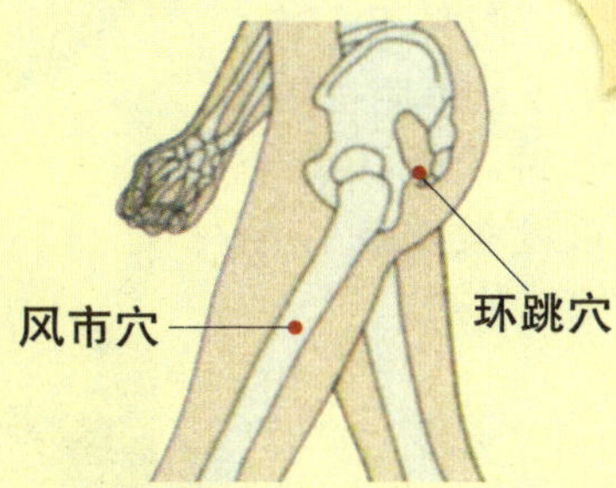

环跳穴：侧卧屈股，股骨大转子最凸点与骶管裂孔连线的外 1/3 与中 1/3 交点处，左右各一穴。

伏兔穴：当髂前上棘与髌底外侧端的连线上，髌底上 6 寸，左右各一穴。

风市穴：大腿外侧正中，腘横纹上 7 寸，左右各一穴。

膝眼穴：屈膝，在髌韧带两侧凹陷处，在内侧的称内膝眼，在外侧的称外膝眼，左右各一穴。

委中穴：在腘横纹中点，当股二头肌腱与半腱肌肌腱的中间，左右各一穴。

血海穴：大腿内侧，髌底内侧端上 2 寸，当股四头肌内侧头隆起处，左右各一穴。

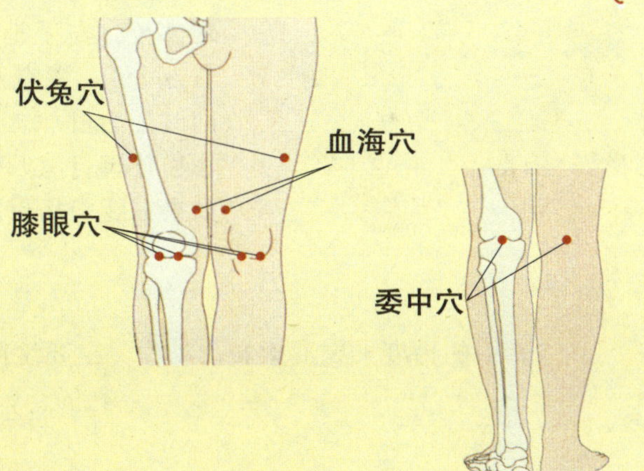

2 推按大腿

双手从大腿根部往膝盖方向缓慢推按，力度由轻开始慢慢加重，推按 3 分钟。

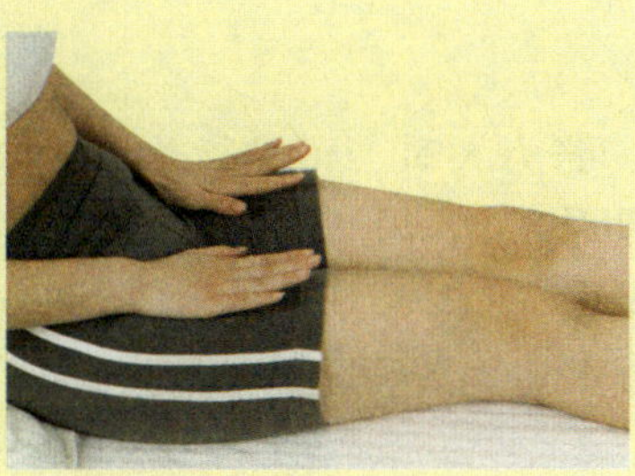

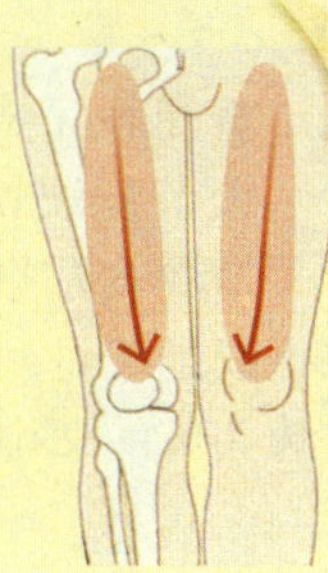

3 双手按压膝部

两只手左右、上下，每侧按压1分钟，再从各个角度揉按膝盖至膝部发热。

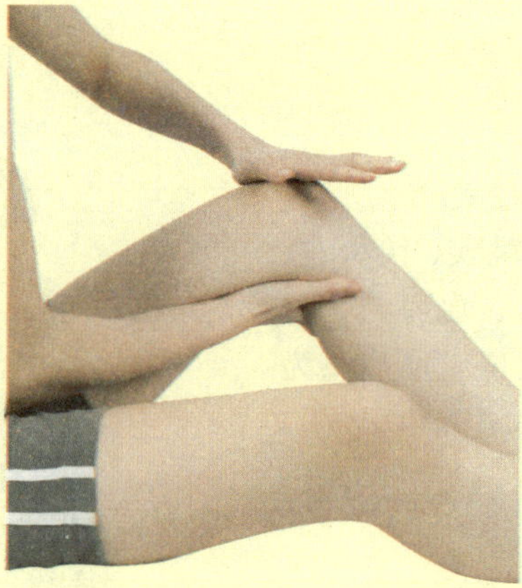

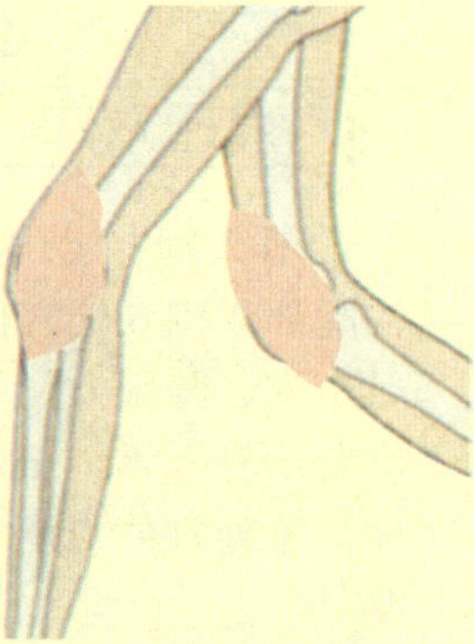

足腿导引法

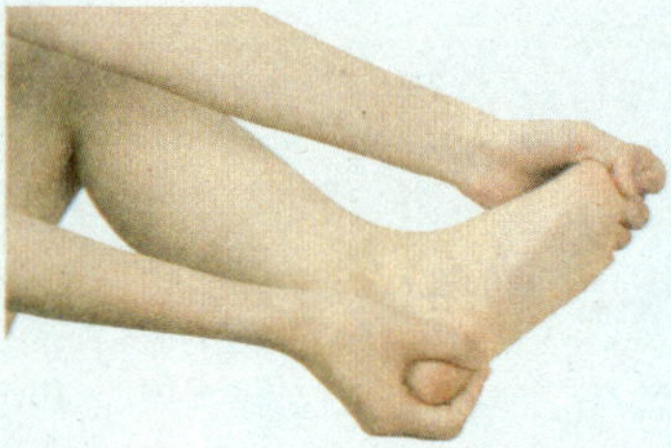

膝盖弯曲，左手握住脚趾部位，右手握住脚跟部位。左手把脚趾向左方牵引，右手把脚跟向右方牵引，慢慢牵引到不能动为止，力度要柔和，同时配合呼气。双手依然握住脚趾和脚跟，慢慢牵引让脚自然归位，同时配合吸气，重复10次。如果右腿患病反之。

提示： 牵引的力度一定要柔和，动作一定要缓慢，幅度要到不能动为止。

了解医生处方

●穿刺疗法

关节积液较多、张力大时，可进行关节穿刺，将积液和积血完全抽净，并向关节腔内注射透明质酸钠。它是关节滑液的主要成分，可以保护关节软骨，防止或延缓进一步退变；保护关节滑膜，清除致痛物质，有明显减轻疼痛的作用；改善关节的挛缩状态，增加关节的活动度。

日常注意

少剧烈运动

长期、过度、剧烈的运动或活动是诱发滑膜退变的基本原因之一。要避免引起创伤或劳损的运动，减少膝部负重及屈伸活动；避免长期剧烈的运动，不是不活动，而是适当运动，以增加关节腔内的压力，有利于关节液向软骨的渗透，减轻关节软骨的退行性改变，从而减轻或预防滑膜炎。

休息并配合功能锻炼

急性炎症期要休息，禁止做过量的运动。若积液量多，应适当休息，抬高患肢，在床上做膝关节功能锻炼是重要而有效的治疗措施。

及时治疗关节损伤

关节损伤包括软组织损伤和骨损伤。对于关节内骨折的患者，如果能够及时治疗，完全可以避免创伤性关节炎和关节骨质增生的发生。

减轻体重

过重的体重会加速关节软骨的磨损，使关节软骨面上的压力不均匀，造成滑膜炎症，应通过调节饮食和适当锻炼减轻体重。

饮食保健

1. 少食肥肉、高动物脂肪和高胆固醇食物，以免引起和加重关节疼痛、肿胀、骨质脱钙疏松与关节破坏。

2. 少食甜食，因糖类易致过敏，可加重关节滑膜炎的发展，引起关节肿胀和疼痛加重。

3. 少饮酒和咖啡、茶等饮料，注意避免被动吸烟，因为这些因素都可加剧关节炎恶化。

4. 可适量多食动物血、蛋、鱼、虾、豆类制品、土豆、牛肉、鸡肉及牛腱子肉等富含组氨酸、精氨酸、核酸和胶原的食物等。

足跟痛

——足跟一侧或两侧疼痛，无明显红肿，行走不便

》概述

足跟痛是由于足跟的骨质、关节、滑囊、筋膜等处病变而引起的疾病，往往发生于久立或行走工作者，由长期、慢性轻伤引起。

足跟疼痛有跟骨骨刺、跟部滑囊炎、跟腱炎、跟垫炎、跟骨骨折等多种原因，常见的为跖筋膜炎，在跟骨下方偏内侧的筋膜近处骨质增生及压痛，侧位X线片显示跟骨骨刺。

》表现

足跟一侧或两侧疼痛，无明显红肿，行走不便。当受寒湿、久站、长途行走、奔跑和走不平路时，足跟部的肌腱韧带即会发生慢性反复损伤而产生无菌性炎症，出现渗出、水肿、粘连或滑囊形成，局部压力增加而产生疼痛、跛行。

》家庭对症调养

中药泡脚

处方：

当归、红花、桃仁、桂枝、威灵仙、元胡、香附、羌活、独活、秦艽、防风、制没药、制乳香各10克，丹参、伸筋草、透骨草各30克。

做法：

将以上药材放在一个搪瓷脸盆里，加水量以煎成后药液能埋住脚面为度。药物浸泡30分钟后，煎煮25分钟。一天泡脚2～3次，每次30分钟。一剂药可连用3天，每次用前加热。

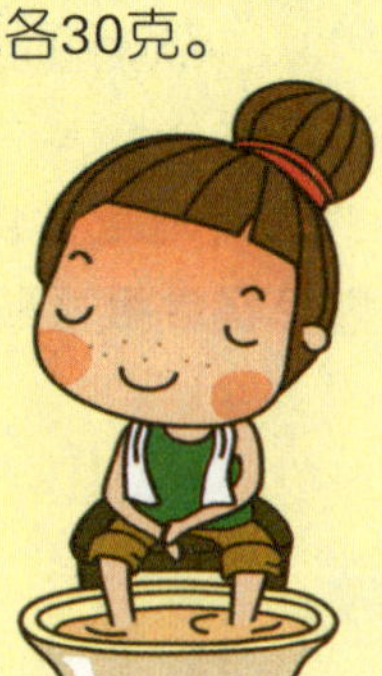

仙人掌敷足

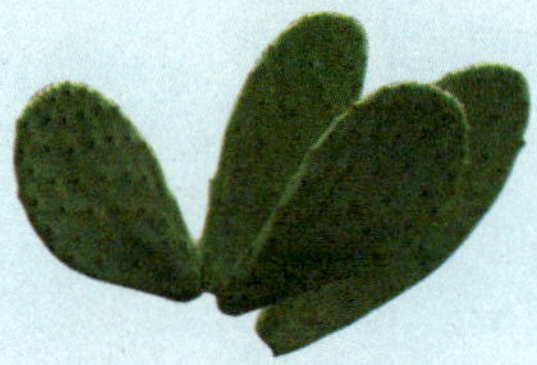

取仙人掌适量，刮去其两面毛刺，然后剖成两半。用剖开的一面敷于患足痛处，外用绷带和胶布固定。敷 12 小时后再换另外的半片。一般宜晚上敷，期间宜穿布底鞋，适量活动。

提示：

冬天可将剖开的一面烘热再敷患处。

了解医生处方

●药物止痛

当有持续性疼痛时，应该口服一些非甾体类抗炎镇痛药物治疗。

●局部封闭

如果疼痛剧烈、严重影响行走时，局部封闭治疗是疗效最快的方法，也是疗效确切、最佳的治疗方法。它可直接阻断痛觉的神经传导通路，改善局部血液循环，促进炎性水肿的消散和吸收，从而达到康复的目的。

●物理治疗

局部应用微波、磁疗、蜡疗、中药外敷都有较好的效果。

日常注意

减轻足跟压力

穿软底鞋，或使用海绵足跟垫减轻足跟压力；也可内置磁片，发挥磁片局部消炎止痛作用，防止跟骨损伤。

温水泡脚

常用温水泡脚，有条件时辅以理疗，可以减轻局部炎症，缓解疼痛。

注意补钙

中老年人注意补钙，防止骨质疏松。

防止过度负重及用力

老年人防止过度负重及用力，包括控制体重，避免重体力活动，避免长时间站立、行走。抬高足跟可以减轻足跟负荷。

加强锻炼

经常做脚底蹬踏动作，以增强跖腱膜的张力，加强其抗劳损的能力，减轻局部炎症。

超简单腿部保健操

注意事项：

1. 做所有的动作要量力而为，不要勉强，以身体能接受为度。
2. 高血压患者、低血糖患者在做起身、下俯动作时，切忌过猛，应遵医嘱。

A 站立蹲起

（步骤1～步骤3）

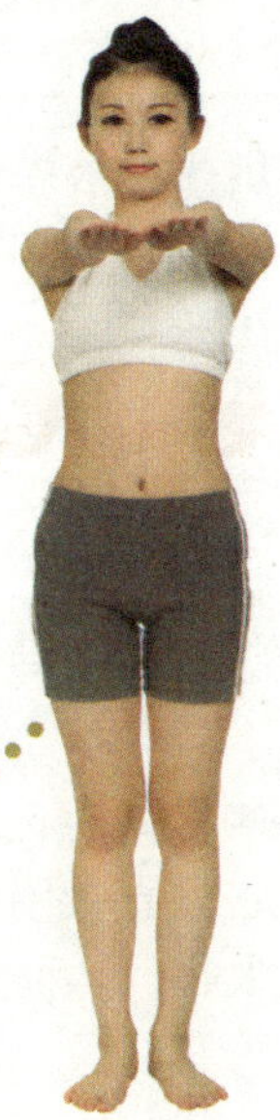

1

站立，双腿并拢，双手伸直，向前平举。

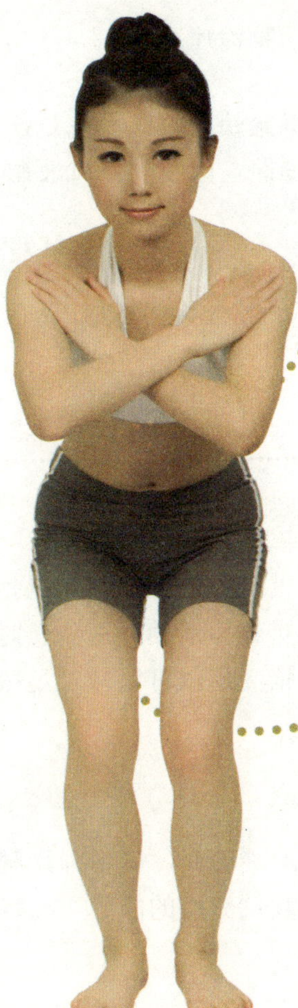

2

双手在胸前交叉，同时两腿下蹲。

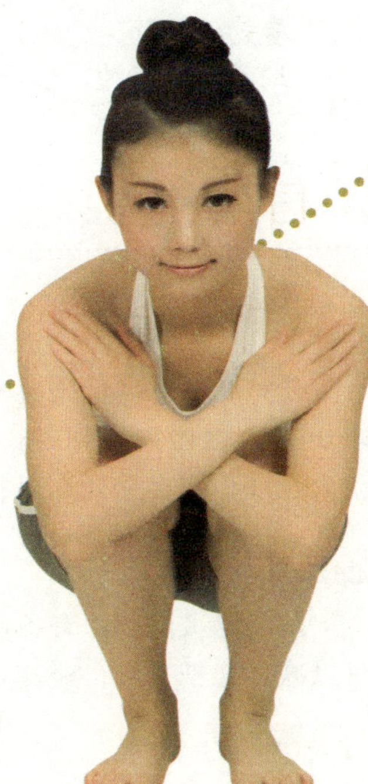

3

下蹲到身体的极致，起立还原，重复5～8次。

B 绕膝运动

（步骤4 ~ 步骤7）

4

站立，双腿并拢，双手叉腰。

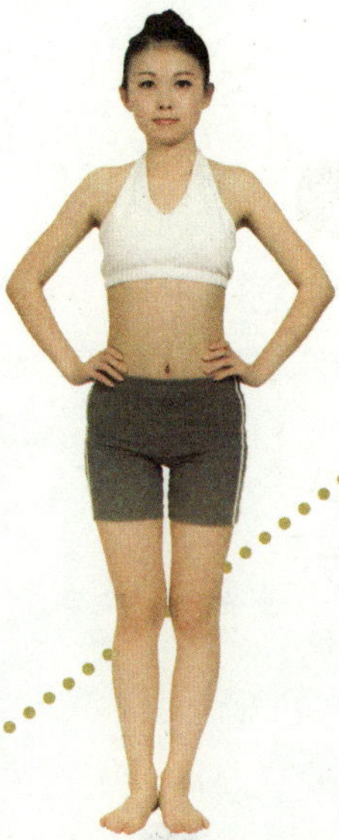

5

半蹲，微屈双膝。

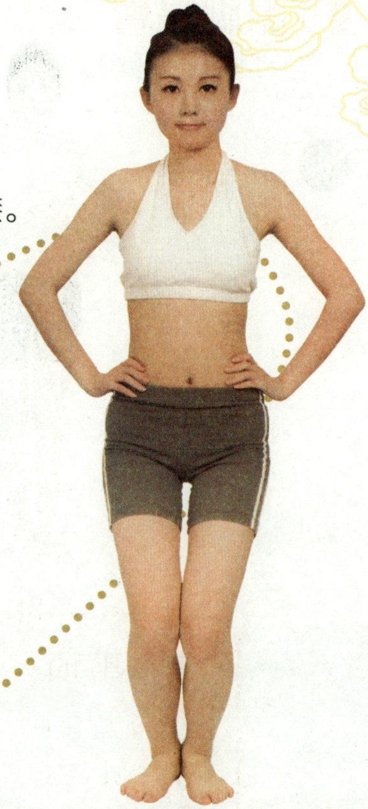

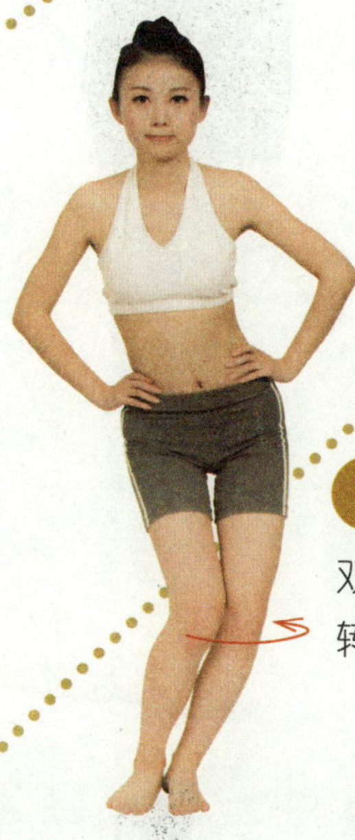

6

双膝自左向后旋转2次。

7

再自右向后旋转2次。

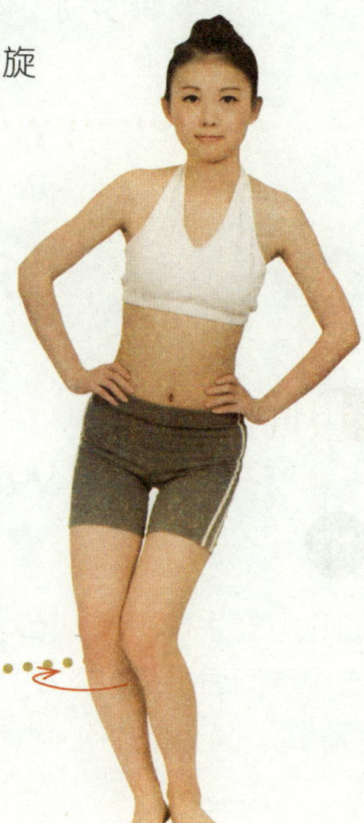

C 踮脚提臀

（步骤8、步骤9）

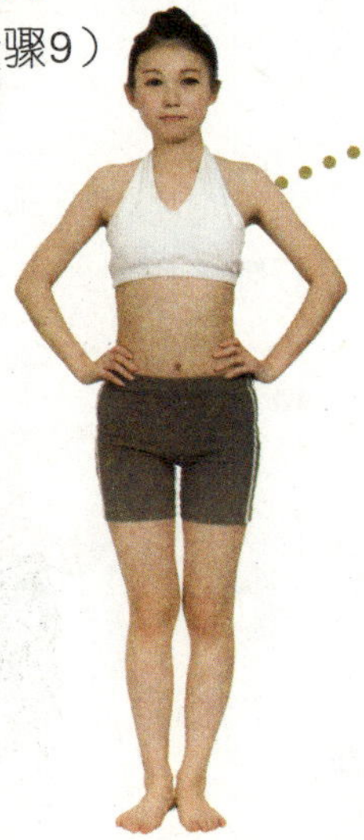

8

双手叉腰，两腿并拢，挺胸提臀。

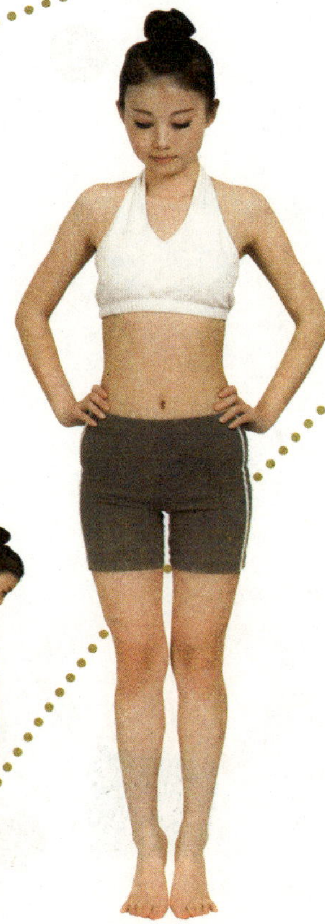

9

双脚后跟抬起，保持身体直立不晃动，低头，下颌向下。放松，双脚落地，重复4次。

注意事项：

踮脚时注意把后背肌肉拉紧，相当于自我牵引的引体向上。

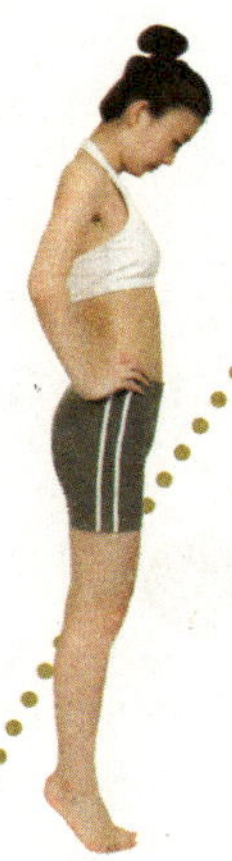

侧面图

D 伸展髋膝

（步骤10～步骤12）

10

站立，左手前平举，右手侧平举，左小腿向后提起，大小腿呈90°。

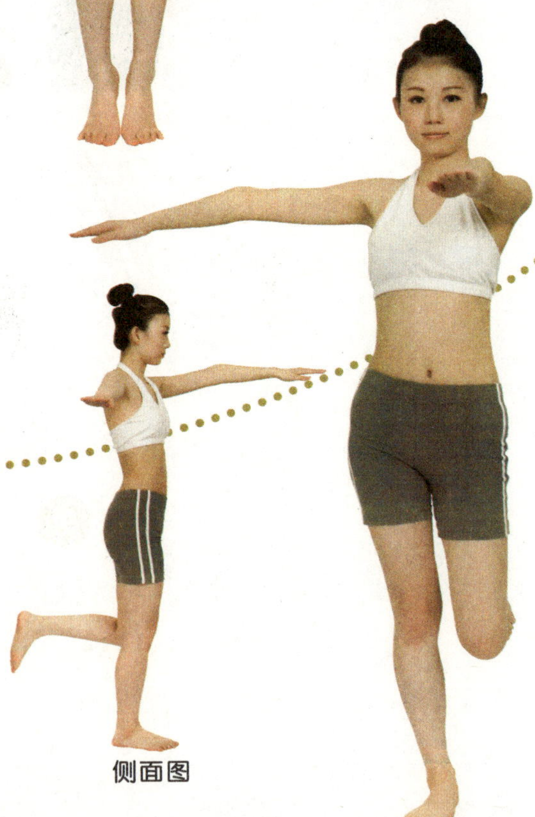

侧面图

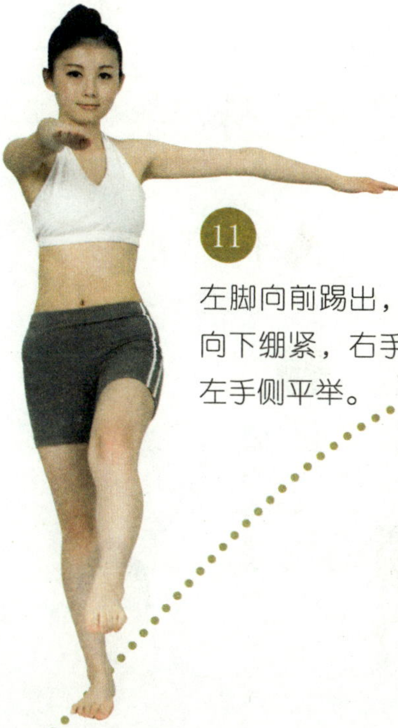

11

左脚向前踢出，脚尖尽量向下绷紧，右手前平举，左手侧平举。

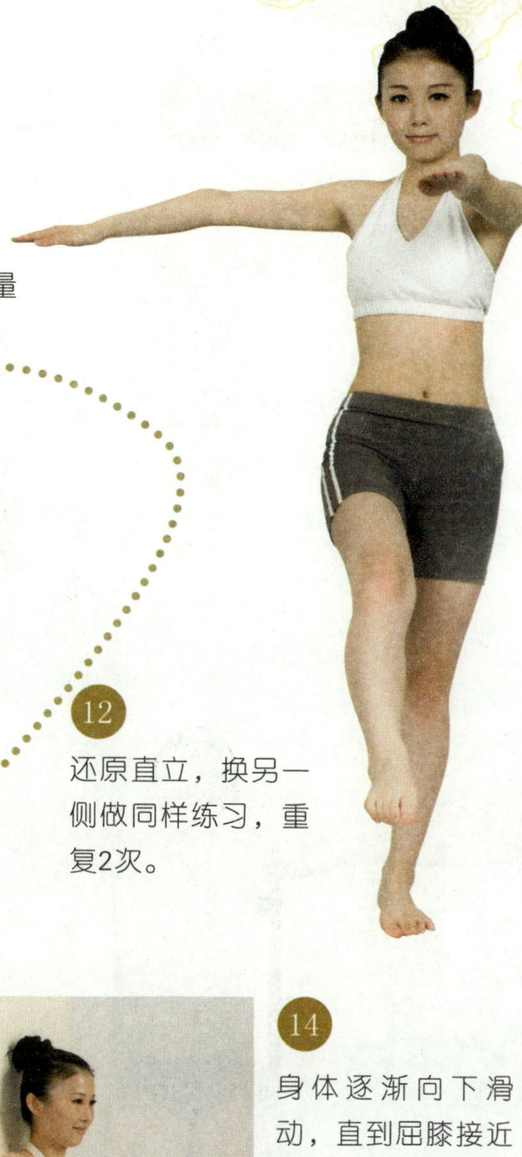

12

还原直立，换另一侧做同样练习，重复2次。

E 沿墙滑动

（步骤13、步骤14）

13

背靠墙站，双脚分开同肩宽，双手向后扶住墙面。

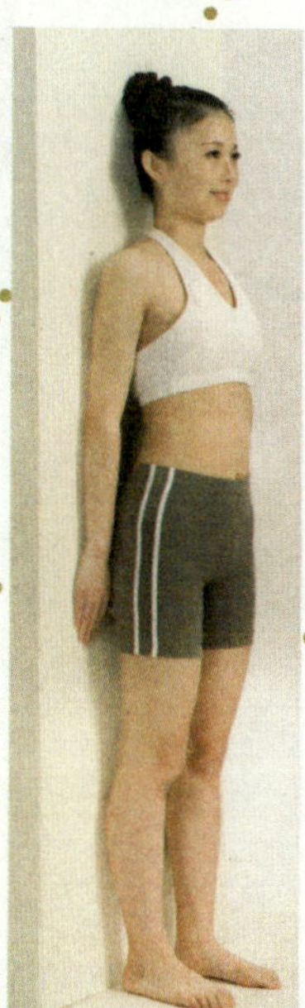

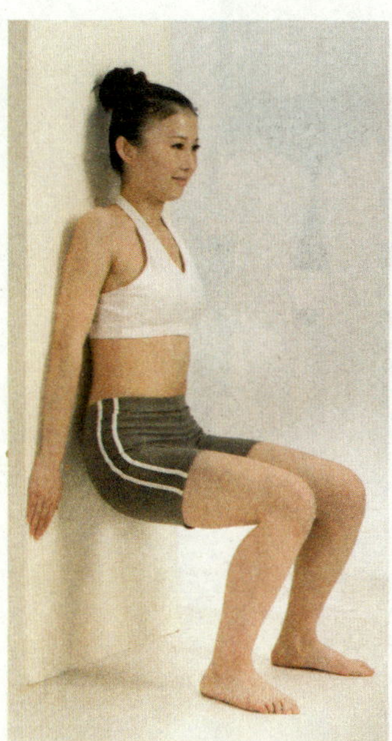

14

身体逐渐向下滑动，直到屈膝接近90°，保持5秒，再向上滑动起身。这个小动作可以增强背部、髋部和下肢肌肉的力量。

办公族椅上保健健身操

注意事项：

做操时，身体应尽量伸展，把肌肉最大程度地伸展开。

伸臂扩胸

（步骤1～步骤3）

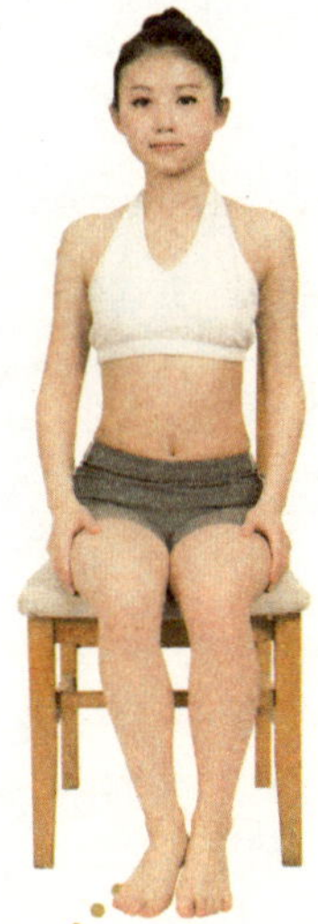

1

坐在椅上，两臂放于体侧。

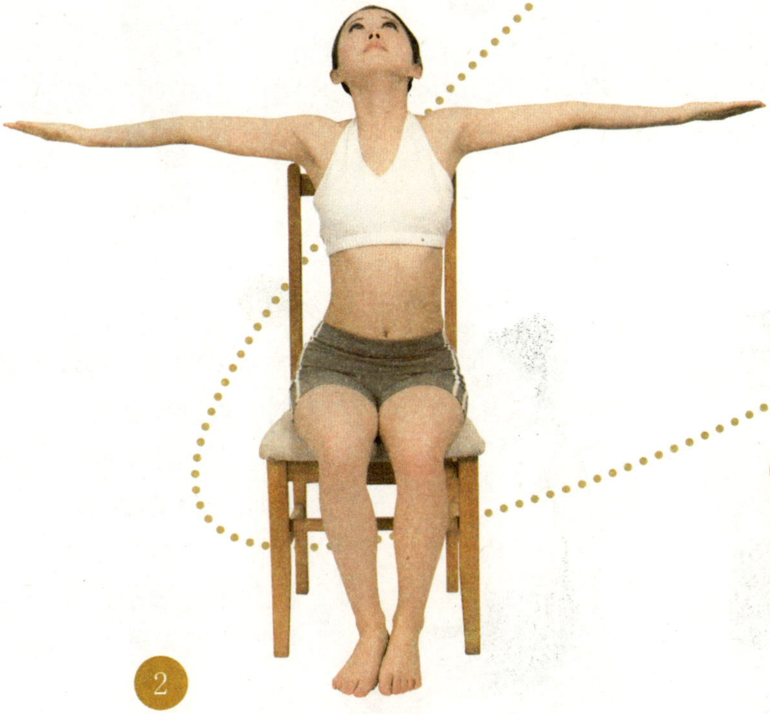

2

双臂由两侧上举至平行，双手伸开，同时抬头向上。

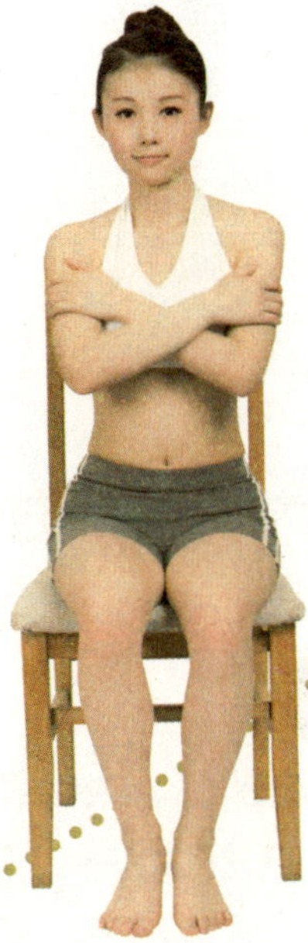

3

两臂下落，在胸前交叉。还原，重复6～15次。

B 肩带环绕
（步骤4、步骤5）

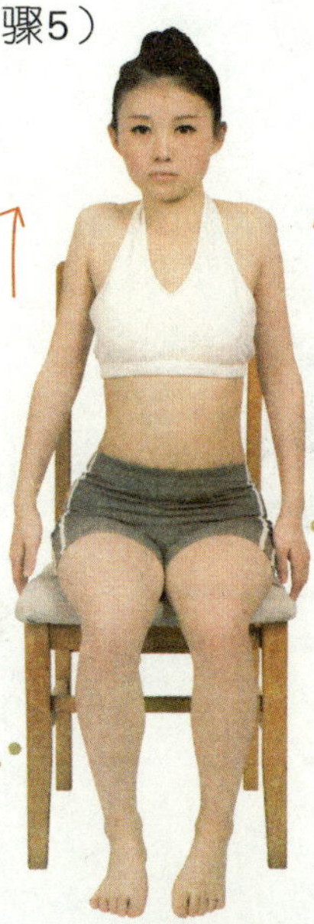

4

坐在椅上，两臂放于体侧，两肩上提。

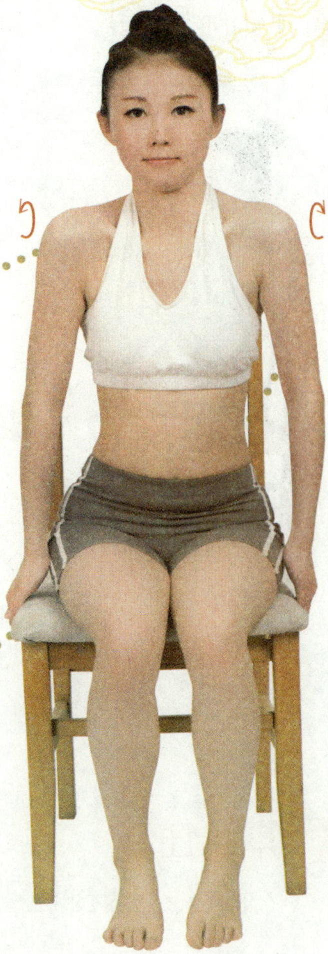

5

两臂从前向后环绕360°，还原，重复6～15次。

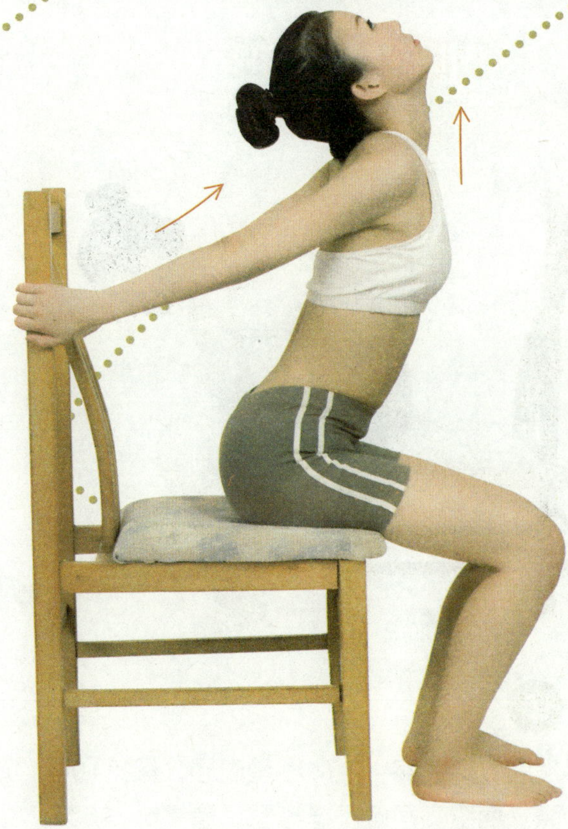

C 挺胸夹背
（步骤6）

6

坐在椅上，两手向后扶着椅子后边缘。直臂撑体，挺胸夹背，同时仰头，保持6秒钟，放松还原，重复6～15次。

D脚腕屈伸

（步骤7、步骤8）

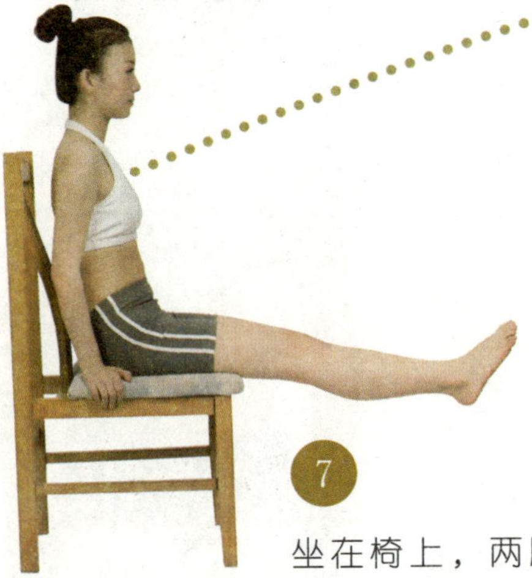

7

坐在椅上，两腿伸直上抬至与地面平行。

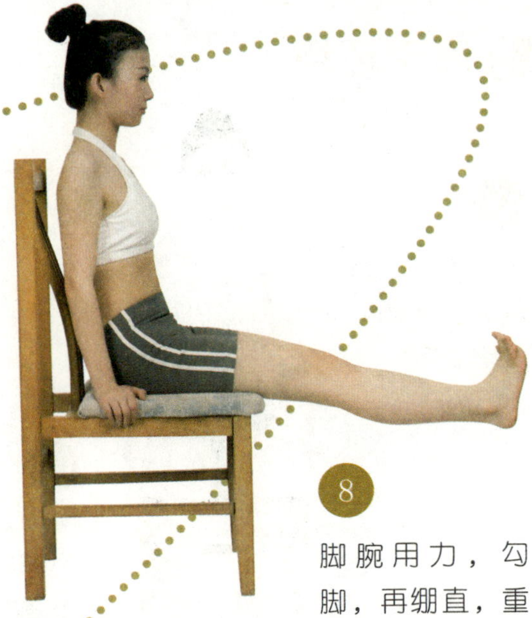

8

脚腕用力，勾脚，再绷直，重复6～15次。

E伸屈压腿

（步骤9、步骤10）

你也可以这样做

两臂前伸，胸部尽量触腿。

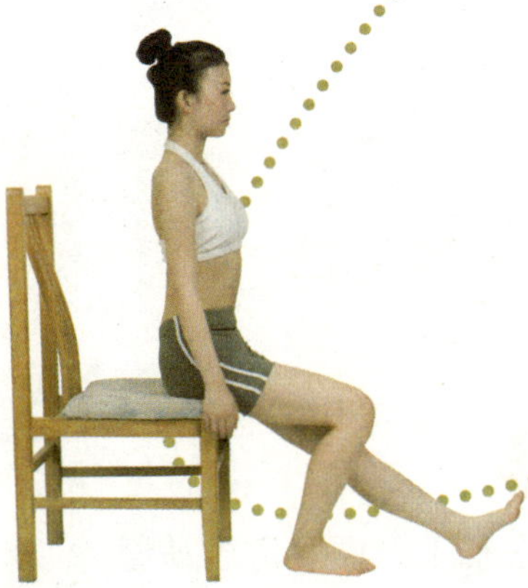

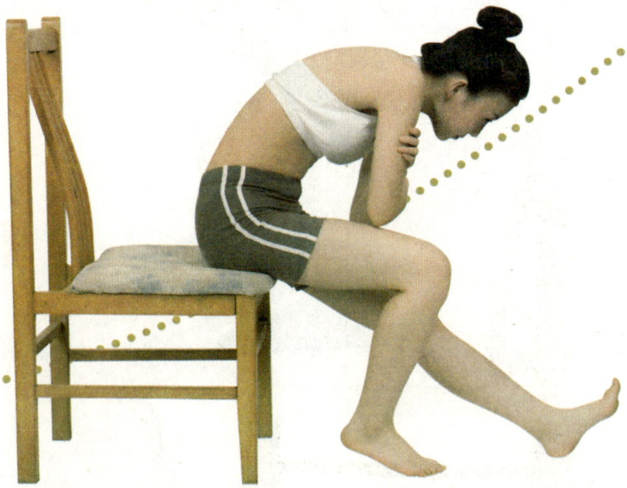

9

坐在椅上，右腿屈膝，左腿向前伸直，足跟着地，足尖跷起。

10

然后双臂抱胸，上体尽量前屈，保持10秒，还原。两腿交换做同样练习，重复6～15次。

F 眼望肚脐

（步骤11）

11

坐在椅子的前1/3处，双手叉腰，身体直立。背部稍弓起，用力收腹，眼睛看着肚脐的位置，保持10～15秒。还原，重复5～10次。

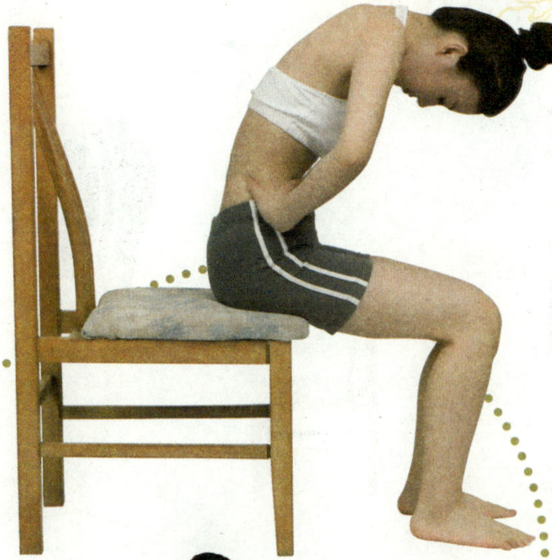

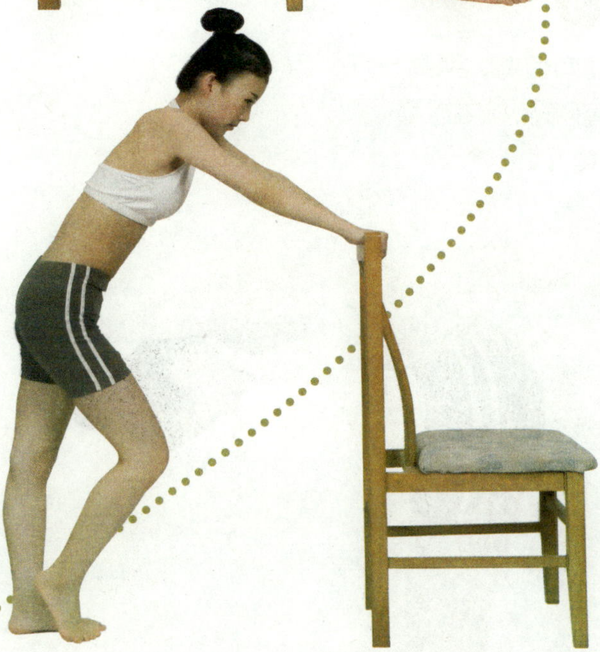

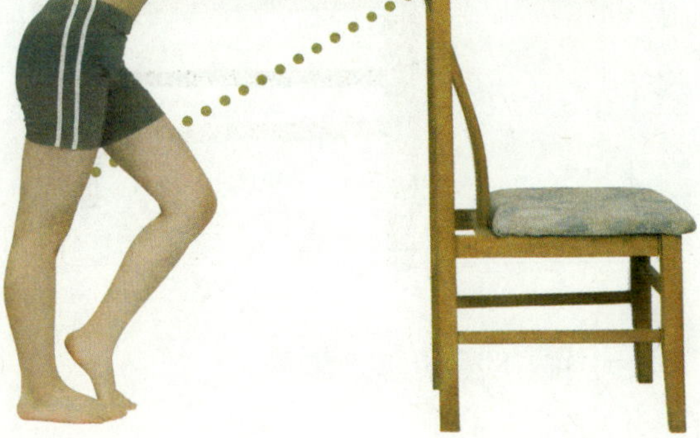

G 站立起落

（步骤12）

12

面向椅背，手扶椅背站立。足尖保持着地，两脚跟抬起，交替上下起落，重复10～15次。

H 伸臂压肩

（步骤13～步骤15）

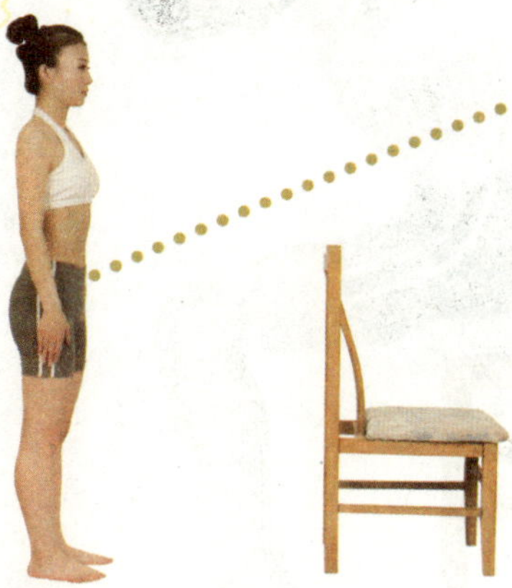

13

面向椅背，两脚分开，与肩同宽，站立。

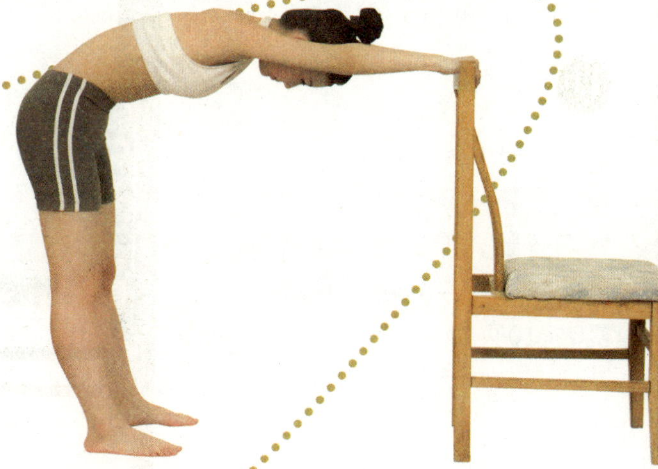

14

双臂伸直，身体前屈，两手搭放在椅背上。

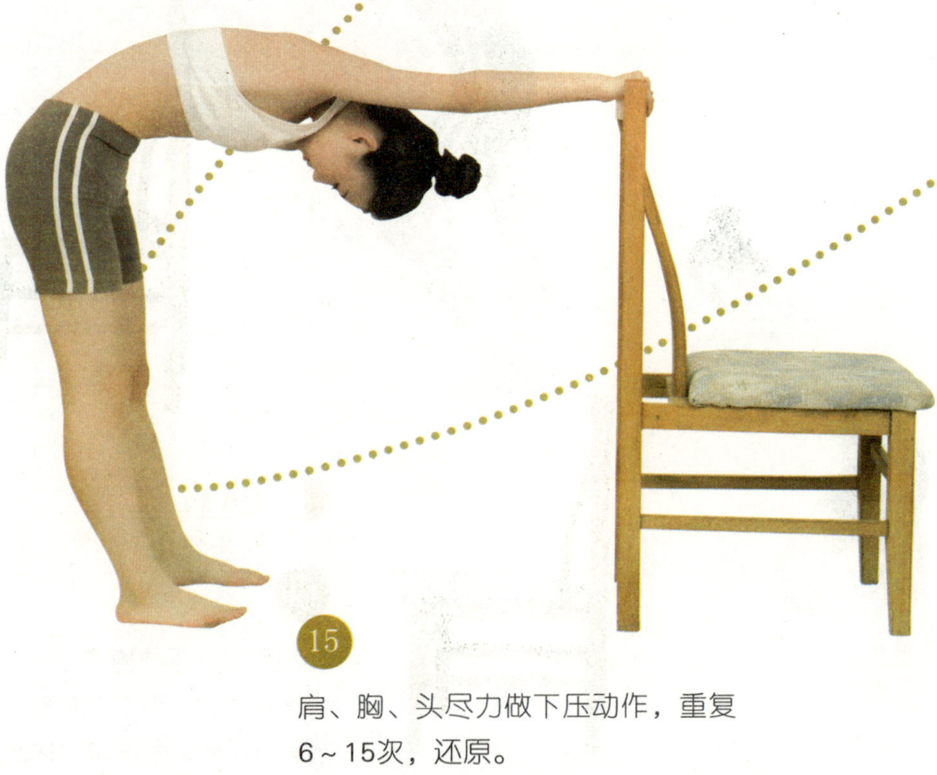

15

肩、胸、头尽力做下压动作，重复6～15次，还原。

蹲起压肩

（步骤16、步骤17）

16

背向椅背，双脚分开站立，双手向后扶椅背。

17

身体尽量下蹲，至双臂与地面平行，并保持上身直立。一蹲一起，上下活动，重复6～15次。

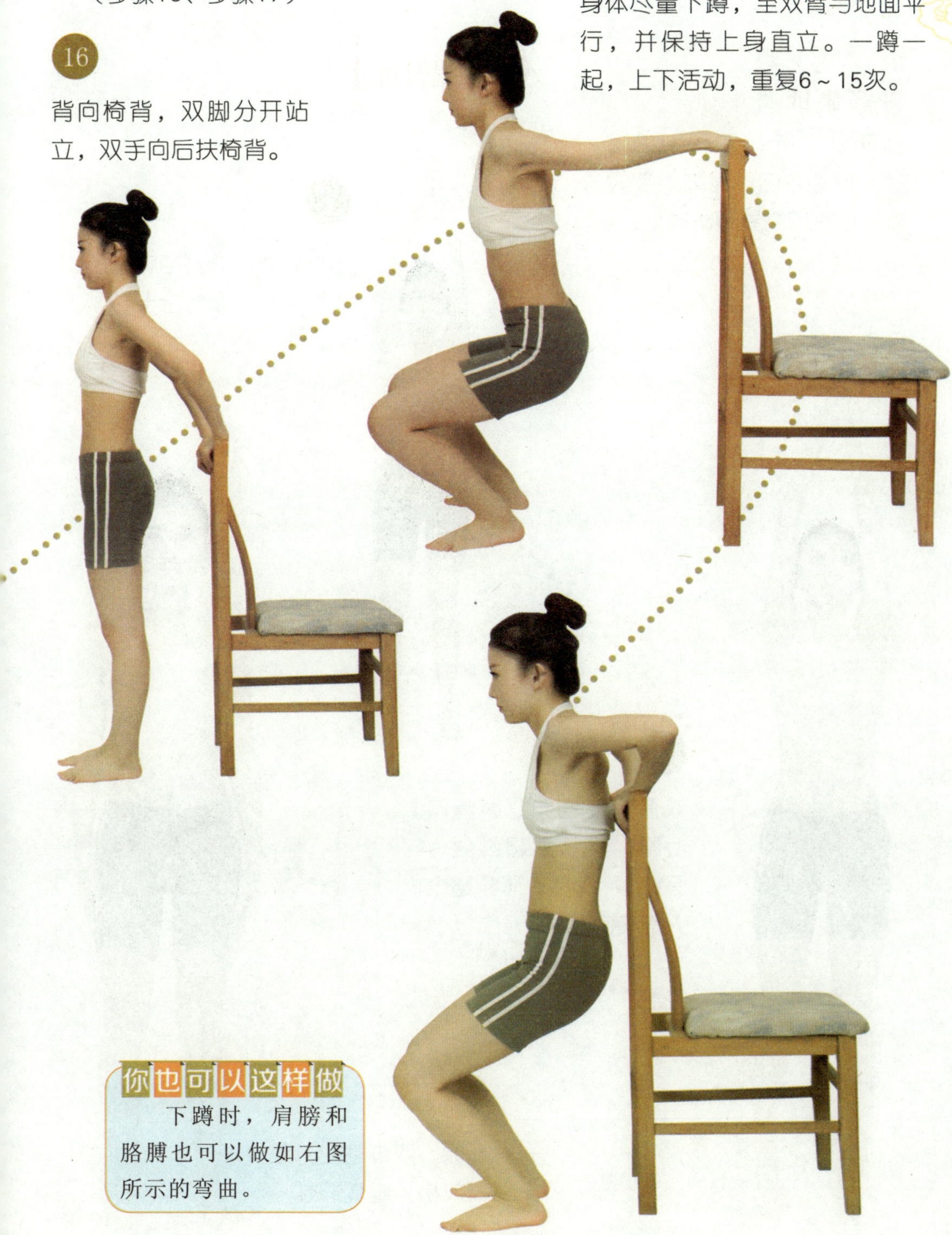

你也可以这样做

下蹲时，肩膀和胳膊也可以做如右图所示的弯曲。

中老年保健健身操

注意事项:

运动要适量，不要用力过猛，以适合自己身体需要为度。锻炼前需要遵医嘱。

A 举臂向上

（步骤1～步骤3）

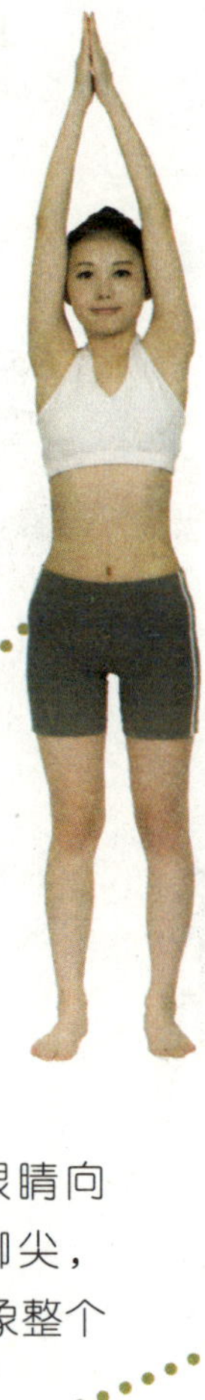

1

站立，双脚分开与肩同宽，双臂上举，掌心合十。

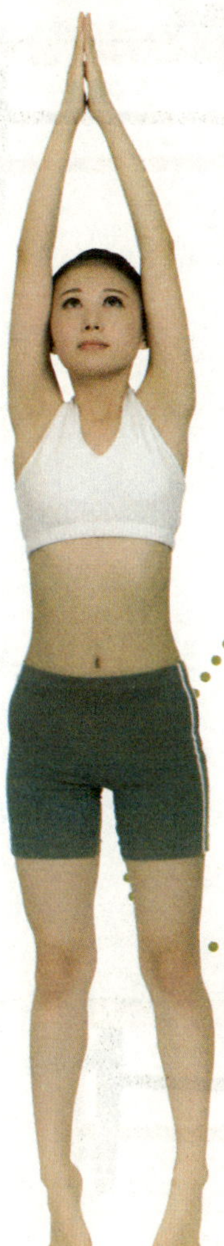

2

双臂向上拉伸，眼睛向上看，慢慢踮起脚尖，保持5～10秒，想象整个人都在向上拔。

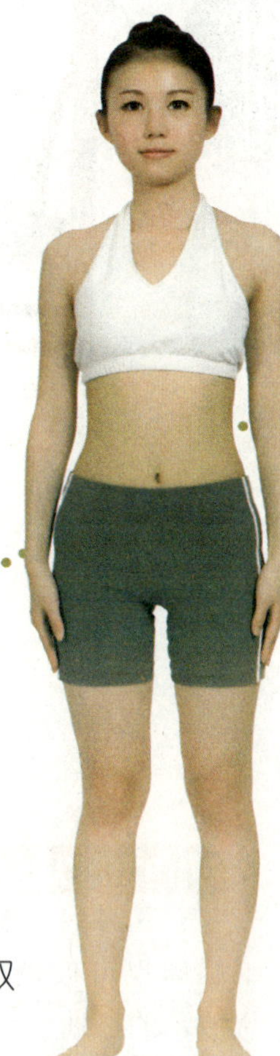

3

还原，双脚落地，双臂放松，重复5次。

B 举臂侧腰

（步骤4～步骤6）

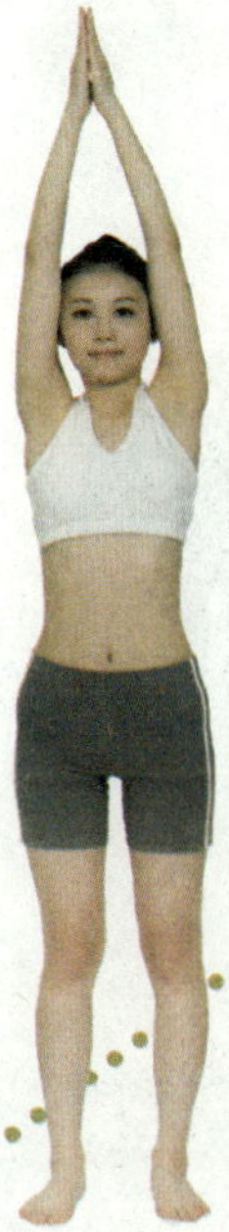

4

站立，双脚分开与肩同宽，双臂上举，于头顶掌心合十。

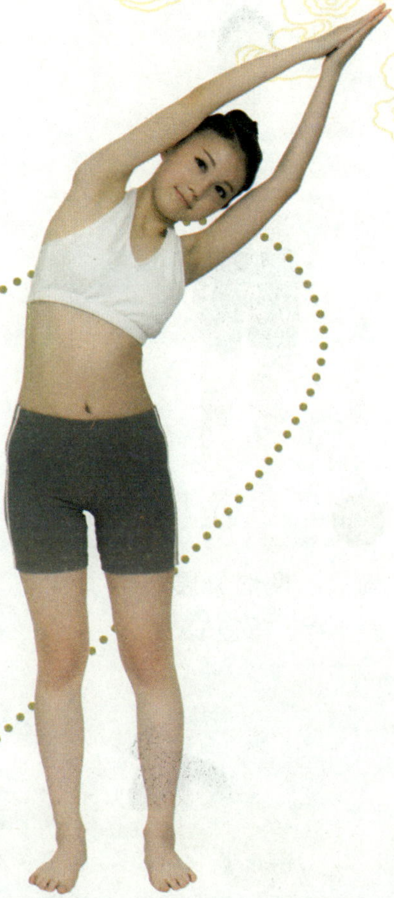

5

向左侧弯腰，保持3秒，还原，重复5～8次。

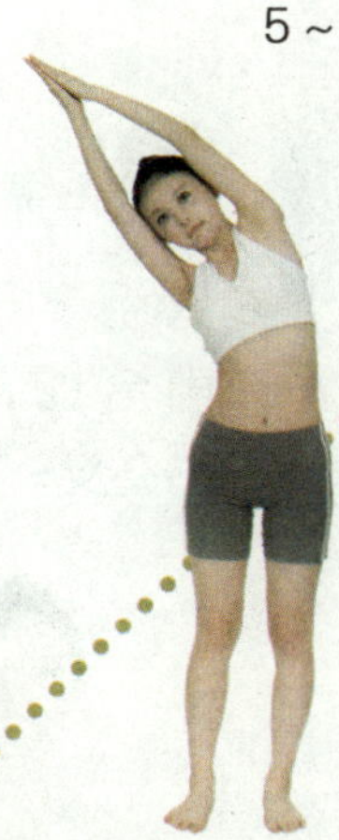

6

再向右侧弯腰，保持3秒，还原，重复5～8次。

C 对肘扩胸

（步骤7～步骤9）

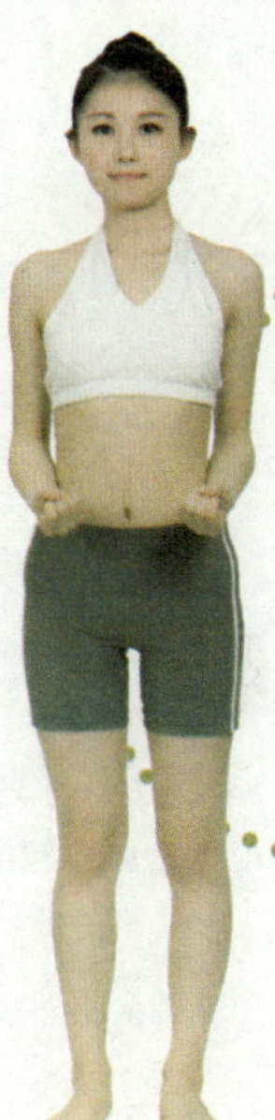

7

站立，双手半握空拳，两肘于体侧弯曲呈90°。

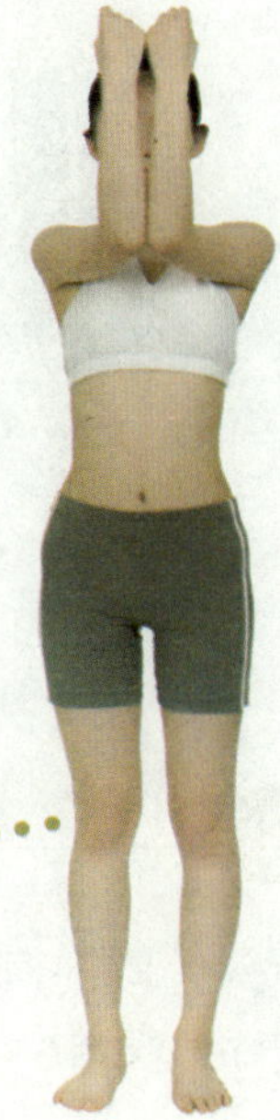

8

含胸，两小臂于胸前相触。

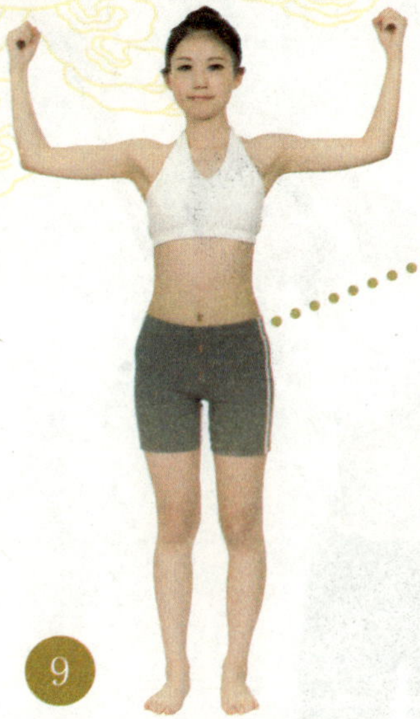

9

前臂、两肘外展，与肩平行，重复5次。

D 含胸拉背

（步骤10～步骤13）

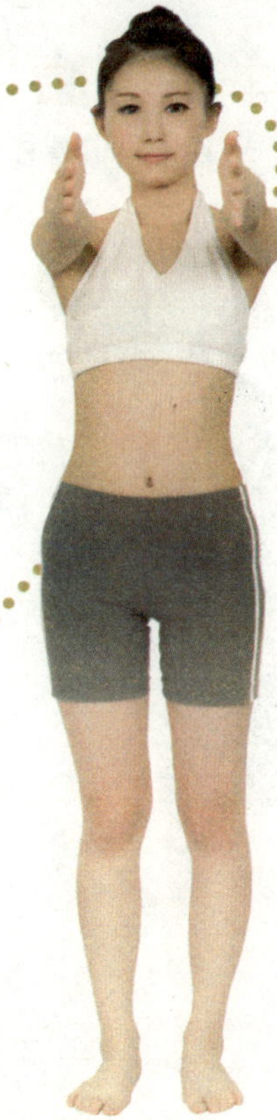

10

站立，双脚略分开，双手于体前平举，手心相对。

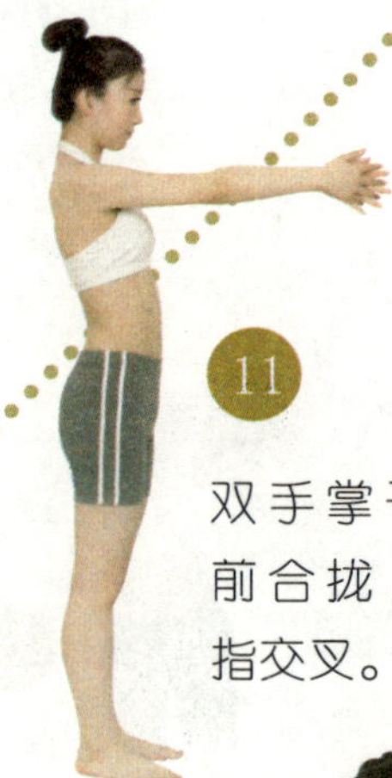

11

双手掌于身前合拢，手指交叉。

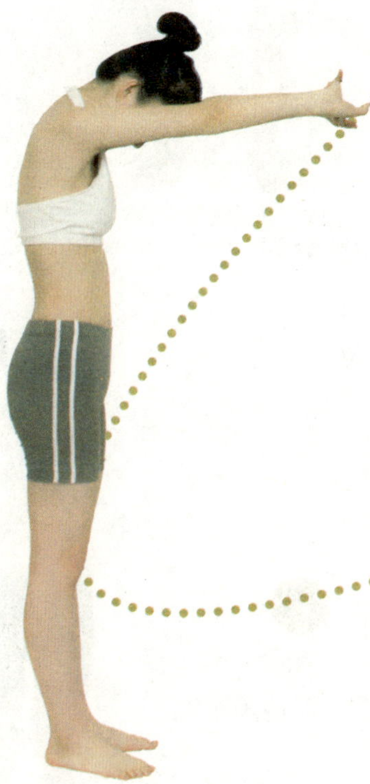

12

低头，同时向前翻掌，尽力前伸，保持5～10秒。

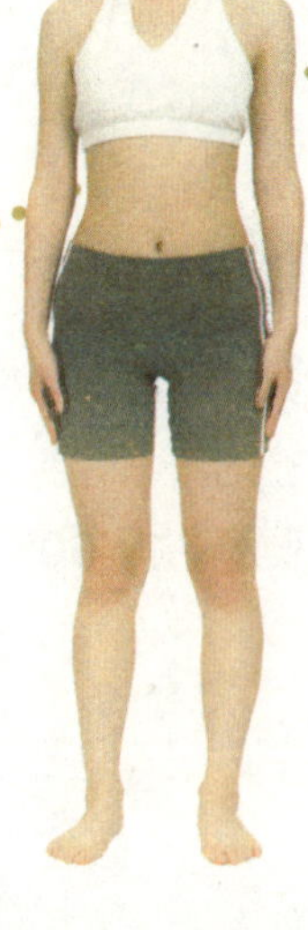

13

双臂放下还原，放于体侧放松。

E 扩胸拉肩

（步骤14～步骤16）

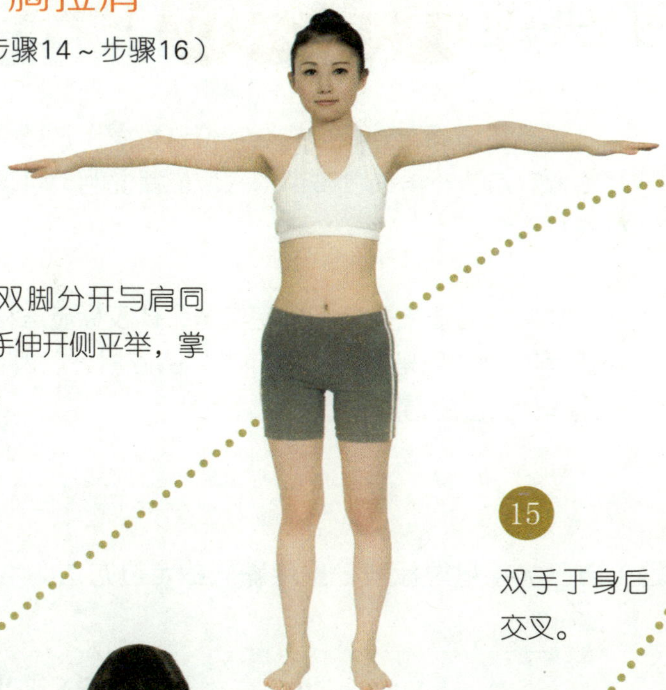

14

站立，双脚分开与肩同宽，双手伸开侧平举，掌心向下。

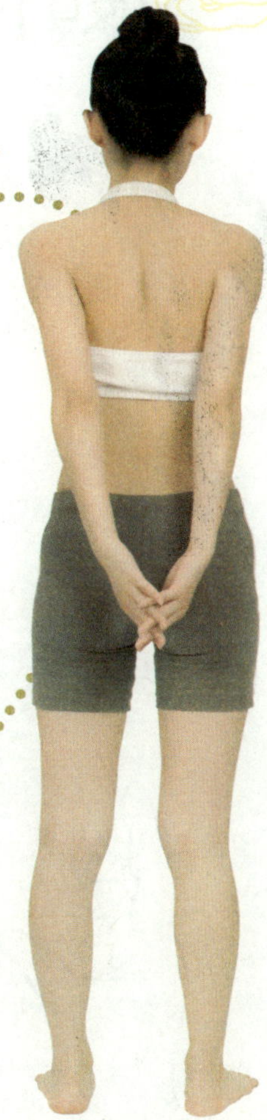

15

双手于身后交叉。

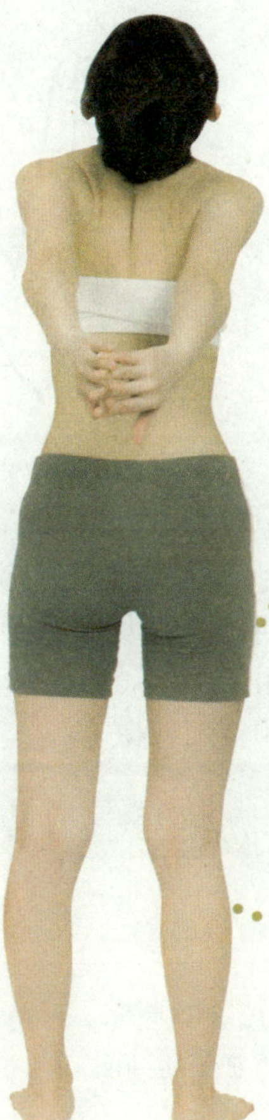

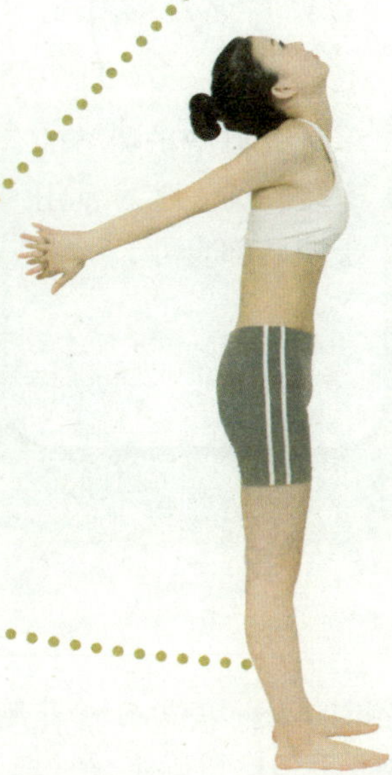

侧面图

16

头向后仰，双臂在体后尽力向上、向后拉伸，保持5～10秒。还原，放松。

如何快速找准穴位

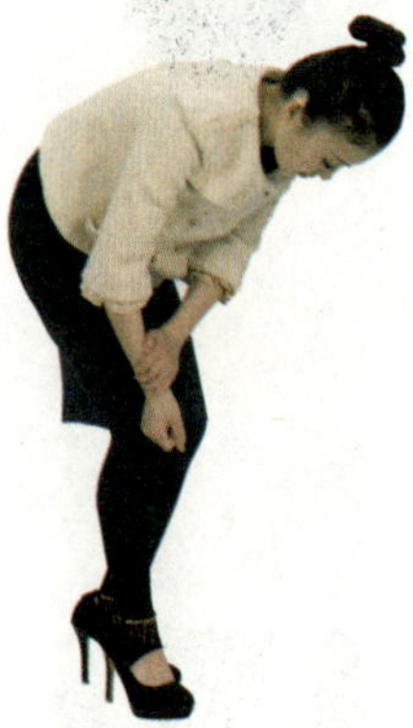

颈肩腰腿痛时，怎样找准穴位进行操作？只要掌握下面的取穴方法，再结合书中的穴位位置说明，可以让你轻松找准穴位。

找穴的方法主要有指寸定位法、体表标志法和简便取穴法3种。第1种是了解“各种寸”的依据，后2种是能看见的找到穴位的方法。

◎ 指寸定位法

又称同身寸法，是以自己的手指为标准，量取腧穴的定位方法。常用以下3 种：

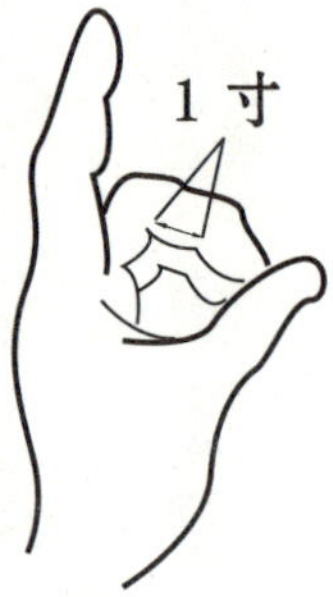

以中指弯曲时，中节桡侧两端纹头之间的距离作为1寸。可用于四肢直寸和腰背部横寸。

中指同身寸

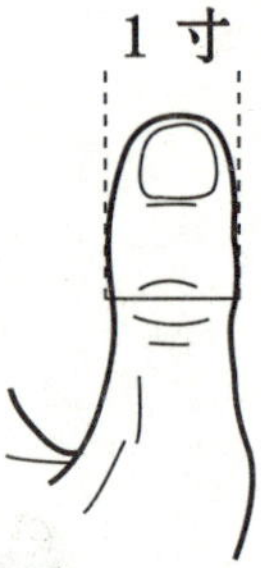

以拇指指关节的宽度作为1寸。常用于四肢部直寸。

拇指同身寸

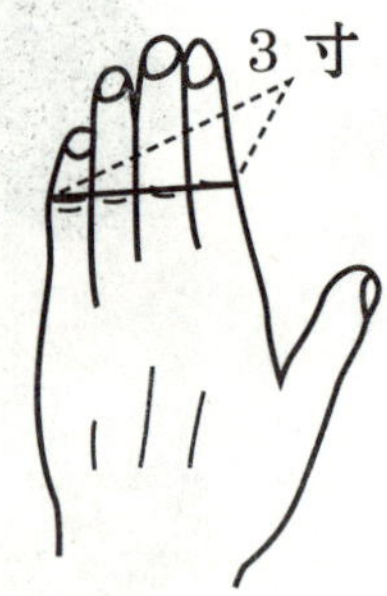

又称一夫法，将食指、中指、无名指和小指并拢时，以中指中节横纹为准，四指的宽度定为3寸。多用于下肢、下腹部的直寸和背部的横寸。

横指同身寸

温馨提示

本书中，“寸”为中医学特指的计量单位，1寸非绝对长度3.3厘米，而是相对长度，即同身寸，因人而异。根据本人手指比量确定尺寸取穴才准确，后同。

◎ 体表标志法

有固定标志和活动标志两种，是取穴最常用、最方便、最准确的方法。

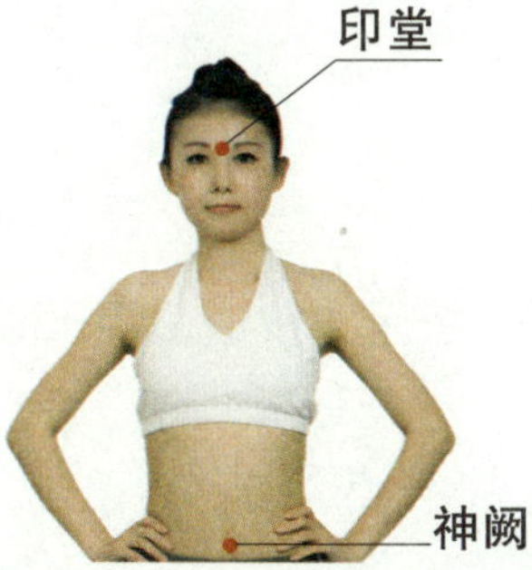

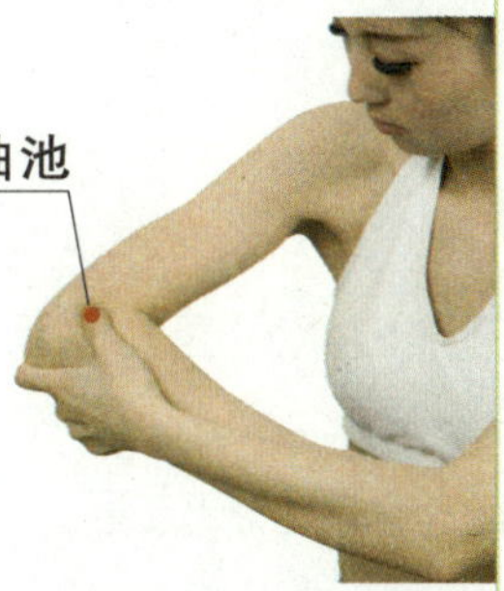

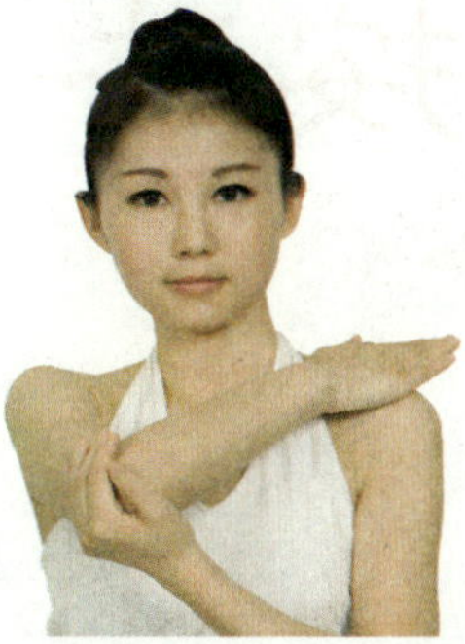

固定标志法

即是以人体表面固定不移、又有明显特征的部位，如人的五官、指（趾）甲、乳头、肚脐等作为取穴的标志。如两眉之间定印堂，脐中定神阙，两乳头连线中点定膻中等。

活动标志法

是依据人体某局部活动后出现的隆起、凹陷、孔隙、皱纹等作为取穴标志的方法。如屈肘纹头取曲池，握拳掌横纹头取后溪，闭口取下关等。

疼痛标志法

治疗疼痛最简单的方法是在病痛或不舒服的位置直接进行操作，这便是中医经络学中的“近部选穴”法。凡是局部出现疼痛、肿胀、僵硬、条索状突起等异常，说明这里存在穴道不通的状况，中医也将其称为“阿是穴”。

◎ 简便取穴法

简便取穴法是临床上常用的一种简便易行的取穴法，又称“经验取穴法”，也是最常用的取穴方法。例如：两耳尖直上连线中点取百会穴。

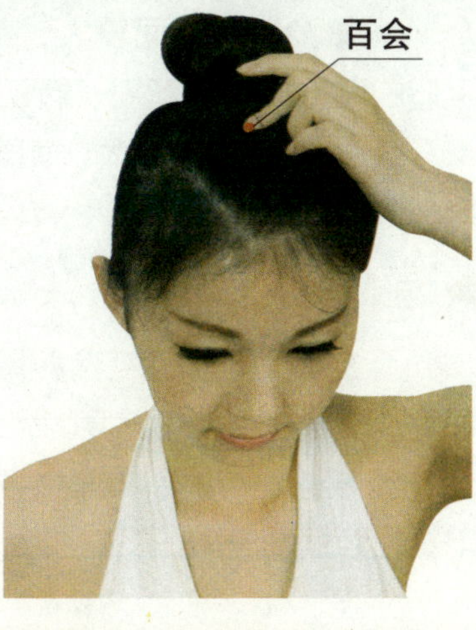

按法

操作要领

以拇指或掌根等一定的部位或穴位上逐渐向下用力按压。按法适用于全身各部位。

按法又分指按法、掌按法、屈肘按法等。

◎指按法：拇指伸直，用拇指指面着力于经络或穴位上，垂直向下按压，其余四指张开起支持作用，并协同用力。

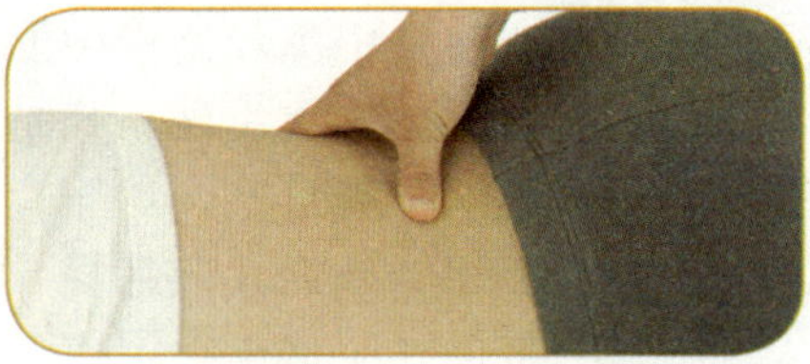

◎掌按法：腕关节背伸，用掌面或掌根着力进行按压，可单手也可双手。

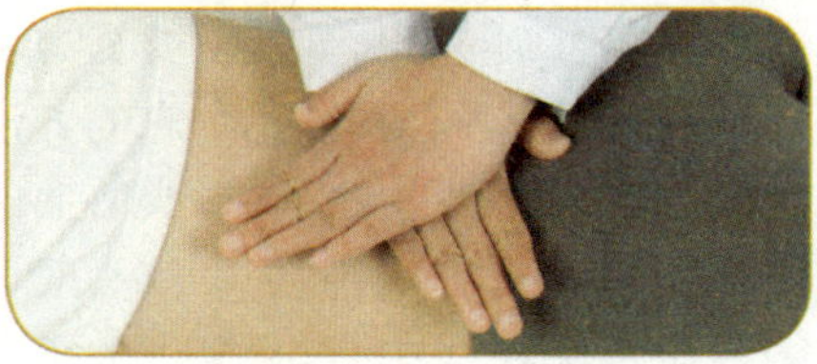

◎屈肘按法：用屈肘时突出的鹰嘴部分按压体表。

应用

◎指按法接触面较小，刺激的强弱容易控制调节，是最常用的保健推拿手法之一。

◎掌按法接触面较大，刺激也比较缓和，适用于治疗面积较大而较为平坦的部位，如腰背部、腹部等。

◎屈肘按法压力大、刺激强，故仅适用于肌肉发达厚实的部位，如腰臀部等。

医师提示

◎按法常与揉法结合应用，组成“按揉”复合手法，即在按压力量达到一定深度时，再作小幅度的缓缓揉动，使手法刚中兼柔，既有力又柔和。

◎按法操作时着力部位要紧贴体表，不可移动，用力要由轻而重，不可用暴力猛然按压。

擦法

▶操作要领

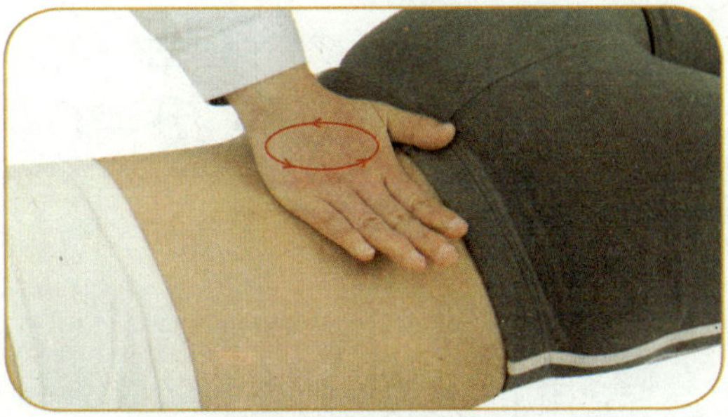

用手掌（掌擦法）或大鱼际（鱼际擦法）、小鱼际（侧擦法）着力于一定的部位上，进行直接来回的摩擦，使之产生一定热量。

▶应用

接触面较大，适用于治疗面积较大而较为平坦的部位，如腰背部、腿部等。

▶医师提示

掌擦法在动作上虽和掌推法有相似，但在速率上掌擦法要比掌推法快，更不同的是掌擦法不具备掌推法那样大的压力。而且掌推法多为单方向直线运动，而掌擦法多为直线往返运动。

点法

▶操作要领

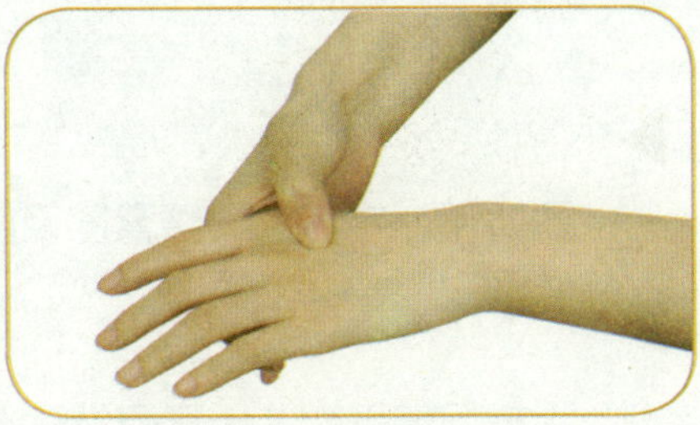

用拇指顶端，或中指、食指、拇指之中节，点按某一部位或穴位。

▶应用

全身皆适用。

▶医师提示

本法刺激性很强，使用时要根据患者的具体情况和操作部位酌情用力。

搓法

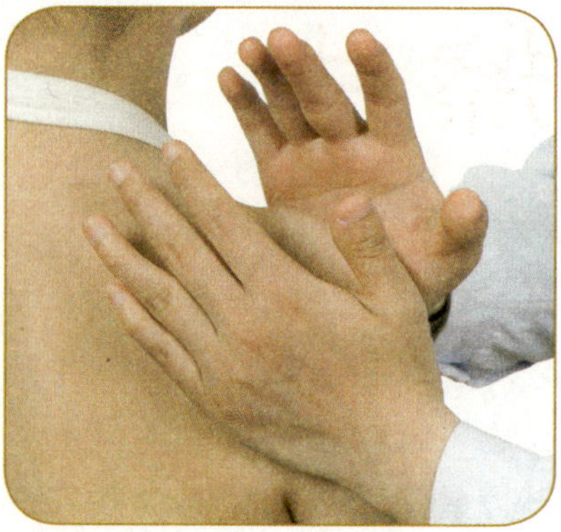

▶ 操作要领

用双手的掌面或掌侧夹住一定部位，相对用力作快速搓揉，并同时做上下往返移动。

▶ 应用

适用于四肢及胁肋部。

▶ 医师提示

使用此法时，两手用力要对称，搓动要快，移动要慢。

擦法

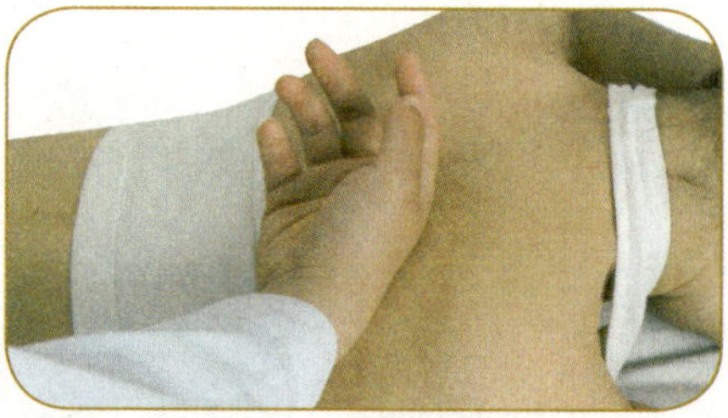

▶ 操作要领

用手掌尺侧面的背部及掌指关节背侧突起处，在操作部位做来回翻掌、旋转。

▶ 应用

颈项部、肩背部、腰臀部及四肢等肌肉较丰厚的部位。

▶ 医师提示

手指均需放松，任其自然，不要有意分开，也不要有意握紧。忌手背拖来拖去摩擦移动、跳动、顶压及手背撞击体表治疗部位。

抖法

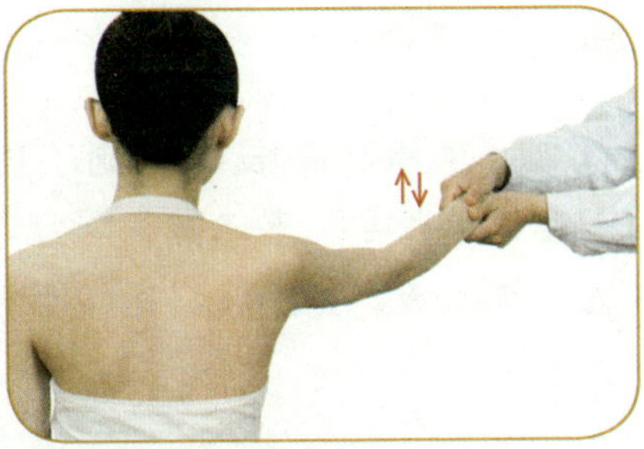

▶ 操作要领

双手握住上肢或下肢远端，轻轻用力做连续的小幅度上下连续颤动，使关节有松动感，可分上肢抖法和下肢抖法。

▶ 应用

可用于四肢，以上肢为常用。

▶ 医师提示

抖动幅度要小，频率要快。

摩法

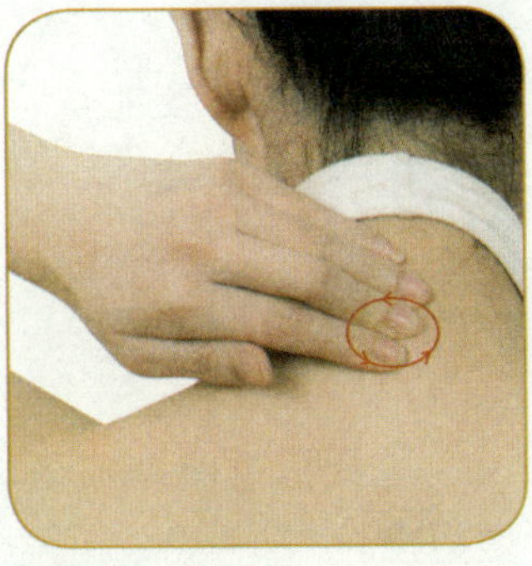

▶ 操作要领

以掌面或指面附着于穴位表面，以腕关节连同前臂做顺时针或逆时针环形有节律的摩动。

摩法又分为指摩法、掌摩法、掌根摩法等。

▶ 应用

摩法刺激轻柔缓和，全身皆可用，是胸腹、胁肋部常用的手法。

▶ 医师提示

运用摩法时，肘关节自然屈曲、腕部放松，动作宜轻缓柔和，频率约每分钟120次。

击法

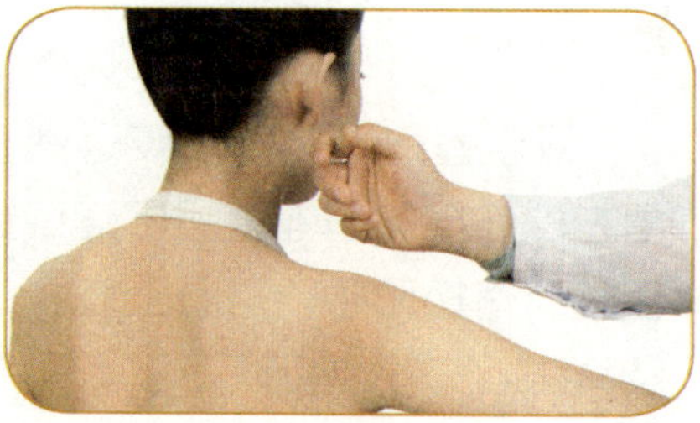

▶ 操作要领

用拳背、掌根、掌侧小鱼际、指尖或桑枝棒叩击体表，可分为拳击法、掌击法、侧击法、指尖击法、棒击法等。

▶ 应用

拳击法常用于腰背部；掌击法常用于头顶、腰臀及四肢部；侧击法常用于腰背及四肢部；指尖击法常用于头面、胸腹部；棒击法常用于头顶、腰背及四肢部。

▶ 医师提示

◎操作时用力要快速而短暂，垂直叩打体表，速度要均匀而有节律。

◎在叩打体表时，不能有拖抽动作。

掐法

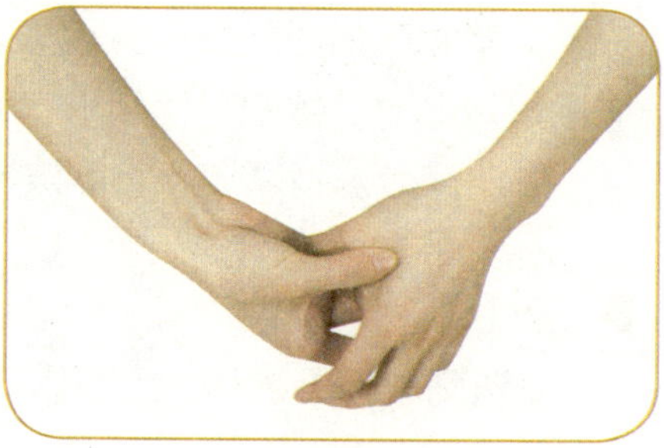

▶ 操作要领

用拇指或食指指端，在穴位上反复掐按。

▶ 应用

常与揉法配合使用，如掐揉合谷，须先掐后揉。

▶ 医师提示

力度适中，不要损伤皮肤。

拿法

▶ 操作要领

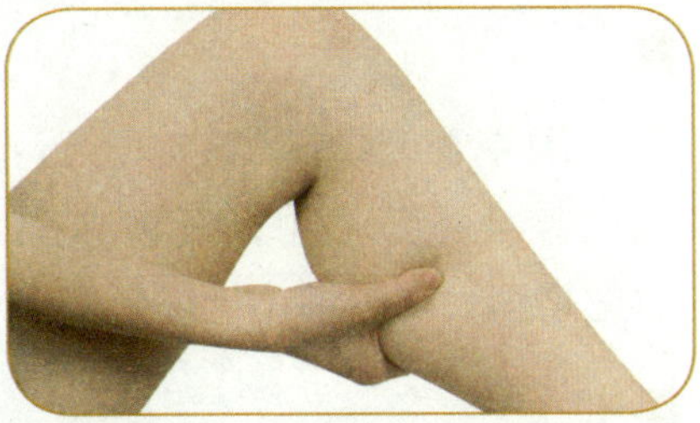

捏的同时提起就是拿法。用大拇指和食、中指端对拿于患部或穴位上，做对称用力，一松一紧地拿按。

▶ 应用

常配合其他手法使用于颈项、肩部、四肢等部位或穴位，且常做为推拿的结束手法使用。

▶ 医师提示

◎腕部要放松灵活，用指面着力。

◎操作时，用劲要由轻而重，不可突然用力，动作要缓和而有连贯性。

拨法

▶ 操作要领

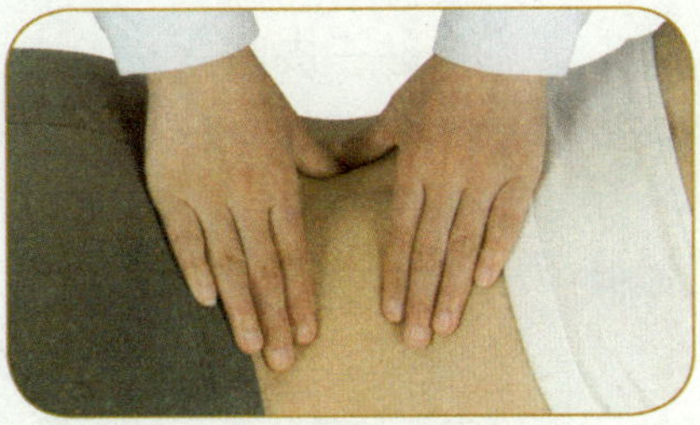

用手指按于穴位或一定部位上，适当用力做与肌纤维垂直方向的来回拨动，其状如弹拨琴弦。

▶ 应用

主要适用于颈、肩、背、腰、臀、四肢部肌肉、肌腱、筋膜等部位。

▶ 医师提示

本法刺激性较强，多与其他手法配合治疗伤筋、软组织损伤等病症。

拍法

▶操作要领

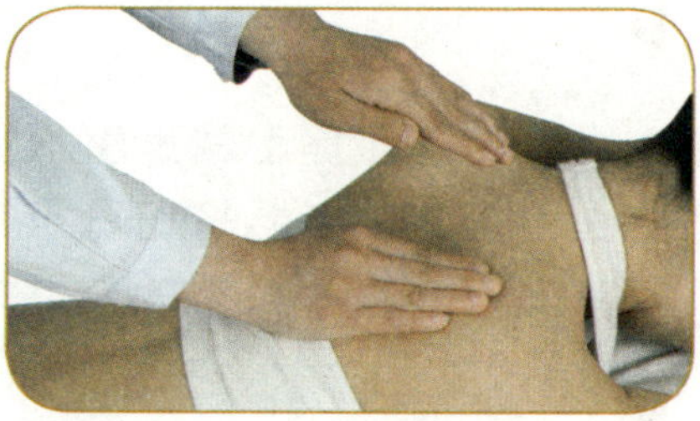

用指腹或手掌着力，五指自然并拢，掌指关节微屈，使掌心空虚，然后以虚掌有节律的拍击治疗部位。

▶应用

肩背、腰骶、股外侧、小腿外侧等。

▶医师提示

◎拍法要以腕力为主，灵活自如。

◎指实掌虚，利用气体的振荡，要做到有拍击声，声声清脆而不甚疼痛。

捏法

▶操作要领

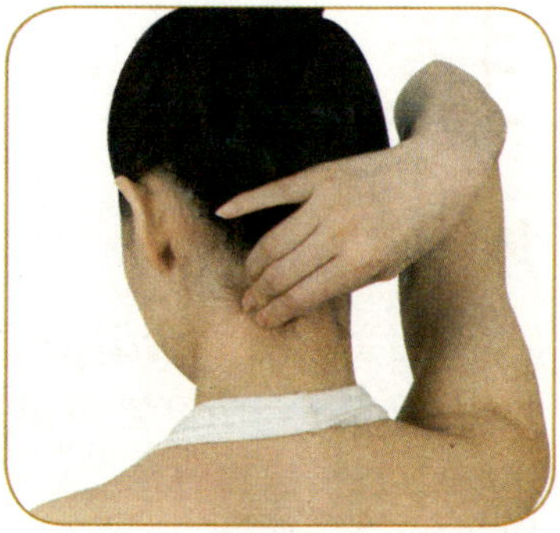

手指紧贴于皮肤上，用拇指和其他手指做对称的挤压。

◎三指捏：用大拇指与食、中两指夹住肌肤，相对用力挤压。

◎五指捏：用大拇指与其余四指夹住肌肤，相对用力挤压。

▶应用

适用于头部、颈项部、四肢及背脊部。

▶医师提示

在做相对用力挤压动作时，要循序而行，均匀而有节律性。

搬法（扳法）

▶ 操作要领

扳动肢体，使关节伸展或旋转活动。根据用力方向和施行方法的不同而有侧扳、后扳、斜扳等多种。

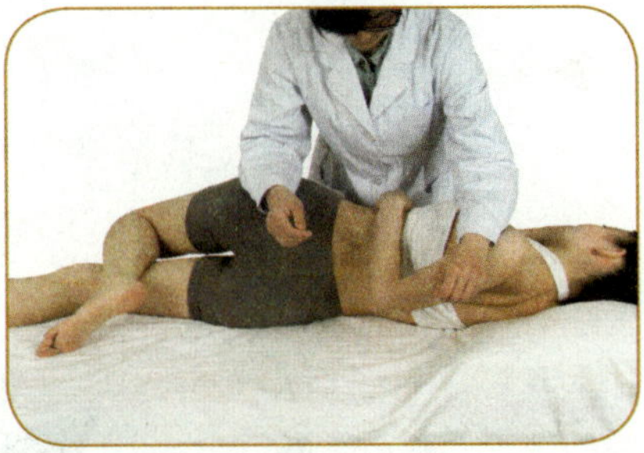

▶ 应用

常用于颈腰部。

▶ 医师提示

◎施用扳法时，必须果断而快速，用力要稳；两手动作配合要协调一致，扳动幅度不要超过各关节的生理活动范围。

◎操作手法要求做到轻巧、准确。

摇法

▶ 操作要领

以关节为轴，使肢体作环转运动。根据部位不同，又分为颈部摇法、肩关节摇法、髋关节摇法、踝关节摇法。

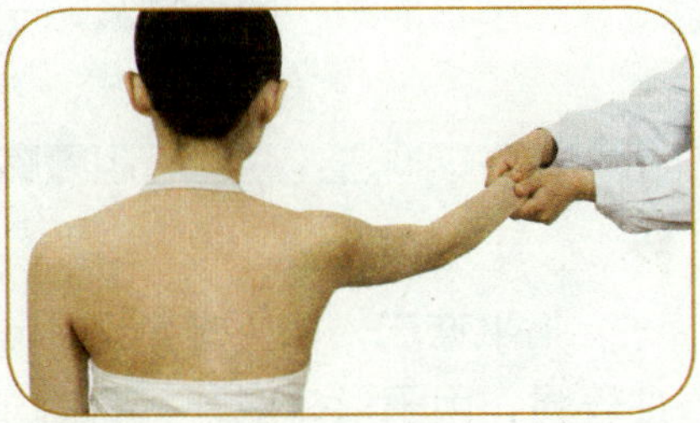

▶ 应用

主要适用于四肢关节、颈项、腰部等。

▶ 医师提示

摇法的方向和幅度一定要在患者能忍受的范围内进行，而且幅度要由小到大，逐渐增强。

推法

操作要领

用手指指腹（或指端）或手掌或肘尖部紧贴皮肤，向前或向上或向两边推，亦可沿筋肉结构形态顺而推之。常分为：平推法、直推法、旋推法、合推法。

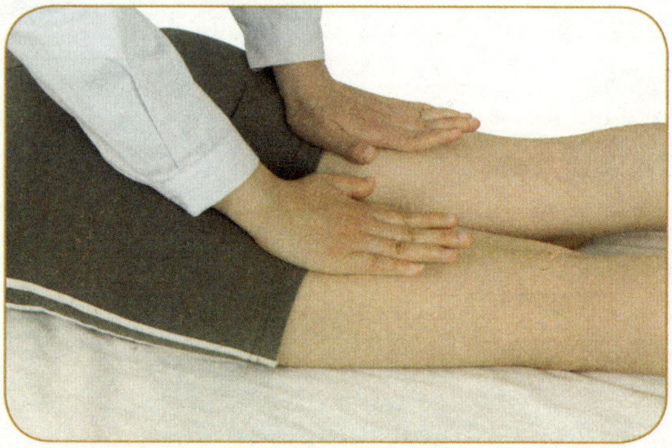

下面具体讲解平推法，它是最常用的推法。平推法又分指平推法、掌平推法和肘平推法。

◎指平推法：拇指指面着力，其余四指分开助力，按经络等方向推进。

◎掌平推法：用手掌紧贴于治疗部位或穴位上，以掌根为重点，向一定方向推进。

◎肘平推法：屈肘后用鹰嘴突部着力向一定方向推进。

应用

指平推法、掌平推法适用于腰背、胸腹及上、下肢等；肘平推法刺激性较强，用于形体肥胖、肌肉丰厚或因宿疾痹痛而感觉较迟钝的患者，多施于腰背两侧或臀部。

医师提示

在运用推法时，指、掌、肘要紧贴体表，用力要稳，速度要缓慢均匀。

揉法

▶操作要领

用手指罗纹面或大鱼际、掌面吸定于治疗部位或穴位上，作轻而缓和的回旋揉动。揉法又分为：指揉法、鱼际揉法、掌揉法等。

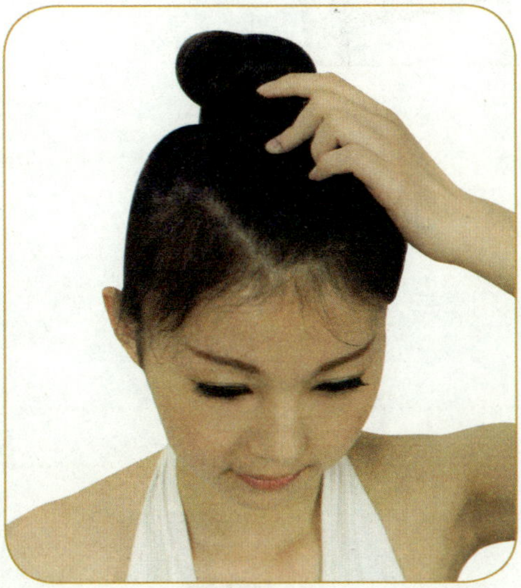

◎指揉法：用指面或指端轻按在某一穴位或部位上，作轻柔的小幅度环旋揉动。

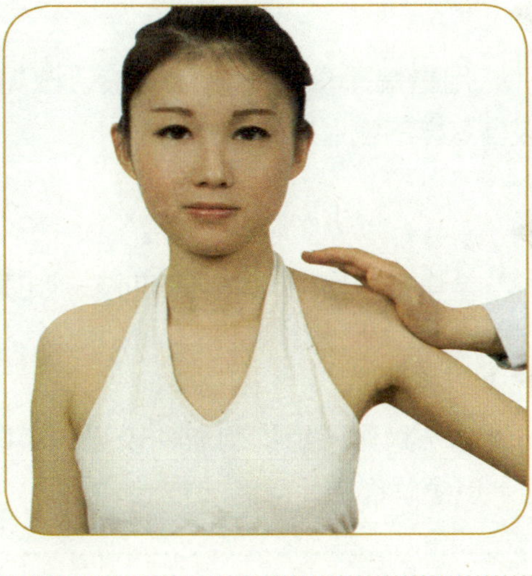

◎鱼际揉法：用手掌的大鱼际部分，吸附于一定的部位或穴位上，作轻轻的环旋揉动。

◎掌揉法：掌根部着力，以腕关节连同前臂作小幅度的回旋揉动。

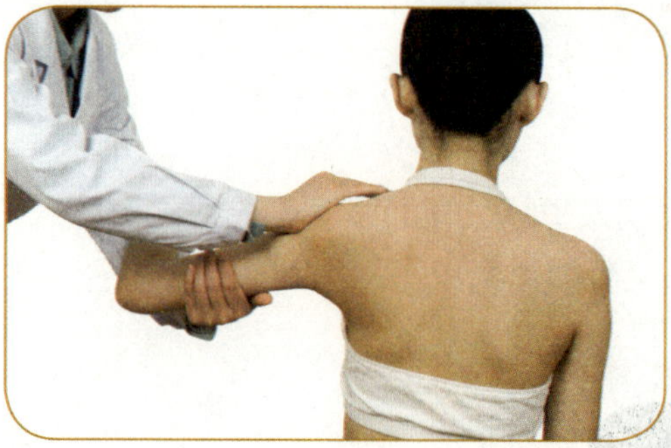

▶ 应用

适用于全身各部位。

▶ 医师提示

操作时腕部放松，摆动前臂带动腕和掌指，揉动时需蓄力于指。

弹拨法

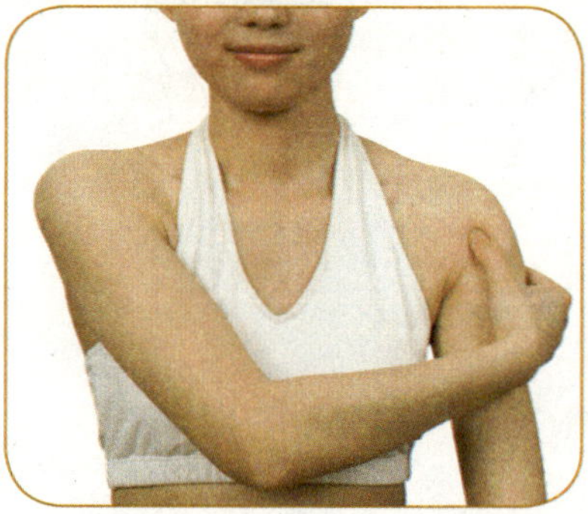

▶ 操作要领

用指端深深按于治疗部位，做如弹拨琴弦样的往返拨动。

▶ 应用

全身皆可使用，常用于四肢、颈项、腰背部。

▶ 医师提示

本法对深部组织刺激性较强，所以在使用本法后应加以轻快的揉摩手法，以缓解疼痛反应。

理筋法（松解分筋理顺法）

▶操作要领

以单手或双手拇指或其他指腹紧贴患部皮肤，沿筋（肌肉、肌腱、韧带、神经的走向，或顺经络的循行方向）由上向下，或由下而上平稳滑动。常分为表层理筋和深度理筋两种。

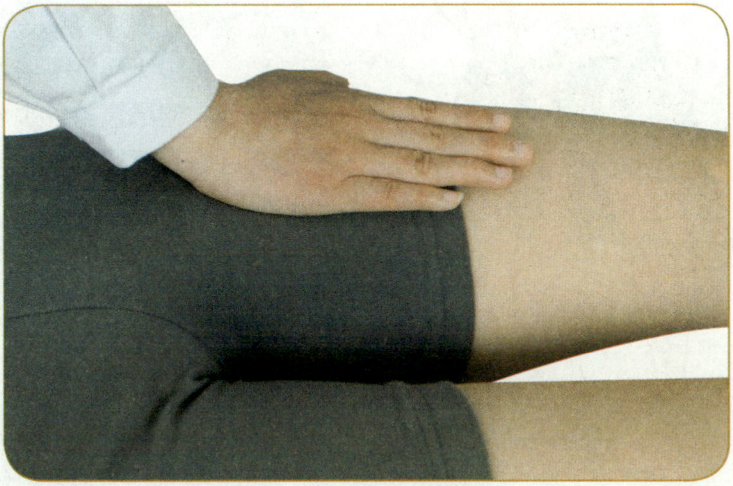

◎表层理筋：用拇指指尖深压住患部的病理点(如痛点、结节、硬块)，然后由上而下（或由内向外、由边缘向中央）平稳而缓慢地分刮。

◎深度理筋：以拇、食、中三指形成钳状，用力将所弹之筋（肌肉、肌腱、韧带、神经等）钳住平稳提起后再放开，每处弹1～2次为宜。

▶应用

全身皆可。

▶医师提示

用力不可猛，次数不宜多，弹后用轻柔手法揉摩，以缓解弹筋之不适。

简述经络与穴位

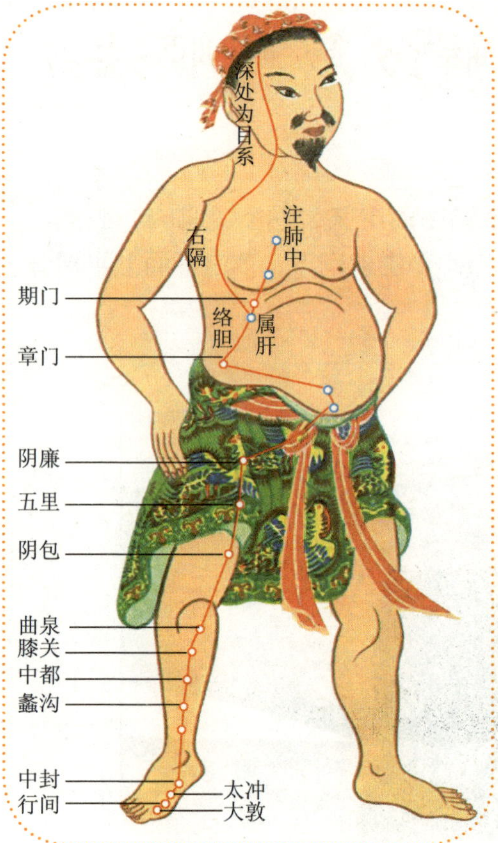

经穴学说是中医学基础理论之一，经穴包括经络与穴位，下面进行简述。

《黄帝内经》说“经络者，决生死，处百病……”

中医理论认为，人体中有一个运行气血，联络脏腑器官、皮肤、肌肉，沟通人体上下、内外的网状通道，它就是经络。经络是经脉和络脉的总称，其中纵行的干线称为经脉，由经脉分出网络全身各个部位的分支称为络脉，二者构成了人体联络、运输和传导的庞大体系。

经络作为运行气血的通道，是以十二经脉为主。人体的一切功能都是在经络系统的控制下进行的，从一定程度上来说，它是维护身体健康的重要网络。经络失控则是疾病形成的原因，而疾病的痊愈则是经络发挥了调整作用的结果。

穴位也叫穴道

在人体的经络上有许多气血输注出入之处，就像一个个小孔一样，它们就是穴位。因穴位分别归属于各经脉，经脉又隶属于一定的脏腑，故穴位—经脉—脏腑间形成了不可分割的联系。内脏若有疾病，在身体表面的相关穴位就会有所表现，呈现出异状。而对这些穴位进行处理（如按摩、刮痧、艾灸等），力度透达于内，就有抗御外邪、保卫机体的作用。

新手该怎么学？

经络与穴位功效与用法繁多，对于没有中医基础的普通患者来说很难一次掌握。深入浅出、现用现学是最好的方法。开始时需要哪个穴位就用哪个，慢慢地熟悉了，了解哪些主要穴位组成了什么经络，再熟悉更多的穴位。这样由易到难、由少到多自然容易轻松掌握。